<u>Enders</u>
Die „homöopathische" Frau

Drei Engeln meines Lebens
zugeeignet

Betty
Chantal
Marlene

Die „homöopathische" Frau

Ein Lesebuch über die Leiden der Frau – auch für Männer

Von Dr. med. Norbert Enders

Karl F. Haug Verlag · Heidelberg

Die Deutsche Bibliothek – CIP-Einheitsaufnahme

Enders, Norbert:
Die „homöopathische" Frau: ein Lesebuch über die Leiden der Frau – auch für Männer / von Norbert Enders. – Heidelberg: Haug, 1991
ISBN 3-7760-1240-4

© 1991 Karl F. Haug Verlag GmbH & Co., Heidelberg
Alle Rechte, insbesondere die der Übersetzung in fremde Sprachen, vorbehalten. Kein Teil des Buches darf ohne schriftliche Genehmigung des Verlages in irgendeiner Form – durch Photokopie, Mikrofilm oder irgendein anderes Verfahren – reproduziert oder in eine von Maschinen, insbesondere von Datenverarbeitungsmaschinen, verwendbare Sprache übertragen oder übersetzt werden.
All rights reserved (including those of translation into foreign languages). No part of this book may be reproduced in any form – by photoprint, microfilm, or any other means – nor transmitted or translated into a machine language without written permission from the publishers.

Titel-Nr. 2240 · ISBN 3-7760-1240-4

Satzkonvertierung: Filmsatz Unger & Sommer GmbH, 6940 Weinheim
Druck und Verarbeitung: Konkordia Druck GmbH, 7580 Bühl
Umschlagphoto: Monika Werneke, Grabenstr. 22, 6200 Wiesbaden
Umschlaggestaltung: Manfred Eickhoff, 6720 Speyer

Inhalt

Vorwort	11
Zueignung	15
Hinweise	17

ERSTER TEIL

Die kranke Frau

1. Brust

Form als Symbol	27
Entzündung	31
Knoten	35
Schmerzen	39
Verletzung	43

2. Schamlippen

Juckreiz	45
Entzündung	49
Ekzem und Schrunden	52
Herpes	55
Übermäßiger Schweiß	58

3. Scheide

Ausfluß in der Pubertät	61
Ausfluß durch Erregung	64
Dicker milder Ausfluß	67
Dicker wundmachender Ausfluß	71
Dünner Ausfluß	75
Übelriechender Ausfluß	78
Blutiger Ausfluß	82
Stockender Ausfluß	85

Ausfluß durch Pilze und Trichos 87
Bartholinsche Drüsen................................. 89
Muttermundentzündung 91
Blutungen 93
Vaginismus.. 95

4. Gebärmutter

Blutung 101
Myom.. 106
Myomblutung 109
Senkung 111
Verlagerung 116
Unterentwicklung.................................... 120
Endometrium 122
Ausschabung 125

5. Eierstock

Schmerzen 127
Verwachsungen 131
Zyste und Tumor 133
Unfruchtbarkeit 137

6. Periode

Erste Periode 141
Ausbleibende Periode 148
Blutfluß 151
Zwischenblutung 154
Schmerzen vorher 157
Schmerzen vor und während 160
Schmerzen während.................................. 167
Schmerzen nachher 172
Schmerzen vor, während und nachher 175
Mittelschmerz 177

7. Wechseljahre

Hitzewallungen mit Schweiß	179
Hitzewallungen ohne Schweiß	186
Blutungen	190
Nervöse Störungen	193
Müdigkeit	195
Geschlechtliche Übererregung	197

ZWEITER TEIL
Die Arznei

1. Acidum hydrofluoricum	203
2. Acidum nitricum	203
3. Acidum sulfuricum	203
4. Aconitum	204
5. Aletris	204
6. Alumina	205
7. Ambra	205
8. Ammonium carbonicum	206
9. Apis	206
10. Argentum	207
11. Aristolochia	207
12. Arnica	208
13. Arsenicum album	208
14. Asarum	209
15. Aurum	210
16. Barium carbonicum	211
17. Belladonna	211
18. Bellis	212
19. Borax	212
20. Bovista	212
21. Bryonia	213
22. Caladium	213
23. Calcium carbonicum	213
24. Calcium fluoratum	214

25. Calcium phosphoricum 215
26. Cantharis 215
27. Carbo vegetabilis 215
28. Caulophyllum 216
29. Causticum 216
30. Chamomilla 217
31. Cimicifuga 217
32. Cocculus 218
33. Coffea 218
34. Colocynthis 219
35. Conium 219
36. Crocus 219
37. Croton 220
38. Cuprum 220
39. Cyclamen 221
40. Cytisus 221
41. Dioscorea 221
42. Dulcamara 222
43. Erigeron 222
44. Ferrum 223
45. Ferrum jodatum 223
46. Fraxinus 223
47. Gelsemium 223
48. Glonoinum 224
49. Graphites 224
50. Hamamelis 225
51. Helonias 225
52. Hepar sulfuris 226
53. Hydrastis 226
54. Hydrophobinum 226
55. Ignatia 227
56. Ipecacuanha 227
57. Jaborandi 228
58. Jodum 228
59. Kalium bichromicum 228
60. Kalium carbonicum 229

61. Kalium sulfuricum	229
62. Kreosotum	230
63. Lac defloratum	230
64. Lachesis	231
65. Lilium	231
66. Lycopodium	232
67. Magnesium carbonicum	234
68. Magnesium phosphoricum	235
69. Mater perlarum	235
70. Mercurius corrosivus	235
71. Mercurius solubilis	236
72. Millefolium	236
73. Natrium muriaticum	237
74. Natrium sulfuricum	237
75. Nux vomica	238
76. Origanum	238
77. Palladium	239
78. Petroleum	239
79. Phellandrium	240
80. Phosphorus	241
81. Phytolacca	241
82. Platinum	242
83. Plumbum	242
84. Pulsatilla	243
85. Ranunculus bulbosus	243
86. Rhododendron	244
87. Sabal	244
88. Sabina	244
89. Sanguinaria	245
90. Sanicula	245
91. Secale	245
92. Senecio	246
93. Sepia	247
94. Silicea	248
95. Stannum	248
96. Staphisagria	249

97. Strontium carbonicum	249
98. Sulfur	250
99. Tabacum	251
100. Tarantula hispanica	251
101. Thlaspi arvense	251
102. Thuja	252
103. Trillium	253
104. Ustilago	253
105. Veratrum album	254
106. Veratrum viride	255
107. Viburnum	256
108. Xanthoxylum	256
109. Zincum	256
110. Zincum valerianicum	257

DRITTER TEIL

Listen

Verzeichnis der Beschwerden	261
Arznei – Handelsnamen	338

*Da ist Anfang der Weisheit,
wo einer aufrichtig
nach Unterweisung verlangt.*
(Salomon)

Vorwort

Frauen sind eine der wichtigsten Säulen, die nicht nur den Tempel der Geschichte stützen, sondern gleichermaßen den umstrittenen Tempel der Homöopathie tragen. Sie erfassen die Gesetze des Heilens intuitiv, weil sie mit dem Herz vertrauen und mit dem Mund bekennen. Nicht nur als mündig gewordene, besorgte Mütter, die ihre stets kränkelnden Kinder der homöopathischen Arznei zuführen, sondern auch als Frau sehen sie sich zunehmend Gesetzen von Medizinmännern ausgeliefert, deren Menschlichkeit sich in einem Netz hochentwickelter Medizintechnik verfangen hat. Frauen streben danach, sich aus der überwältigenden Klebrigkeit solcher Netze zu befreien. Denn Vertrauen und Bekennen sind zum Stein des Anstoßes geworden, an dem sich die wahre Heilung stößt.

Nicht daß wir den Fortschritt beklagten, oh nein! Er ist ein zeitgenössischer Segen, der sich endlich vom kranken Menschen als Lebewesen befreit hat und als verselbständigtes Diagnostikum hoch gepriesen wird. Zumindest klagen wir nicht, solange ein Arzt sich liebend um seine Patienten bemüht. Aber auch ein Arzt ist nur ein Knecht und kann schwerlich zwei Herren gleichzeitig dienen: dem technologischen Fortschritt und der Liebe.

Jede Frau hat an sich selbst erfahren müssen, daß der apparative Fortschritt in der Medizin die notständige Therapie nicht verbessert hat. Zwar hat die pharmazeutische Industrie – die große Schwester der Medizin – die Hormonpräparate in ihrer Zusammensetzung verfeinert, aber das Risiko unterhöhlt die nutzbringende Wirkung, weil weder die Patientin – wie kann sie auch – noch der Arzt – wie soll er auch – mögliche Gefahren voraussieht.

So wird das individuelle Subjekt „kranke Frau" zum austauschbaren, aber notwendigen Objekt „kranker Unterleib". Sozusagen als Mittel zum Zwecke eines maschinellen Ablaufes, der die menschliche Begegnung ersetzt. Ein menschenentfremdeter Arzt hat seine Einfühlsamkeit für die

Wünsche, Bedürfnisse und Notwendigkeiten, für die Ängste, Sorgen und Kümmernisse eines kranken Menschen längst verloren.

Erfreulicherweise sind es gerade die Frauenärzte, die sich in zunehmendem Maße der Zu- und Mißstände bewußt werden, die sich wieder dem Vertrauen der „kranken Frau" zuwenden und mithin den Möglichkeiten der Homöopathie. In gleichem Maße wie die Frauen wegen mangelnder ärztlicher Liebe und wegen mangelhafter Therapie sich der Homöopathie zuwenden, ihr vertrauen, sich ihr anvertrauen und sich zu ihr bekennen.

Denn keine andere Medizin als die Homöopathie ist fähig, uns die kranke Frau verstehen zu lassen, wenn wir — als Ärzte — bereit sind, sie anzuschauen, ihr zuzuhören, sie in uns aufzunehmen. Keine andere Medizin als die Homöopathie ist durch ihr verinnerlichtes Wissen um die Arznei geeignet, das Geschehen um die kranke Frau klarer und eindringlicher unserer natürlichen ärztlichen und menschlichen Empfindsamkeit näherzubringen, bis wir trotz oder gerade wegen des Fortschritts einsichtiger, verstehender und beweglicher werden. Das ist Lebendigkeit! Einsicht in das eigene Geschehen, Verstehen um die Vorgänge unseres Daseins, Beweglichkeit der Gedanken und Empfindungen erlauben uns, nicht nur das eigene Sosein, sondern auch das Sosein anderer anzunehmen, ohne zu klagen, zu verzagen, zu bemängeln. Einsicht lehrt uns anzunehmen, um das *Sosein* für ein besseres *Möglichsein* zu überwinden. Die homöopathische Arznei ist ein treuer Begleiter auf dem Weg zu diesem Möglichsein.

Ich denke mir, es ist nur folgerichtig, daß ich nach den Kindern den Frauen ein Buch widme — eine Art Ratgeber für den Alltag ihrer Leiden. Aber auch ein Wegweiser für Laien, die Frauen in ihrem Sosein zu verstehen trachten. Und obendrein eine Anleitung für Studierende und Fortgeschrittene in der Homöopathie, um mit einer bewährten Anwendung ihren therapeutischen Mut zu stärken oder um die praktische Alltagsverzweiflung zu mindern. Sozusagen: Für jeden etwas zum Suchen und Finden. Aber auch: ein Lesebuch für alle, die fähig werden wollen, unsere Frauen wieder menschlicher zu achten. Für alle, die sich bemühen möchten, die meist stillen Klagen und geheimen Nöte der Frauen verständnisvoll zu beurteilen, anstatt sie zu verurteilen. Dann könnten wir uns wieder bedingungsloser gegenseitig annehmen. Das wäre schön, nicht wahr?

Es ist mir gelegen, all jenen Frauen zu danken, die diese Niederschrift ermöglichten, indem sie mir erlaubten, mich in *den* Raum zurückzuziehen, wo der Geist seine Flügel frei entfalten kann: in die sonnige Stille mediterraner Berge. Während meiner Abwesenheit haben viele unter ihnen allen Mut zusammengerafft, haben mit tapferem Herzen ihren Beschwerden und der homöopathischen Arznei geradewegs ins Auge geschaut und letztere angewandt. Nicht allein und nicht zuletzt zu ihrem eigenen Wohle, sondern auch zu dem ihrer Familie und ihrer Freunde. Das macht mündig!

Wie könnte es anders sein, als daß dieses Buch aus Zwiegesprächen mit „meinen homöopathischen Frauen" erwuchs und ich es als solches niederschrieb. Zwischen dem Schreiben bereitete meine Tochter *Chantal* – mit rundlichem, in Velour gepacktem Gemüt – Tomatensalat mit feinster Estragonsoße, erntete Feigen, knackte Mandeln und besonnte mein schöpferisches Gemüt.

Mein Dankeschön gilt meiner Verleger-Freundin *Annelore Fischer*, meiner Piano-Freundin *Erika Schulz* und meinem Studenten-Freund *Boris Schmidt*, die mich mit liebendem Herzen kommentierten, korrigierten und kritisierten.

Mon témoignage de sincère amitié à *René* et *Paulette Dardaillon*, dont le cabanon champêtre et silencieux a charmé mon esprit et abrité ma réflexion.

Mein Dank gebührt in ehrenwertem Maße meinem Verlags-Freund *Axel Treiber* vom Karl F. Haug Verlag für seinen unermüdlichen Ansporn, den er als lobende Begeisterung durchs Telefon schickte. Seine Sorge um mein geistiges Wohl scheint gebrochen.

Meinem Verleger-Freund, Herrn *Dr. Ewald Fischer*, und seinem Stab unter *Rolf Lenzen* biete ich meine simple Ehrerbietung an für ihre Art von Treue für die Erlesenheit meines Erzählerstils, die gelegentlich in familiäres Straßendeutsch abrutscht.

Villefranche sur Mer, im Sommer 1991　　　　　　　　　　*Norbert Enders*

Zueignung

Geschätzte Damen, verehrte Frauen, geliebte Engel,

ich bin glücklich, sicher zu sein, daß Ihnen und anderen Lesern bewußt ist zu wissen, daß es sich nicht schickt, die Bilder homöopathischer Arzneien zu zerlegen und „Krankheiten" zuzuordnen. Genauso wenig, wie es sich nicht schickt, einen Menschen zu zerpflücken und psychologischen, psychiatrischen oder sonstigen diagnostischen Schubladen zuzuordnen. Denn die Arznei — wie der Mensch — ist und bleibt ein von der Schöpfung erschaffenes Ganzes.

Ich frage mich jedoch ebenso häufig, wie Sie mich gefragt haben: Wie begegnen wir der Arznei als Ganzheit? Sind wir denn auch fähig, einen unbekannten Menschen von vornherein als unzertrennliches Ganzes zu erfassen? Ist er nicht vielmehr ein geheimnisvolles Erlebnis, falls wir ihn erleben wollen? Ein faszinierendes Abenteuer, falls wir Abenteuer lieben. Ein Wesen, das in seinen scheinbaren Widersprüchen, in seinen offenbaren Gegensätzen gänzlich unerwartete Überraschungen verbirgt? Und sind es nicht freudige Lichtblicke, wenn wir überzeugt sind, jetzt endlich ein bißchen, *einen Teil* von ihm entdeckt, erkannt, erfaßt zu haben? Wozu gäbe es sonst Psychologen, die den Menschen mit mathematischem Geschick und analytischen Spekulationen zu ergründen suchen? Doch nur, um ihn letztlich zu verstehen! Trotzdem bleibt er *ein Ganzer*. Womöglich in sich zerrissen, gespalten, verwirrt, wenn die Ganzheit wackelt. Aber eben trotzdem ein Ganzer!

So ist es halt auch mit der Arznei. Sie ist etwas Ganzes, etwas Unteilbares aus der Schöpfung. Aber es bedarf vieler Erlebnisse und Abenteuer, vieler kleiner und großer Begegnungen, bis sich in uns ein Bild gestaltet, bis wir im Bilde sind. In diesem Sinne möchte ich auch meine Bücher verstanden wissen. Als kleinen Beitrag zur Erfassung der *zeitlosen* Arznei und zur Begegnung mit dem *heutigen* Menschen. Ein kleiner Beitrag, der eventuell dann größer wird, wenn sich allmählich in uns ein lebendiges Bild von der Arznei und vom Menschen ausprägt.

Bis dahin ist es ein weiter Weg. Doch solange wir Ohren haben, die hören und wir damit zuhören können, solange wir Augen haben, die sehen und wir damit schauen können, solange wir eine Seele haben, die empfindet und wir damit empfinden können, solange wird Ihnen, Euch, mir und anderen die Gnade des Klanges, des Lichtes und der schöpferischen Eingebung zuteil. Genies sind noch keine geboren worden!

Also Mut! Letztlich haben wir Arzneien und Menschen, die uns auf diesem Weg begleiten, uns zermürben und beglücken. So ist es halt mit den Bildern!

Machen wir uns nun zusammen auf den Weg, um gemeinsam das Gleiche zu erfahren: das weibliche Geschlecht, seine Kämpfe und Träume, sein Ablehnen und Annehmen, seine Nacktheit und vielerlei Verkleidungen. Kurz: seine Unvollkommenheiten. Nicht um zu werten, sondern um das herauszufinden, was es an seiner Vollkommenheit hindert. Ich nehme Ihre Hand und drücke sie,

Ihr Doktor

Hinweise

Wie alle Bücher, so ist auch dieses sicherlich unvollständig. Es ist ein einfaches Lesebuch für Laien, die sich der Homöopathie verschreiben, für Studierende der Homöopathie, die noch des Mutes bedürfen, um ihre Patientinnen möglichst bald mit homöopathischen Arzneien zu versorgen, und für homöopathische Fortgeschrittene, die sich der bewährten Anwendung bedienen und sich an deren Erfolg erfreuen möchten.

Keinesfalls ist dies ein Buch, dessen Inhalt ohne Wissen um die Prinzipien der Homöopathie angewandt werden sollte. Dazu bedarf es der Anleitung und Leitung durch einen homöopathischen Arzt!

Wie rasch Sie dann lernen und selbständig anwenden dürfen, wird eine Frage des Vertrauens in Ihren Arzt sein, das durch das Maß des Vertrauens in Ihre eigene Person begrenzt wird.

Die aufgeführten Störungen und ihre eventuellen Folgen sind durch die erste und die letzte Periode begrenzt. Das heißt, vom Erwachen der weiblichen Fruchtbarkeit bis zu ihrem einschneidenden Versiegen, das heißt vom Erwachen der bewußten Weiblichkeit und Du-Beziehung bis zur Besinnung auf eine eher DU-bezogene Menschlichkeit. Die empfohlenen Anwendungen sind bewährter Natur. Vergessen wir jedoch nicht, daß jede offenbare, jede äußerliche Erscheinung nur ein Hinweisschild ist auf dem Weg zur Tiefe der Person.

Bei jedem Zweifel in Ihrer Entscheidung ziehen Sie bitte den erfahrenen homöopathischen Arzt zu Rate!

Er allein kann zunächst entscheiden, ob Ihre äußerliche, Ihre offenbare Beschwerde von einer höherwertigen subjektiven Ordnung angeführt wird. Allmählich dürfen auch Sie diese sogenannten „subjektiven Daten der Person" erlernen oder an sich und Ihren Nächsten erkennen. Sie formen gewissermaßen das Elixier des Fortgeschrittenen und füllen sowohl die *Auslösung* und *Modalitäten* Ihrer Störungen als auch die *Verfassung* (Konstitution) und *Anlage* (Diathese) Ihrer Person. Diese Daten sind aber nur durch Anschauen und Anhören des kranken Menschen begreifbar und mit den Daten Ihrer Beobachtung ermeßbar und erfaßbar.

Auslösung

Durch das Anschauen und Anhören eines Menschen erfahren wir das, was er uns verschweigt, aber nicht verbergen kann. Denn seine Wirklichkeit liegt in dem, was er uns nicht mit Worten offenbart. Kummer, Sorge, Ärger, Kränkung, Demütigung, Angst, Heimweh, Nöte und Zwänge stehen häufig am Beginn nicht nur seelisch-geistiger, sondern auch schwerer organischer Erkrankungen wie Herzinsuffizienz, Hochdruck, Diabetes, Rheuma, usw. Es ist uns leicht verständlich, daß sich dieser Beginn eines Krankheitsprozesses in unserer Arzneiwahl hochwertig widerspiegeln muß. Denn die Auslösung ist ja nichts anderes als das *äußere* Ereignis auf die *innere* Vorgegebenheit. Das heißt beispielsweise, daß ein Mensch, der sich häufig und leicht äußerlich verletzt, auch innerlich häufig und leicht verletzbar ist.

Modalitäten

Nachdem wir den Ort der Schmerzen, das WO, erfahren haben, beschreiben die Modalitäten einerseits die *Art der Schmerzen*, die Einflüsse aus der *Umwelt*, das WIE. Zum anderen verdeutlichen sie die äußeren oder inneren Umstände, die unsere Leiden *verbessern*, lindern, besänftigen oder verstärken, *verschlimmern*, das WANN. Hier lernen wir auf einfache Weise, uns selbst zu begegnen. Indem wir nichts anderes tun, als Hinschauen und Hinhorchen auf das uns Umgebende, wie Wetter, Zeiten und Gezeiten, wie Kühle und Wärme, Lage und Bewegung, Lärm und Ruhe, Licht und Finsternis, Zuhause und Reisen, Essen und Trinken und bei der Frau die Periode, um nur einige zu nennen. Indem wir dann in uns hineinschauen, in uns hineinhorchen auf das, was die Einflüsse und Umstände in uns verändern. Um aber wesentlich zu sein, müssen sie unser leidendes Wesen *zutiefst* schmerzlich oder höchst erfrischend verändern. Ein „Jo, eigentlich schon", kann man vergessen; ein „Jaaa, das muß ich Ihnen sagen!", verdient höchste Beachtung. Die Modalitäten begriffen zu haben, sie verinnerlicht zu haben, bedeutet die erste wahrliche Begegnung mit meinem Selbst und mit dem Selbst der anderen. Dabei lerne ich, die Dinge so anzunehmen, wie sie für mich und für den anderen nun mal sind. Sie müssen ja nicht ewig so bleiben.

Verfassung

Aussehen, Haltung und Verhalten, Ausstrahlung oder Fahlheit, Mimik und Gestik, Sprache und Stimme, Weinen und Lachen sind keine kontrollierbaren Willensäußerungen, sondern spontane Spiegelungen der inneren Verfassung. Sie formen die „Körpersprache" als Instrumentarium der Seele. Sie formen den Habitus, das Temperament und skizzieren die Anlage, die wir *Diathese* nennen, als den Ausgangspunkt und die Ursachen für die Krankheitsbereitschaft. Die Voraussage über einen Krankheitsprozeß wird dadurch erst möglich.

Denn jedes Lebewesen ist eine Ganzheit, ein Individuum. Es hat seine ihm eigene Erscheinungsform und Reaktionsart, seine subjektive seelisch-geistige Verfassung, die wir *Konstitution* nennen. Sie setzt sich aus angeborenen und erworbenen Strukturen zusammen und begegnet uns in der Anpassung des Individuums an seine Umwelt und in seiner Reaktion auf diese Anpassung.

Anlage

Die Diathese gewährt uns noch tiefere Einsichten in das Angeborensein unserer Minderwertigkeit, unserer Unzulänglichkeit, unserer Unvollkommenheit, unserer Organ- und Systemschwäche. Sie erklärt unsere Bereitschaft zu bestimmten Krankheitsgruppen, die je nach erlebter milder oder mächtiger Umweltbedingungen als Krankhaftigkeit Gestalt annehmen. Sie bestimmt im Wesentlichen unsere kränkelnde Verfassung, denn sie ist die eigentliche Auslösung unserer Konstitution.

Die Daten aus der Vergiftungslehre einer Arznei entscheiden die krankmachende Kraft der Anlage des entsprechenden Menschen. Das heißt, sie bestimmen, inwieweit unsere vorgegebene Krankhaftigkeit, unsere angeborene Minderwertigkeit leiblich als Kranksein offenbar wird. Denn sie verdeutlichen uns den Angriffspunkt der Arzneiwirkung als örtlichen Schmerz und begründen durch den Angriff der Arzneiwirkung die Entstehung der Schmerzen, der Empfindungen und der Beschwerden. Die Zuordnung des kranken Menschen zu einer der Diathesen – *lymphatisch, lithämisch, destruktiv* – verspricht durch die bessere Arzneiwahl einen besseren Heilerfolg.

Lymphatisch: Er ist der tuberkulinische, *liebenswerte*, heiter-melancholische, schüchtern-gehemmte Mensch mit kreativem, phantasiereichem Intellekt. Er lebt gern gesellig, *im Miteinander*; erregt in einem erregenden Milieu von Wechselhaftigkeit, Ängstlichkeit und Liebesbedürftigkeit. Die Unbeständigkeit drückt sich in allen Phasen seiner Existenz aus, sei es der lebendige oder müde wandernde Blick, die Wandersucht, die Appetitlosigkeit tags und der Heißhunger nachts, das Wechselspiel von Verlangen und Abneigung gegenüber Fett und Milch, bis hin zur Veränderungslust in der eigenen Wohnung oder zum häufigen Umziehen mit der gesamten Wohnung. Sein größtes Problem im Leiblichen ist seine Erkältlichkeit, sommers oder winters, mit allen katarrhalischen Erscheinungen, Entzündungen und vergrößerten Lymphdrüsen. Entsprechend ist seine Empfindlichkeit gegenüber Wettereinflüssen; Föhn und geschlossene Räume verursachen Kopfschmerz. Fröstelnd-hitzig legt er sich abends bei offenem Fenster zu Bett und erwacht schweißgebadet mit einem die Wäsche gelblich verfärbenden Schweiß. Morgens ist er launisch oder heiter erregt, und so nimmt die Wechselhaftigkeit ihren erneuten Tageslauf.

Lithämisch: Er ist der bedauernswerte, laute Prahler, der an der Theke einer Bierspelunke in übertriebener Manier sich und seine Geschichten aufdrängt. Sein unstillbarer Durst und sein Heißhunger, die er mit Hastigkeit zu befriedigen sucht, gestalten seine rundliche Erscheinung. Selten zu Hause, lebt er an seiner Familie vorbei, *im Nebeneinander*. Im Bett legt er sich in embryonale Kuschelstellung und schwitzt alles aus, was der Stoffwechsel an Giften für Diagnosen wie Gicht, Rheuma, Diabetes, Haut- und Schleimhauterkrankungen produzieren kann. Seine Hände und Füße brennen, er deckt sich auf und zu, streckt die Füße aus der Bettdecke und sucht sich wohltuende, kühle Stellen. Am Morgen erwacht er mit Schmerzen im Vorderkopf, als ob ihn ein Wind anbliese. Nur die Aussicht auf einen schwülen Tag kann ihn trösten, weil dann sein Rheuma vergeht, seine Nase endlich läuft, seine Ohrtuben sich öffnen, die Bronchiensekrete sich abhusten lassen, kurzum, weil das in Gang gesetzt wird, was durch kontinuierliche Vergiftung „durch den Mund" (Nahrung, Getränke oder Medikamente) unterdrückt wurde.

Destruktiv: Er ist der luesinische, syphilitisch-destruktive, streitsüchtige, gehässige, feindselige und mißtrauische Mensch mit seiner Geistesschwäche, seiner selbstzerfleischenden Ironie, seinem zerstörerischen Intellekt. Letzterer produziert bei zunehmender Starre und Verkalkung nur läppisches, rührseliges, klebriges Geschwätz, klebrig wie seine Angst, seine Schweiße und seine abstoßende Aufdringlichkeit. Seine Ängste, vor allem jene, dem Ordnungssinn nicht genüge getan zu haben, löst er vorübergehend mit Alkohol und Betäubungsmitteln. Der übertriebene Ordnungssinn, der seine Unsicherheit wie ein Gartenzaun umgibt, läßt gewisse automatische Handlungsabläufe, Süchte und Zwänge ahnen: Die Ordnungssucht, die Alkoholsucht, die Betäubungsmittel- und Drogensucht, aber auch die Putzsucht in der Wohnung, im Büro und an sich selbst, sowie der Zwang, sich ständig die Hände zu waschen oder sich wiederholt zu duschen. Seine tief empfundenen Schmerzen verschlimmern sich vom späten Nachmittag an bis zum Morgen: Seine unerträglichen Kopfschmerzen, seine tief in den Knochen, Gelenken und der Wirbelsäule reißenden, rheumatischen Beschwerden. Obwohl er blaß, kalt, feucht und fröstelig erschöpft ist, verträgt er keine Wärme und kein Warmwetter, außer beim Kopfschmerz. So ist auch seiner Seele die menschliche Wärme und seinem Geist die kühlende, erfrischende Klarheit der Luft unverträglich. Welche Tragik erleben wir hier bei unseren alten Menschen am Ende ihres Weges, wo sie nur noch *gegen* sich, gegen ihre Umwelt und gegen ihren Schöpfer leben.

Arzneiname

Einige Arzneinamen haben sich seit diesem Jahrzehnt „verändert". Angeblich sollen sie jetzt wissenschaftlicher klingen. Obwohl diese Änderung für die Herstellerfirmen bereits Gültigkeit besitzt, habe ich sie vorerst lediglich in einer Liste am Ende des Buches aufgeführt. Denn wir können uns nur stufenweise daran gewöhnen, daß unsere bildhafte Vorstellung, die uns mit dem bisherigen Namen verbindet, eine andere Dimension erfahren muß. Der Umgewöhnungsprozeß ist hier so ähnlich wie bei einem Menschen, dessen bei Geburt gegebener Rufname „man" auf Anordnung von „sonstwo" geändert hat. Jeder Name — gleich wofür, gleich für wen — ist so wichtig wie die Vorstellungen und Empfindungen, die wir mit ihm verknüpfen.

Arzneigabe

Eine Gabe entspricht fünf Tropfen oder fünf Kügelchen oder einer Tablette. Eine Gabe geben Sie zehn Minuten vor oder nach dem Essen oder Trinken ohne Wasser auf die Zunge.

Die meisten Arzneien werden in allen drei Darreichungen angeboten. Einige Arzneien, vor allem Säuren, Phosphor, Brom und Petroleum sind nur flüssig haltbar. Die metallischen Arzneien sind erst ab D8 flüssig oder in Kügelchen vorhanden, davor nur in Tablettenform. Alle Arzneien sind nur in der Apotheke erhältlich *(apothekenpflichtig)*. Sie brauchen jedoch nicht vom Arzt verschrieben zu werden *(nicht verschreibungspflichtig)*, sind also jederzeit ohne Rezept käuflich.

Bei *akuten Störungen* können Sie eine Gabe stündlich oder zweistündlich wiederholen, wie im Text angegeben. Bei Nachlassen der Beschwerden geben Sie die Gabe weniger häufig, d. h. Sie handeln nach der Intensität der Beschwerde. Nach Besänftigung der akuten Störung werden die verschiedenen Potenzierungen mit folgender Regelmäßigkeit eingenommen:

bis D6 — dreimal täglich eine Gabe
bis D12 — zweimal täglich eine Gabe
D30 — einmal wöchentlich eine Gabe oder nach Bedarf
D200 — einmalig eine Gabe, nicht vor 4 Wochen wiederholen
M steht für Mille, Tausend — nicht vor 6 bis 8 Wochen wiederholen
LM6 — dreimal wöchentlich eine Gabe. Davor die Flasche in eine Hand nehmen und 10 × in die andere Hand kräftig aufstoßen (verschütteln)!

Während der *akuten Störungen* setzen Sie die von Ihrem Arzt verschriebene Basisbehandlung vorübergehend ab. Ist die Störung behoben, dann nehmen Sie die Basisbehandlung wieder auf.

Wenn nach einer Arzneigabe eine *Besserung der Beschwerden* eintritt, so warten Sie mit ihrer Wiederholung, bis Sie den Eindruck haben, daß die Wirkung der Arznei nachläßt. Eine Steigerung der Arzneiwirkung durch Erhöhung der Einzelgabe oder durch vermehrte Wiederholung der Gabe ist nicht zu erwarten. Der Arzneireiz benötigt einen gewissen Zeitraum und einen bestimmten Zeitablauf, bis er anspricht.

Dieser Arzneireiz wird durch ein Kügelchen oder einen Tropfen genauso erreicht wie durch zwanzig oder hundert. Die *Qualität* einer Arznei steht in keinem Bezug zur *Quantität*. Hier lernen wir umzudenken: Menge macht nicht Gesundheit. Menge ist meßbar, Gesundheit ist eine Ermessensfrage. Aus diesem Grunde ist es auch nicht besorgniserregend, wenn Kinder — wie so gern — genüßlich ein ganzes Fläschchen Kügelchen lutschen. Dies entspricht im Grunde einer Gabe.

Im *Notfall* können Sie jede Arznei in einem Viertelliter Wasser auflösen („in Wasserlösung") und davon alle fünf Minuten einen gewöhnlichen Schluck trinken oder mit einem Plastikteelöffel einnehmen.

Die homöopathischen Arzneien haben *keine Nebenwirkungen*. Bei sehr empfindsamen Menschen und bei zu häufiger Wiederholung der Arzneigabe kann es zu überschießenden Reaktionen kommen, die jedoch nicht als schädliche Arzneiwirkung zu betrachten sind, sondern als Zeichen der richtigen Arzneiwahl. Nach Absetzen der Arznei klingt diese sogenannte Erstverschlimmerung schnell wieder ab. Im allgemeinen empfehle ich, Arzneien in D6 bis D12 drei Tage auszusetzen und danach mit weniger häufigen täglichen Gaben fortzufahren.

Arzneiverzeichnis

In meinen bisherigen Büchern habe ich bei der Beschreibung der Arzneien im „Zweiten Teil" die Beschwerden aus dem Text im „Ersten Teil" wiederholt. Aber bei der Thematik dieses Buches ist die Menge der Störungen so gewaltig, daß ich dort nur versucht habe, das gemeinsam Verbindende herauszuschälen, um eine Einsicht in *den* Menschen „Frau" zu gewähren, dem diese und/oder jene Störung zugehört. Denn es ist unumstritten, daß die weiblichen Organe und die Behandlung ihrer *offenbaren* Störungen mit der Person der Frau – ihrem Aussehen, ihrer Erscheinung, ihrem Verhalten – kurz mit ihrer *weniger offenbaren* Verfassung sehr eng verknüpft sind. So abstoßend sie auch manchmal skizziert sein mag, eröffnet jedoch die zugehörige Arznei dem *Sosein* der Verfassung gerade *dieser* Frau ein erträgliches *Möglichsein* in ihrem *Dasein*. Also: Nicht verzweifeln! Es gibt immer eine Arznei, die handelnd in unsere Leiden eingreift, unser Werden anspornt und unser Vergehen mildert.

Beschwerdeverzeichnis

Anstatt der üblichen Listen habe ich diesmal ein sogenanntes *Repertorium* als „Dritten Teil" angefügt. Das Verzeichnis habe ich den *„Bewährten Anwendungen der homöopathischen Arznei"* entnommen, habe es den hier beschriebenen Beschwerden angepaßt, es umgesetzt und ergänzt. Es eignet sich besonders gut zum raschen Nachschlagen bei akuten Störungen, bevor Sie – kopflos, aber verständlicherweise – zur nächstbesten Arznei greifen und bedenkenlos eine nach der anderen schlucken. Sie finden darin auch Störungen, die ich im Text nicht beschrieben habe, so daß Ihnen noch weitere Möglichkeiten der Arzneiwahl zur Verfügung stehen.

Erster Teil
DIE KRANKE FRAU

1. Brust

Form als Symbol

Keinem anderen weiblichen Organ hat man so viele Namen zugedacht wie eben der Brust. Doch bezeichnen die Volkssynonyme eher ihre Form als die Funktion. Unter dem Einfluß einer sexbewußten und sexkonsumierenden Gesellschaft scheint die Form wohl auch das Erstrebenswerteste weiblicher Träume zu sein. Die Erwartung des männlichen Anteils dieser So-Gesellschaft spielt erotisierend die Brust zu ihrem eigenen Lustobjekt hoch. Und die Frauen? Antworten Sie nicht gefällig darauf und bemühen sich mit Cremes, Duschen und Spezialmassagen die Lüsternheit männlicher Augen zu befriedigen? Oder bemühen sie sich, um verletzender Abwertung zu entgehen? Wäre der Busen ausschließlich ein Lustorgan, hätte die Schöpfung sicherlich einen Brustorgasmus eingebaut.

Ich erinnere mich meiner Tochter, als sie mit versteckter Lüsternheit den gelegentlichen Bemerkungen über ihre eben voll aufsprießenden Jungfernknospen entgegenkicherte, so daß sie – wie alle erblühenden Mädchen – die Schultern nach vorn, ein Schlamper-T-Shirt darüber zog und sich schämte; obwohl sie schon damals nichts Unförmiges zu verbergen hatte. Viel Zeit und Geduld brauchte es, bis sie ihren eigenen Busen als etwas natürlich Gegebenes, als Merkmal des Weiblichen, als Sinnbild des Nährens betrachtete. Trotzdem konnte sie vor französischen Spitzendessous in den Schaufensterstraßen von Nizza nur schwerlich ihre Verzückung zurückhalten. Die Besinnung auf das Wesentliche fällt nicht schwer. Aber das Erkennen der Besinnung zu leben, schaffen nur wenige.

a) So geschah es! Kaum 14 Jahre alt, schüttete ihre Freundin ihr von Minderwertigkeit erfülltes Herz aus. Wer zum Teufel hatte ihr wohl diesen Floh ins Hirn gesetzt! Die Brust sei zu klein, hinge reizlos gen Nabel, anstatt sich nach außen zu strecken. Ich gab ihr damals

Natrium muriaticum D200

1 Gabe alle 4 Wochen, weil ich meinte, ihr Gemüt hinge genauso schlaff wie ihr Busen. In der Tat, sie war immer ein *dünnes, zurückgezogenes, stilles* Wesen mit *gesalzenem* Appetit und *großem Durst*, der ihre *ausgetrocknete* Haut nicht feuchter machte. Wundert's uns, wo doch auf ihre seelische Innerlichkeit nur mit Äußerlichkeiten geantwortet wurde. So sind beide, meine saftige Tochter und diese Arznei, zu ihrer lebendigen Feuchtigkeit geworden.

b) Hängende Busen finden wir immer bei *schlanken, dünnen, dürren* Frauen. So wie *übermäßige* Busen zu solchen Frauen gehören, die auch an sonstigen Körperstellen mit etwas Übermaß an Fett gepolstert sind. Für beide hält die Natur

Sabal D1

3 × 1 Gabe täglich, als bewährte Arznei bereit. Sie lachen? Sicher doch, Sie kennen sie als *Prostata-Arznei*. Warum nicht; es muß nur etwas Gemeinsames in ihrer Wirkungsrichtung sein. Richtig, die Drüse! Allerdings wirkt die Arznei nur auf *weiche Drüsen*, seien sie *geschwollen* oder *geschrumpft*. Sehen Sie, die Natur ist viel großzügiger als der engstirnige menschliche Geist.

c) Dramatischer entwickelt sich das Schrumpf-Geschehen bei dieser eigentlich noch jungen, wohlgeformten Frau. Irgendwann beginnt sie, aus ihrer Mitte zu entgleisen. Dann finden Sie sie ständig *hungrig*, Häppchen kauend, *unstetig* in andauernder Bewegung. Nicht jedoch so, daß ihre Bewegungen in sich folgerichtig abliefen. Ganz im Gegenteil. Sie sind *ungerichtet*, ängstlich, *besorgniserregend nervig*. So, als suchte sie etwas in großer Erregung und fände es nicht. Und je ruhiger die Lage, je hungriger der Magen, desto hektischer wird ihr Getue. Dabei schwinden ihre Brüste, schwinden ihre Fettreserven, schwindet ihre Beherrschung dahin, bis ihr ein beruhigendes Stück Brot oder

Jodum D12

2 × 1 Gabe täglich, in die Quere kommen, die sie mit Hast ertappt und runterschlingt. Die Begegnung mit einer solchen Frau bewirkt immer ein banges Gefühl in der Magengrube. Nicht zuletzt aus dem Wissen heraus, daß andere Drüsen wie *Lymphdrüsen*, *Bauchspeicheldrüse* oder *Eierstöcke* sich ebenso *schmerzhaft verhärten* wie ihr Leben als Mensch, als Frau, als Mutter.

d) So sehr die Brüste eben noch insgesamt schwanden, so sehr hängen diese einfach *schlaff über den Brustkorb*. Schlaff, welk und *abgemagert* erscheint Ihnen die ganze Frau, schwerlich vom Äußeren der *Jodum*-Frau zu unterscheiden. Aber die aufgewühlten Nerven fehlen gänzlich und klären die Unterscheidung. Sie ist trotzdem nicht weniger übel dran. Denn *tödliche Übelkeit* mit *Erbrechen* begleiten den schaurigen *Stirnkopfschmerz beim morgendlichen* finsteren Erwachen, das sich mit

Lac defloratum D4

3 × 1 Gabe täglich, sicherlich sonniger gestalten ließe. Wenn dann der Busen sich wieder aufrichtet, werden Sie das weiblichste aller Gemüter lächeln sehen. Kopfschmerz und chronische *Verstopfung* sind erträglich, ein schlaffer Busen nimmermehr.

e) Etwas aus dem *Jodum*-Bild entspricht auch dieser Frau, deren Brüste nur noch als zwei *Hautfalten* über den Brustkorb hängen. Die Natur und ihr Schicksal haben es nicht gut gemeint mit ihr. Lange hat sie unter *bohrenden* nächtlichen Schmerzen gelitten, um die *Periode* herum im Busen und noch tiefer drinnen im Herzen. Vieles hat sie im Leben aufgeben müssen. Nicht nur die Blüte ihrer Brüste, sondern auch die Befriedigung ihrer *Geschlechtlichkeit*. Solange hatte sie auf diese verzichtet und sie willentlich *unterdrückt*, bis ihre Wünsche, ihre Seele, ihre *Drüsen* sich verhärteten, schrumpften und sich *schmerzhaft verknoteten*. Wenn Sie sie entknoten wollen, dürfen Sie ihr nur mit weichem Wesen entgegengehen und ihr

Conium D12

2 × 1 Gabe täglich, zum Erweichen aller Derbheit reichen. Recht haben Sie! Auch dies ist eine Arznei für harte *Prostatadrüsen* älterer Männer. Nun, schauen Sie sich die verdorrte Frau genau an. Sieht sie nicht aus wie ihr *unwirscher*, unzufriedener, nörgelnder Partner? — Diese Arznei erinnert mich mit Schmunzeln an meinen damaligen Kur-Dorf-Apotheker in einem Seitental entlang der Mosel. Wahrscheinlich war es die Enge des Tales, die den Geist ihrer Bewohner und ihres gestandenen Apothekers so frühzeitig beeinträchtigte. Da begab es sich nämlich, daß ich eines schönen Praxistages einer Kurpatientin wegen stechender Brustknoten, bei sonst recht weichem Busen, *Conium* verschrieb. Es dauerte nicht lange, da kam sie, in aufgewühlter Erregung gestikulierend, zurückgetippelt. Ein Männermittel habe sie bekommen, für Prostata und so. Der Apotheker habe ihr das klar gemacht. Sie war halt der Typ, der immer dem glaubte, der gerade das letzte Wort an sie gerichtet hatte. Ein geradezu typisches Verhalten für die gerechtfertigte Verschreibung der Arznei. Weder mein Lächeln, noch mein charmantes „aber, gnä' Frau, Apotheker sind nicht immer klüger als Ärzte", konnte sie nicht verführen, „ihre Meinung" zugunsten ihrer Heilung aufzugeben. So kann's passieren, wenn wir die Schöpfung nur von einer Seite betrachten!

NOTIZEN:

Entzündung

Lange habe ich gezögert, das Kapitel der Entzündung nochmals zu erwägen. Und während ich noch zögerte, rief meine liebe Noch-Medizinerin und künftige homöopathische Ärztin *Helga* an, die gerade ihren erstgeborenen Schatz *Laura* stillte und jämmerlich über ihre entzündeten Brüste klagte. Die ganze Palette bewährter Anwendungen der Entzündungsreihe – *Aconitum, Belladonna* und *Hepar sulfuris* – sei sie schluckend durchgegangen, und nichts habe es genutzt. Oh weia, dachte ich, so gut und doch nicht fündig! Und weiter dachte ich: Die Wiederholung ist der Meister des Lernens, und mein Zögern war gebrochen.

a) Gehen wir nochmals in Kürze und mit gewürztem Schwung durch das Sich-Entzünden der Gewebe, das meist mit schwunghafter *Plötzlichkeit* beginnt. Eigentlich nach einem guten, ungestörten Tag. Unerwartet plötzlich überfällt uns eine unerklärliche *Unruhe*, ein Getriebensein, das nach *Bewegung* verlangt, und rasch im *Frost* erstickt. Wenn wir dann schon

Aconitum D30

1 Gabe einmalig in Wasserlösung, alle 5 Minuten schluckten, bliebe die *Angst* im Verborgenen. Dem Frost folgte die übliche Wärme, aber nicht so *stürmisch* ansteigend wie ohne den Genuß der Arznei. Sondern allmählich und in einen gesundenden Schlaf überführend. Ein *kühler* Umschlag lindert die erste Hitze in der Brust.

b) Aber wer greift schon bei den ersten Anzeichen eines Unwohlseins zur Arznei. Wir wundern uns, lassen den Dingen ihren Lauf. „Wird schon wieder vergehen." Zwei Stunden später, es geht auf Mitternacht hin, liegen wir mit *kirschrot* glühender Birne und hohem Fieber *schweißtriefend* unter der Bettdecke und *frieren* trotzdem. Jegliche *Annäherung* liebster, gut meinender Angehöriger wie auch die *Berührung* der Brust ist zuwider. Jetzt ist die Zeit reichlich reif für

Belladonna D30

1 Gabe einmalig in Wasserlösung, alle 5 Minuten geschluckt. Besonders wenn, von der Brustwarze ausgehend, *rotstreifige* Malereien an Form gewinnen, die obendrein *pochende, klopfende, pulsierende* Schmerzimpulse von sich geben. Nur ein *warmer* Umschlag kann diese besänftigen.

c) Und auf einmal läuft alles anders, nicht so klassisch, wie wir's eben wiederholt haben. Nach dem *Anfangsfrost* steigt das Fieber *gemächlich*, die Brust, vor allem *rechts*, schwillt hart an, *sticht heftig* bei der *geringsten* Berührung und Bewegung. Und trotzdem hält die verwirrt Geplagte ihre Brust mit beiden Händen fest. Der milde *Gegendruck* mit *lauwarmen* Kompressen und

Bryonia D4

1 Gabe stündlich bis der erste Schmerz vergeht, verhindern die Ausbreitung gleicher Schmerzempfindung im *Hinterkopf*. Das zwingt zur Ruhe, zum Nachdenken, solange der *Schwindel* fernbleibt, der das *Kopfaufheben* vom Kissen verhindert. So taumelig wird's. Und keine Hand mehr frei, um den Kopf zu halten! Da heißt es: beobachten, unterscheiden, entscheiden! Da heißt es: auf unsere ureigensten Empfindungen lauschen, sie erfassen, bewerten und der Arznei zuordnen. Das hilft!

d) Oder das Fieber steigt hoch und fällt tief wie das Barometer im April. Die harte Schwellung, eher *links*, wird *dunkelrot*, dann blaurot und äußerst *berührungs-* und *wärmeempfindlich*. So standen die Zeichen bei unserer lieben, stillen *Helga*. Bis ich ihr

Lachesis D12

2 × 1 Gabe täglich, erlösend zuflüsterte. Meine Arzneiwahl ruhte sich aber nicht nur auf den äußeren Zeichen aus. Vielmehr noch berief sie sich auf *Helgas* ungewöhnlichen, jämmerlich klagenden *Redeschwall*, der ihre entzündete Brust zur katastrophalen Lebenskrise erklärte. So ist das: Eine Blutvergiftung kann die Bewegungen der Zunge verändern. Drei Tage später hatte sie ihre Zunge wieder im Zaum und schrieb: „Leben allein ist nicht

genug ..., Sonne, Freiheit und eine *Schlange* muß man gelegentlich auch haben."

e) Endlich löst sich die brettharte Schwellung, heilt aus. Oder der *Eiter* sammelt sich in einer *weichen* Entzündungsbucht. Ein bißchen Geduld noch, schöne *feuchtwarme* Auflagen und

Hepar sulfuris D200

3 Gaben insgesamt in 8stündlichem Abstand, verteilen den Eiter über die Blutbahn, scheiden ihn aus oder ziehen ihn zusammen. So oder so ist die Heilung nicht mehr fern.

f) Und schon wieder läuft alles anders als klassisch. Die *Eiterung* beginnt mit *klopfenden* Schmerzen, und kurze *Frostschauer* wallen über den Rücken. So was! Wo eben noch Wärme half, besänftigt jetzt – trotz Frost – die äußere *Kühle* und

Mercurius solubilis LM6

1 Gabe täglich morgens. Da soll einer noch schlau draus werden! Nein, kein Widerspruch in sich, sondern eben nur Erscheinungen, die zu lernen und anzunehmen wir bereit sein müssen, um sie wieder loszuwerden.

g) Lassen wir doch unsere logischen Folgerungen beiseite. Logisch ist nur, was allgemeingültig erklärbar ist. Krankheit und Heilung aber bestehen aus sich wandelnden Erscheinungen, sind nun mal nicht allgemeingültig und schon gar nicht erklärbar! Also kann es geschehen, daß, besonders wenn bisher unbehandelt, der Eiter sich einen Weg nach außen sucht. Als *Fistel* von den Milchkanälen über die Haut. Anders als beim weichen Abszeß, der sämigen Eiter entleert, fließt aus der harten Fistel ein *dünnes, scharf riechendes, wundmachendes* Sekret, das allmählich mit Geduld und

Silicea D6

3 × 1 Gabe täglich, austrocknet. Danach glättet sich die Haut und wölbt sich der Busen. Letzteres mit Sicherheit, wenn etwas von der Härte der *Kie-*

selsäure in dieser Frau vorgegeben ist, so daß sie zusammen mit ihrem Busen weicher werden kann.

Was denken Sie: Ob *Helga* bei künftigen Beschwerden überlegener sein wird? Es wäre ungewöhnlich, daß sie aus erzieherischen Gründen nochmals eine Brustentzündung erleiden müßte. Aber das Übel kommt wieder, ständig in anderer Verkleidung. Dann erst gilt es, die Maske zu lüften, wobei uns das Wissen diesmal geschickter sein lassen wird.

NOTIZEN:

Knoten

Die weibliche Brust ist weich, elastisch, gespannt. Wie jedes gesunde Gewebe, außer den Knochen aus gutem Grund. Aber wer ist schon gesund! Bei so viel verhärteten Menschen ist die Gesundheit ein relatives Hirngespinst. Denn die Verhärtung bedeutet ja nichts anderes als den Verlust der Weichheit. Die sanfte Weichheit des Busens, an dem das müde Haupt einst ruhte, macht die geringste Ausnahme in dieser Verlusthaftigkeit: Die Brust verknotet. Schmerzlos, schmerzhaft und manchmal krebsig.

a) Aufklärende Gesundheitsvorsorge, schwarzmalende Krankenscheinsammler und schwarzmalerische Medienmache haben in der Frauenwelt eine Hysterie-Welle von Krebsangst ausgelöst – und das schon viele Jahre. In der Tat, der Krebs ist jünger geworden, auch der Brustkrebs. Aber die meisten „Geschwülste" sind harmlose drüsen- und faserreiche Knoten, Zysten oder entzündliche Schwellungen um die Milchkanäle. Trotzdem ist Vorsicht geboten, und Sie tun gut daran, den Sitz, die Art und Ausprägung des Schmerzes mit den Eigenarten der Arznei zu vergleichen, denn alle hier aufgeführten Arzneien sind ebenso bei krebsiger Entartung wirkungsvoll *(siehe „Hausschatz", Kapitel Krebsgeschehen).* – Da sind zunächst die *Zysten* als häufigster Befund einer Eigenuntersuchung oder eines Vorsorgebesuches beim Arzt. Die Knoten sind klein, lassen sich nach allen Seiten bewegen, was immer als gutartig zu bewerten ist. Meist sind sie schmerzlos und bedürfen dann keiner Arznei, sondern eher einer Punktion, einer Mammographie oder einer chirurgischen Entfernung zwecks Gewebsuntersuchung. Wenn dann das Gewissen des Arztes beruhigt ist, ist die Seele der Frau in Aufruhr. Warten auf Befunde. Ungewißheiten. So sagte „er" wohl. Und während Frauen warten, telefonieren sie mit tausend Freundinnen und erfahren gelegentlich von einer, es solle nicht unklug sein, einen Homöopathen aufzusuchen. Wir beruhigen dann die Nerven, stellen ungewohnte Fragen und geben zunächst mal

Phytolacca D4

3 × 1 Gabe täglich. Diese Arznei wird dem Warten ein Ende bereiten, besonders wenn die Knoten schmerzen und bei Berührung derselben ein *Stechen durch den ganzen Körper schießt*, auch in die Achseln und die Arme. Die Brüste fühlen sich — ganz entgegen der äußeren Optik — schwer und *wie voll* an. Sie selbst fühlen sich eher frostig an. Nachts und während Ihrer Periode sind Sie und Ihre Brust besonders schmerzempfindlich.

b) Noch *berührungsempfindlicher* sind die *drüsen-* und *faserreichen* Knoten *(Fibroadenome)* jener ebenso *fröstelnden* Frau, die nicht mal den leichtesten *Druck der Kleider* verträgt. Drückt der Büstenhalter die sonst *weiche, abgeschlaffte*, meist *rechte* Brust, dann schießen *messerscharfe Stiche* durchs Gewebe, denen

Conium D30

3 × 1 Gabe wöchentlich, Einhalt gebietet. Selbst der „schwache Kreislauf", der *Schwindel* beim Kopfdrehen, im Liegen und beim Umdrehen im Bett, verschwindet ebenso diskret wie die Schwellung der Knoten und der Schwund der Brüste.

c) Auch die *entzündliche Schwellung* um die Milchkanäle *(periduktale Mastitis)* tastet sich als schmerzhafte knotige Strähne. Am häufigsten in der Umgebung der Brustwarze. Sie zieht sich gern *nach innen* und wird von schmerzenden *Schrunden* und Rissen durchzogen. Schlimmer jedoch sind die heftigen *Stiche*, die den Milchgängen entlang bis *zum Rücken* schießen. Nur das Nuckeln an der Brustwarze (am natürlichsten durch ein zu stillendes Baby) und

Phellandrium D4

3 × 1 Gabe täglich, unterbrechen die Schmerzen, wobei das Nuckeln nicht heilt, aber die Arznei. — So einfach nun, wie ich versucht habe, Ihnen die „Knoten" klinisch auseinanderzulegen, so einfach abgetrennt voneinander sprießen sie selten. Sie finden auch diese und jene Art nebeneinander, miteinander und oft geschwulsthaft von zweifelhafter Natur. Deshalb empfehle ich Ihnen, dieses ABC dreier Arzneien je 2 Monate lang nacheinander

einzunehmen und die Brust nach 6 Monaten nochmals von Fachhand kontrollieren zu lassen.

d) Das Untersuchungsergebnis der tastenden Hand bestimmt die weitere Behandlung. Klinisch mechanisch oder homöopathisch mild. In der Regel sind nach der obigen Kur die Knoten kleiner, *weicher* oder gar weg. Überreste bekämpfen wir zunächst mit der kräftigen *Flußsäure*, deren giftige Berührung mit Geweben dieselben zerfrißt, vernarbt und verknotet. Potenziert nach den Prinzipien der Homöopathie, wird sie als

Acidum hydrofluoricum D6

3 × 1 Gabe täglich, zur heilenden Berührung. Besonders, aber nicht ausschließlich, wenn die Arznei *hitzigen, kräftigen* Damen verabreicht wird, die *morgens* noch voller *Tatendrang* und singenden Gemüts erwachen, um gleich hernach *erschöpft* vor den Aufgaben des Tages zu kapitulieren. Das sind die Mütter und Ehefrauen, die morgens so heiter wie Kameldompteure ihre Familie in die Schule, ins Geschäft antreiben, und kaum so geschehen, sich wieder ins Bett verkriechen, um den restlichen Morgen zu verschlafen. Postzustellungen sollten frühzeitig geliefert werden. Später ist die Klingel abgestellt.

e) Ein ähnliches Geschöpf heiterer Morgentaten zum Leid der Allernächsten ist die gemächlicher erschöpfbare, *derbere*, aber dennoch *hitzige* Frau. So derb wie ihre Knoten. So sprunghaft, elastisch, beweglich ihr Körper, so unelastisch *vernarbt* ist ihr Wesen. Ein Genuß für den phlegmatischen Nachbarn, der sich nachdenklich tatenlos an den Taten der Nachbarin im Garten ergötzt, eine Abscheu für den morgens untätig muffelnden, kopfhängerischen Abendmenschen. Ein jeder trägt sein Leid für sich, und das ihrige wird durch

Calcium fluoratum D6

3 × 1 Gabe täglich, erweicht, während ihr Gewebe sich gleichzeitig stärkt. Die zweite Arznei im Bunde der drei, welche Knoten auflösen und Gewebe festigen. Hier erleben wir die gegenspielerische Wirkung der Arznei wie das gegenspielerische Befinden eines Menschen und wie die scheinbar sich

widersprechenden Befunde körperlicher und klinischer Untersuchung. Es sind eben nur Gegenteile, wenn wir das Gegenteil als Teil des Einen verstehen, das mit dem Teil des Anderen, dem Teil im Gegenüber, sich spielerisch verknüpft. Entscheidend ist die Kluft zwischen beiden Teilen. Sie löst die Verknüpfung zum gelegentlichen Drama oder zur anhaltenden Tragik. Aber die Arznei, die gegenteilige Werte, gegensätzliche Kräfte und scheinbar Widersprüchliches in sich als natürliches Miteinander beinhaltet, überbrückt die Kluft, verknüpft die Teile, und wir Menschen werden wieder ganz.

f) Nach den hitzigen, hier eine *dünne, fröstelnde* Dame. Prallheit und Wärme ziehen an, aber Frost verscheucht Lebendiges. So ist Scheuheit in aller Art, sich zu geben. Ein Verlust wärmender, weicher Empfindungen für sich selbst und für andere. Viel Verhärtung muß tief drinnen wohnen, ein Gefängnis aus *Quarz*, um harten Knoten außen im Busen zu erlauben, sich *verklumpen* zu lassen, die nur unter viel Geduld mit

Silicea D6

3 × 1 Gabe täglich, auflösbar werden. Und nicht nur diese. Auch ihre stets *bewußt erlebte* menschliche *Unvollkommenheit* gestaltet sich zu einem vollkommeneren Schicksal. – Diese drei Arzneien, ungeachtet der persönlichen Verfassung, auf organischer Behandlungsebene nacheinander je 2 Monate verabreicht, vernichten das aufregende Übel und gestalten das beruhigende Wohl. Aber trotz Wohligsein, beachten Sie den Lauf der gewebigen Dinge im Busen. Nichts ist endgültig. Zuallerletzt die Heilung. Die Veränderung ist ihr ständiger Begleiter.

NOTIZEN:

Schmerzen

Schmerzen sind Folge, Ausdruck und Begleiter andernorts versteckter Störungen. Ihr Empfindungswert ist so vielgestaltig wie die Empfindsamkeit des jeweiligen Menschen. Nur wenige sind so abgebrüht, daß sie sich zu nichts weiterem herablassen als zu „na, wie's halt so weh tut". Um Schmerzen beherrschen zu wollen, dürfen uns die Worte nicht fehlen. Schmerzen dürfen uns die Sprache nicht verschlagen. Denn nur das beschreibende, ausgesprochene Wort beschwört die Geister der Heilung.

a) Beginnen wir mit dem *Juckreiz*. Er kann so schmerzlich lästig sein, weil es die Schicklichkeit gebietet, sich nicht öffentlich am Busen zu kratzen. Doch selbst das würde dieser eher *männlichen, derben* Frau wenig ausmachen. Noch hat sie einen völligen Busen, der aber eher *knotig geschwollen* als weich geformt ist. Und wenn es juckt, dann jucken beide Brüste in vollem Ausmaß. Bevor aber die Ausmaße ihre Völle auf zwei geschrumpfte Hautfalten reduzieren, wird

Conium D30

3 × 1 Gabe wöchentlich, die Kratzfinger zähmen, die Knoten erweichen und die Schrumpfung verbannen.

b) Können Sie sich vorstellen, daß der empfindsamste Teil der Brust, die *Brustwarze*, so sehr *juckt*, daß Ihnen *speiübel* wird vor lauter *Ärger*? Bis es soweit gedeihen kann, gehört schon eine etwas mürrische, *nörgelnde* Art des Sich-Ärgerns, die eher *männliche* Züge trägt, dazu, die sich auf

Nux vomica D30

1 Gabe täglich, etwa 3x insgesamt, beruhigt. Der Ärger dieser *erfolglosen* Familien-Managerin wird dabei dem ausgleichenden Verstand übergeben. Hoffen wir's, erbeten wir's und halten die Arzneiflasche griffbereit!

c) Eine durch Hormone gesteuerte Entzündlichkeit bewirkt die berüchtigten *Brustschmerzen* in der Woche *vor der Periode*. Die Brust *staut sich*, vermehrt ihre Milchkanäle, bereitet sich auf das Stillen vor, solange bis das unbefruchtete Ei mit der Periode ausgeschwemmt wird. Gewiß, hierfür sind viele Arzneien angezeigt. Doch bevor Sie zum kopfschüttelnden Frauenarzt marschieren, helfen Sie sich mit 3 Arzneien, die Sie nach der *Empfindung*, dem *Schmerzverlauf* und nach den *verändernd einwirkenden, äußeren Umständen* (Modalitäten) auswählen. – Ein *schneidender* Nervenschmerz, der den *Körper* in allen Richtungen *durchschießt*, sobald *Berührung, Bewegung* oder *Kälte* die Milchkanäle erschüttert, schwindet wohltätig mit

Phytolacca D4

3 × 1 Gabe täglich oder öfter nach Bedarf und Schmerzattacken. Allein die Vorstellung, daß diese Brust stillen müßte, ist qualvoll für die Stillende.

d) Ein Gefühl von *Wundsein* verbreitet sich in der geschwollen Brust. *Scharfe Stiche* schießen von der Brustwarze her durch den Busen bis *in den Rücken*. Die Schärfe wird durch

Phellandrium D4

3 × 1 Gabe täglich oder, wie oben durch *leichte Wärme* und Massage der Brustwarze (es muß nicht immer *Nuckeln* sein!) gelindert.

e) Letztlich haben wir noch einen *scharfen* Nervenschmerz, der immer mit einer *geschlechtlichen Erregung* verbunden ist. Ein eigenartiges Phänomen, das ausschließlich auf

Lilium tigrinum D4

3 × 1 Gabe täglich oder bedarfsweise nach Schmerz und Lust, hinweist. Die Lust ist aber nie eine reine *geile Wollust*, sondern ist stets mit zermürbenden *Gewissensbissen* verbunden, so niederschmetternd wie der Brustschmerz.

f) Jetzt haben Sie schon einige Arzneien für Nervenschmerzen kennengelernt. Während die letzteren fast ausnehmend vor der Periode auftreten, stehen die drei folgenden mit anderen Störungen bzw. Organen in Zusammenhang. Wollen wir versuchen, das gemeinsam Verbindende jeder Arznei und der ihr zugehörigen, nervig gepeinigten Frau herauszuschälen. – Der bekannteste Nervenschmerz ist der einer *Rippenneuralgie*, der sich genau so gebrochen anfühlt *wie* eine *gebrochene Rippe* oder, wenn noch schlimmer, *wie* eine *Gürtelrose* in diesem Bereich. Was gäbe es Bewährteres als

Ranunculus bulbosus D6

3 × 1 Gabe täglich oder nach meiner Manier: eine galanter, schneller und tiefer wirkende einmalige Gabe der *D200*.

g) Ähnliche *Bläschen* wie die Gürtelrose beflecken hier die schrundig juckende *Brustwarze*, von der aus bei *Berührung* ein *ziehender* Nervenschmerz *zu den Schultern* hin strahlt und nach

Croton D4

3 × 1 Gabe täglich, verlangt. Wenn kranke Haut und/oder Nervenschmerz von einem Durchfall begleitet oder abgelöst werden, der nach jedem Essen und Trinken wie aus einem *Hydranten* hervorschießt, dann fällt die Wahl freilich besonders leicht.

h) Irgendwann muß ich beginnen, Ihnen mit gelegentlichen Pinselstrichen ein Bild von dieser *widersprüchlichsten* aller Frauen zu malen. Sie liegt fernab aller vergleichbaren Möglichkeiten mit einem natürlichen, rundlichen Wesen. Aber zunächst zu ihrem Nervenschmerz: Er ist *reißend*, schießend *wie* kleine *elektrische Stromstöße*. Nicht nur *unter* der *linken* Brust, sondern überall: Im Kopf, in den Muskelbäuchen des Rückens, im Bauch, im Unterbauch, um die Hüften herum. Mal da, mal dort, *wechselhaft* wie ihre Art, ihrem Handeln den Ausdruck der Beständigkeit zu verleihen, wechselhaft wie das Bild der

Cimicifuga D12

2 × 1 Gabe täglich, die aber regelmäßig eingenommen werden sollte. Alle ihre Beschwerden, ob Nerven, Muskeln, Gelenke oder Gemüt stehen mit Störungen ihres *Unterleibes* in geradem oder wechselndem Zusammenhang. Bei der Brustneuralgie könnten die *Eierstöcke* angegriffen sein.

NOTIZEN:

Verletzung

Keine Drüse des weiblichen Körpers liegt so sehr der Außenwelt ausgeliefert wie die Brustdrüse. Das macht sie empfindlich und all zu leicht zum Gegenstand äußerer Verletzungen. Äußeres Geschehen an uns ist jedoch nur ein Spiegel innerer Vorgegebenheiten in uns. Eine Art mysteriöser Anziehungskraft im freien Kräftespiel der Geschöpfe. Eine bestimmte Angst löst Vorsicht, Anspannung und Entmutigung aus, ebenso wie Unvorsichtigkeit, Alarm und Übermut. Und schon geschieht, was ich mit aller Kraft vermeiden wollte. Wenn ich beispielsweise beim Autofahren mir stets die Funktion der Pedale bewußt mache, um einen Knall zu vermeiden, bleibt es nur noch eine Frage der Zeit, bis es knallt. Angst vor äußerer Verletzung setzt die Angst vor innerer Verletzung voraus. Äußere Verletzlichkeit verrät die Verletzlichkeit der Seele.

a) So erleben wir diese eher schlanke Frau mit einem Schuß *männlicher* Härte wie sie ihren Busen schützt, solange er nicht geschwunden ist. Doch der geringste *Schlag*, der leichteste *Druck*, selbst die Überanstrengung der Arme lassen die Brust *knotig verhärten*. Und es bedarf keiner weiteren Erklärung, warum diese Frau jetzt noch empfindlicher wird. Der Büstenhalter wird wattiert, die Kleidung erweitert, die *Erschütterung* menschlicher Nähe vermieden, nach der sie sich so sehr sehnt wie nach

Conium D30

3 × 1 Gabe wöchentlich. Allmählich darf sie nun die Watte am Busen und die Watte, auf der sie manchmal *schwindelig* dahinwandelt, verbannen; darf die Kleider enger schnallen oder ganz ablegen, denn der leibliche Druck menschlicher Nähe wird sie selbst drinnen nicht mehr erschüttern.

b) Wenn wir auch viele Arzneien nur aus organischen Überlegungen und vielleicht aus begrenztem Wissen heraus einsetzen, so steht doch hinter jeder Arznei ein entsprechender Mensch. Das beweist allein die Überraschung, derer wir uns nicht verwehren können, wenn wir die heilsame Veränderung auch anderer Krankheitserscheinungen — im Leib und/oder Gemüt — erleben, für die wir diese Arznei eigentlich gar nicht ausgewählt hatten. So hat auch jene Frau, die sich die *Brustwarze* schürft und nach

Bellis D3

3 × 1 Gabe täglich, verlangt, leicht verletzliche Glieder und ein leicht verletzliches Inneres. Die *geprellte* Brust wird *hart* und ein typisches schmerzliches Gefühl *wie gequetscht* macht sich breit. Bis wir merken, daß durch die Arznei nicht nur der Busen schöner als zuvor erblüht, sondern die gequetschte Schwere des Unterleibs, der Hüften, des Kreuzes — an die sie sich allmählich gewöhnt hatte, wie ihr der Hausarzt empfahl (oder befahl?) — sich ebenso allmählich spürbar erleichtern. Wer kennt schon das Ganze in einer Arznei oder das Ganze in einem Menschen. Dann wären ja beide kein Geheimnis mehr. Und das sollen sie doch bleiben, damit wir weiter lernend uns bemühen. Die Langeweile des All-Wissenden, die Öde des All-Durchschauenden, die Leere des All-Einsamseins tausche ich gern gegen die Gesellschaft des Verborgenen ein. Gegen die nicht-wissende Weisheit, gegen das nicht-durchschauende Staunen, gegen das All-Eins-Sein mit dem, was wir bei unerklärlichem Geschehen nicht immer als „Sch....!" bezeichnen, sondern gelegentlich als „göttlich, göttlich!" berufen.

NOTIZEN:

2. Schamlippen

Juckreiz

Die Lippen schützen wertvollste Öffnungen des weiblichen Körpers. Oben den Mund, unten die Scham. In der Entwicklung der Frau werden die unteren Lippen als *Urmund* bezeichnet. Wenn die Lippen etwas schützend verschließen, dann bedeutet das nichts anderes, als daß dahinter sich etwas verbirgt, was empfangen oder geben kann. Zu beidem aber müssen Sie die Lippen öffnen wollen, können und dürfen, aufnehmen wollen, können und dürfen, sich hingeben wollen, können und dürfen. Zum *Empfang* der Freude, des Genusses, der Lust, der Leidenschaft, der Sucht. Oben für die füllende oder verderbliche Nahrung Ihres Leibes, unten für die erfüllende Hingabe an einen Mann oder für dessen verdorbenes Hernehmen. Zum *Geben* derselben: Oben den Inhalt des Herzens, des Verstandes oder gelegentlich des Magens. Unten die Folge der Erfüllung oder des Verderbens: Neues Leben oder Pillenperiode, Ausfluß oder Tripper. So legt jeder auf seine Weise hingebend Zeugnis ab, von dem was er empfangen hat. Verstehen wir demnach die Störungen im äußeren Bereich des Genitales als ein Nicht-Können, Nicht-Dürfen oder Nicht-Sollen.

a) Wenn es nicht gerade Holzböcke, Krätze, Läuse oder Würmer sind, dann ist der Juckreiz Ausdruck und Hinweis einer tieferliegenden Störung. Ich darf mich hier beschränken auf solches Jucken, das *ohne* äußerlich *sichtbare Erscheinung* wie Allergie, Herpes, Entzündung oder Ekzem plagt und auf jenes, das vornehmlich die *Periode* ankündigt. Kurz: Beim ersteren Jucken sieht man nichts! – Allerdings nur bei oberflächlichem Hinschauen. So wie damals bei meiner Tochter als kleines Mädchen. Aufgrund unserer vielen Fernreisen vermutete ich Würmer, zumal der Popo auch juckte. *Cina* blieb erfolglos, ich schaute also genauer hin. Eine *auffällige Rötung* überzog die Schamlippen. Ich inspizierte den After. Desgleichen! Und plötzlich schienen mir selbst ihre Lippen und Augenlider roter als gewöhnlich. Ihr klagelauter *Brennschmerz* führte mich endlich zu

Sulfur D6

3 × 1 Gabe täglich, das sie – und auch mich – sogar von einer unleidlichen, *piensigen* Art erlöste, mit der sie „ihren Willen" durchzusetzen versuchte.

b) Ein eher peinliches Jucken quält diese äußerlich *weiche*, innerlich *derbe* Frau. Ein langwieriges Schicksal steht hinter ihr, das mit der Empfängnis ihrer Mutter begann. Im Laufe der Jahre trocknete sie langsam aus: Die Haut bis zum *Ekzem*, die Schleimhäute bis zur *Schrumpfung*, die Seele bis in die finsterste Ecke. Dort sitzt sie in *melancholischer* Schwärze, kratzt sich die Scham, kratzt an ihrer derben Seele, kratzt ihrem Mann die Augen aus, der ihr

Sepia D6

3 × 1 Gabe täglich, verabreichen sollte, falls er dem allzeit *beherrschenden* „Meldung-machen" einmal zu beider Gunsten entfliehen kann. Einen Arzt wird sie selten aufsuchen, und wenn schon, dann wegen irgendwelcher vorgeschobener Lappalien. Sie kennt sich selbst wenig, möchte aber angehört und „anders" werden. Hören wir zu mit vorsichtigen Fragen!

c) Für gewöhnlich ist der Juckreiz unangenehm. Auch manchmal Lust erregend wie bei uns Männern. Welche Qual muß aber das *wollüstige* Jucken sein, das so sehr zum Kratzen reizt, bis diese blasse, *erschöpfte* Frau zu onanieren beginnt oder mit

Caladium D3

3 × 1 Gabe täglich, um Erlösung bittet. Wir Männer müssen verstehen lernen, daß eine solche Frau sowohl arbeitsmäßig am Tag als auch pflichterfüllend im Ehebett völlig überlastet und geschafft ist. Nach der Arbeit am Tag braucht sie nichts anderes als gestreichelt, geliebkost, geachtet zu werden. Das ist alles! Fällt das so schwer?

d) Nicht weniger *erschöpft* kratzt sich diese *fröstelnde*, ausgemergelte Frau *nach* jedem geschlechtlichen *Verkehr*. Ein langwieriger Ausfluß hat die Schamlippen und die Scheide *wund* gemacht und ihr geschlechtliches Verlangen zerfressen. Erlösung bringt

Acidum nitricum D6

3 × 1 Gabe täglich, und abendlicher Rede-Verkehr, mit einem gemütlichen Aufpäppeln der Seele! Besonders in der empfindlichen Zeit *vor der Periode*. Elende Egoisten, wir Männer! Nur eins im Kopf und das noch möglichst ohne Rede und Widerrede. Bis auch er kratzt und ihm die Lust vergeht!

e) Alle *äußeren Eindrücke* belasten sie außerordentlich stark. Vor allem das Verhalten unwirscher Menschen aus ihrer Umgebung. Sie denkt stundenlang darüber nach, und die *Gedanken drehen sich* im Kreise, selbst nachts im Bett. Wird sie angesprochen, verliert sie beim Antworten den *roten Faden* ihrer Gedankengänge. Nichts anderes bräuchte sie, als

Ambra D3

3 × 1 Gabe täglich, mit ein bißchen Aufmerksamkeit und Zuspruch. Vielleicht könnte sie sich dann überwinden, selbst *in Gegenwart anderer* Stuhl und Urin zu verrichten, was ihr sonst nicht gelingen kann. Überhaupt zieht sie es vor, *allein* zu sein. Weil keiner da ist? Oder weil sie sich der Begegnung nicht aussetzen will? Während sich ihre Gedanken im Kreise drehen, wird ihr Unterleib immer *kälter*, überempfindlich, unerträglich juckend. Bis ein *wunder* Ausfluß ihre Genitalien und ihre nächtlichen Träume zerfrißt. Ob wohl einer da ist, der humorvoll heilsamer ist, als diese Arznei?

f) Kaum habe ich als Arzt einen Juckreiz *heftiger* erlebt, als jenen dieser etwas schlanken, *herben* Frau mit eher *männlichen* Zügen im Gesichtsausdruck. Worauf muß sie wohl im Leben verzichtet haben, um derart *heftig wund in der Wärme* regelrecht zu *brennen*. Aber das ist nicht alles. Tausenderlei Störungen der Systeme, taumelnder Schwindel, Knoten in den Drüsen und Sehnsüchte nach Weichheit seufzen nach

Conium D6

3 × 1 Gabe täglich, bevor sich ihr Kummer in *Diabetes* verwandelt, an den wir bei solcher Heftigkeit immer denken müssen.

g) *Vor der Periode* ist ja so manches durcheinander. Die bekannte *Gereiztheit* äußert sich halt gelegentlich auch als Juckreiz unten. Besonders wenn sie oben die Lippen zusammenkneifen muß, um nicht zu *explodieren*, um nicht die geliebten *Süßigkeiten* zu schlecken, um nicht an der *Milch* zu nuckeln, die ihr Genuß und Durchfall bereitet. Als Arznei würde ihr

Magnesium carbonicum D6

3 × 1 Gabe täglich, entsprechen, von der sie noch nicht weiß, daß sie sogar ihre *nächtlichen* Unterleibskrämpfe behebt. Dieselben verschlagen ihr nämlich *frühmorgens* die Laune und den Appetit, während sie sich wenig später, so um 10 bis 11 Uhr, der *Freßsucht* hingibt.

h) Das schmerzliche Bild dieser *hitzigen, hageren, spinnenfingerartigen* Frau wünsche ich weder Ihnen noch jenen Frauen (und Männern), die mich als ihren Feind bezeichnen. Dennoch, die Häufigkeit des Gebrauchs ihrer zugehörigen Arznei entspricht etwa dem Verbrauch von Kartoffeln in einer Pommes-Bude. Es müssen ja nicht immer Hirnanfälle, *Veitstanz* oder Zornesausbrüche den Juckreiz *vor* und *nach* der Periode und das Bild von

Tarantula hispanica D12

2 × 1 Gabe täglich, begleiten, um erst dann zu ihrer Verordnung zu führen. Es genügt, daß es *trocken-heiß* juckt und zuckt, wenn die Dame *nicht beachtet* wird. Worauf sie sich zurückzieht, *Musik* anstellt und lustvoll sich verzehrend *onaniert*.

NOTIZEN:

Entzündung

Calor, rubor, dolor, so haben wir es als Studenten gelernt! Was sich entzündet, ist heiß, rot, schmerzlich. Wenn die Schamlippen sich entzünden, dann heißt das nicht immer, daß auch die zugehörige Frau hitzig und kräftig sein muß. Aber ohne Zweifel ist ihr Wesen ein Schmerz für sich und andere, weil sie ständig über die Züge ihres Charakters stolpert. — Auch hier wie im *Kapitel Juckreiz* ist die Entzündung Ausdruck tieferer Störungen wie Ausfluß, Ekzem und oft einer entzündeten Seele. Selbst der Harn oder eine Blasenentzündung können entzündlich reizen. Lernen Sie deshalb, den *schneidenden, wunden* Schmerz, der beim *Wasserlassen* über die entzündeten Schamlippen rinnt, von dem *kochendheißen* Schmerz der entzündeten *Blase* oder Harnröhre zu unterscheiden. Unterscheiden erleichtert das Entscheiden der Arznei. Diese hilft aber nur, wenn Sie die synthetische Reizwäsche, die zu engen Jeans, die parfümierende Intimpflege, die vielen Cremes, Gels, Sprays als Gleitmittel oder als Fruchtbarkeitsverhüter mit einer Träne im Auge beiseite legen. Sie stauen *hitzigen Schweiß* und versagen der Haut die *natürliche Atmung*. Dann kann ein unbemerkter Ausfluß, eine schmerzlose Scheidenentzündung nicht mehr allmählich den ganzen Genitalbereich zerfressen und auch nicht mehr den Ihres Partners. Noch ist Zeit genug!

a) Die *akute* Entzündung ist immer *heiß* und *feucht*. Meist aus eben berufenen Gründen. Die Scham *brennt* wie Feuer zusammen mit Hitze überall. Besonders an den Füßen, die nachts auf der Bettdecke liegen und tags bar jeder Verhüllung die Kühle des Küchensteinbodens genießen. Das eben geschlechtlich erwachende Mädchen mit den breiten, *hängenden* Schultern stemmt sich wie ein Elefant durch die naserümpfende Menge. Denn sie trägt ihren Körpergeruch meilenweit hinaus in die Lande. Wie muß das erst zu Hause duften! Das erwachsene Pendant dazu hat sich in eine *stämmige*, rundlich busen- und bauchlastige Gesamterscheinung verwandelt, die mit ihrer Gegenwart und ihren verfilzt *stinkenden* Schweißfüßen den Raum völlig in Anspruch nimmt. Wo sie auftritt, ist die bisherige Sphäre dahin. Schade um das gemütliche Abendessen in dem schnuckeligen Restaurant. Mit

Sulfur D6

3 × 1 Gabe täglich, wäre der Abend unauffälliger verlaufen. Auf dezentere Weise hätte sie ihren *prallen Humor* „an den Mann" gebracht und selbst lächeln können über den Humor der anderen.

b) Rundlich sind erstaunlicherweise alle Frauen mit diesem Leiden. Aber jetzt wird sie schon *blasser*, sogar *fröstelnd* und in *wäßrigem* Gewebe zerfließend. Ihre körperliche Untersuchung ist immer etwas besonders Mutiges. Ihr Leib ist mit tausenderlei braunen Flecken und zahllosen, *blumenkohlartigen* Warzen bedeckt, selbst im Gesicht und in der Scham. Wenn dann die eher praktische (kälteschützende) Unterhose gelüftet wird, schlägt mir ein feuchter, käsartiger, roquefortähnlicher Duft entgegen. Das genügt, um ihr

Thuja D6

3 × 1 Gabe täglich, zu ihrer Entlastung mitzugeben. Daß sie sich „wegen der Gelenke" vor dem *naßkalten Herbst* fürchtet, höre ich bestätigend nur noch am Rande.

c) Kälter kann es drinnen nicht werden, denken wir. Aber in der Tat, diese ebenso *wäßrige*, spannungslose Frau *friert* noch erbärmlicher. So sehr sich das Gewebe der eben skizzierten *Thuja*-Frau im Laufe ihres Lebens geschwächt hat, so sehr prägt sich die *Schlaffheit* dieser Frau *bereits als Kind*. So leidet sie in jeder Stufe ihres Alterns an *schrundigen, nässenden*, entzündlichen *Ausschlägen* irgendwo in den *Beugen*, den Falten ihres Körpers, da wo noch ein bißchen Wärme, ein bißchen Schweiß sich stauen kann, was sich mit

Graphites D6

3 × 1 Gabe täglich, erstaunlich rasch regeln ließe. Die angeborene schlaffe *Faulheit* ihres Gehirns und die gestörten, *verlangsamten Drüsen* brauchen sicher etwas länger zur Erholung. Inzwischen kann sie ja mal etwas *Süßes* versuchen, ob sie's mag und verträgt. Wundert es uns, daß sie auf die Süße ihres Lebens bisher verzichten mußte?

d) Ich glaube, die ekeligste aller Entzündungen ist jene, die durch ihre Langwierigkeit *chronisch* wird und nach

Mercurius solubilis LM6

1 Gabe täglich morgens, verlangt. Die Scham ist unerträglich heiß, *hochrot* und äußerst *berührungsempfindlich*. Das *Wasserlassen* und die *Nacht* bringen die Hitze zum Kochen. Die Scham wird *ätzend eitrig* und *stinkt* entsetzlich.

e) Die *chronische* Entzündung dieser Schamlippen frißt sich *wallartig* auf der *Innenseite der Oberschenkel* hinab. Der ganze Schoß dieser *in ihrer Weiblichkeit* zutiefst *verwundeten* Frau ist *wund*. Ungeachtet der sonstigen Verfassung ihrer Person reicht die *Auslösung* ihres Leidens aus, um ihr mit

Sepia D6

3 × 1 Gabe täglich (falls nicht eleganter und wirkungsvoller in einer einmaligen höchsten Potenz z.B. *XM* = zehntausend), leiblich aufzuhelfen und um sie die Kränkung vergessen zu lassen.

NOTIZEN:

Ekzem und Schrunden

Aussatz, Risse und Schrunden sind immer eine tiefgreifende Störung, die mit der ganzen Person des Menschen unerbittlich verankert ist. Das Leiden ist nicht nur ein lokales, sondern ergreift und verändert den Menschen als Ganzes. Wie irrsinnig demnach zu glauben, dem Unheil mit Salben begegnen zu können. Wie armselig doch die Medizin geworden ist! „Mit den Augen seh' ich's wohl, mit dem Herzen hab' ich's nie begriffen." Womit also salbe ich die aussätzige, rissige, schrundige Seele?

a) Bei Frauen an den Lippen, bei Männern am Hoden und bei Säuglingen unter der Windel. Das sind die Lieblingsstellen juckender, brennender, eitriger *Bläschen*, die sich nur auf *Wärme* und mit

Croton D6

2 × 1 Gabe täglich, lindern. Dabei sind die Hautnerven ähnlich heftig *gereizt* wie das Gemüt dieser Frau. Die Hauterscheinung *wechselt* sich *mit* einem schleimigen, gelbgrünen *Durchfall* ab, der sich *nach* geringstem *Essen* und *Trinken* gußartig entleert. Die Gereiztheit räumt einer *traurig-ängstlichen* Verstimmung den Platz ein.

b) Ekzem und Schrunden haben einen aggressiven Charakter. Aggression zerstört. Nicht nur meine Umwelt, auch das, was mein aggressives Inneres gegen die Umwelt schützt: Die Haut, die Schleimhäute. Wie könnten wir eine heitere Stimmung erwarten. Was von Innen auf „normalem Wege" (Mund, After, Blase) nicht heraus kann, bahnt sich einen anderen Weg und tobt sich willkürlich an den schwächsten Stellen unseres Körpers aus! So ist ein Ekzem ein verhaltener Schrei nach Erlösung. Der Schrei (und der Ausschlag) dieser schwachen, *wäßrigen, fröstelnden* Frau ist so alt, daß er seibert, von *gelben Verkrustungen* zurückgehalten wird, einreißt und sich über den Damm und *After* frißt. Wenn Ihnen das je widerfahren sollte, dann gönnen Sie sich etwas wasserverdampfende Sonne und

Natrium sulfuricum D6

3 × 1 Gabe täglich. Meiden Sie *naßkaltes* Wetter und *feuchte* Binnenseen. Manchen tut „Auswandern" gut. Aber ein WC sollte *nach dem Frühstück* in rasch erreichbarer Nähe sein. Gewöhnlich drängelt dann der Enddarm mit Blähungen und bröckeligem *Durchfall*.

c) Sehr ähnlich zeigt sich dieser Ausschlag auch äußerlich der obigen Frau. Die Einrisse aber senden stechende Schmerzen in ihre Seele, wohin sie sich *melancholisch* zurückgezogen hat. Überall finden wir *feigenartige Warzen* und *braune Flecke*, als wolle sie Gewächse nach außen treiben, um drinnen Verwachsungen zu vermeiden. Mit

Thuja D6

3 × 1 Gabe täglich, wäre ihr zu helfen. Dann könnte ihr Gewebe entwässern, dann könnte ihre Seele weinen.

d) Noch eine schlaffe, *wäßrig* gestaute Frau. Ihre Schrunden *nässen* und *eitern honigfarben*. Und wenn nicht das, dann wuchern Herpesbläschen in der Scham. Sie macht sich *über alles* Sorgen und sieht das Ergebnis in *schwärzesten* Farben, die mit

Graphites D6

2 × 1 Gabe täglich, freundlicher würden, um da zu erleuchten, wo sie gelegentlich mit ihren *dummen, frechen* Bemerkungen über sich und ihre Umwelt Schatten wirft.

e) Für alles haben wir Verständnis. Weil wir eine Arznei haben, die wir verstehen. Sie vermeidet verständnisloses Kopfschütteln, amputiert den belehrenden Zeigefinger und kehrt den „Mist" vor der eigenen Haustür zusammen. Das macht bescheiden, geschmeidig und gelassen! Diese Eigenschaften fehlen dieser *schlanken, strähnigen* Frau. Die Risse ihrer Scham kerben den *Übergang von Haut und Schleimhaut* tief ein, *eitern* und *jucken*. Wenn sich die Scheide mit wunden *splitterartigen* Schmerzen *geschwürig* verkrustet, wird es höchste Zeit, mit

Acidum nitricum D6

3 × 1 Gabe täglich, entgegenzuwirken. Sonst „zerfällt" alles in Fäulnis, der sie, im Bestreben sich selbst zu retten, mit „eitrigem" *Zorn*, mit „wundmachenden" Schwüren, mit „verfaulten" *Flüchen* entgegenspuckt.

f) Jetzt sind die Wunden der Scham so tief, daß sie nur noch *brennen*. Ein mit *Blutstreifen* durchsetzter, *dünner* Ausfluß verleiht dem Schoß einen *aashaften* Geruch, der Verfall, Auflösung und

Kreosotum D4

3 × 1 Gabe täglich, ankündigt. Wo Aas ist, sind die Geier nicht weit. So denken wir. Aber diese eher oberflächlich *heitere* Frau, so *zerstörerisch* auch das Geschehen an ihr sein mag, riecht weder das Aas, noch sieht sie die Geier.

NOTIZEN:

Herpes

Der sogenannte *Herpes genitalis*, eine ansteckende Viruserkrankung (Typ II des Herpes simplex), sitzt nicht nur an und in der Scham, sondern gelegentlich auch an den Pobacken und Oberschenkeln. Er beginnt mit kleinen, roten Blasen, juckt, brennt, verkrustet oder zerfällt geschwürig. Mit hartnäckiger Regelmäßigkeit von ein bis zwei Monaten erscheint er wieder, meist mit geschwollenen Lymphknoten in der Leiste, manchmal mit Fieber.

a) Sicher sind Sie gelegentlich im Park etwas *rundlichen, wäßrigen* Damen begegnet, die neben ihrer Handtasche ein zusammenlegbares Sitzkissen mit sich herumtragen. Mit zarter Sorgfältigkeit klappen sie es auf, bevor sie sich auf einer Bank oder auf einem Cafésstuhl niederlassen. Diese Vorsicht hat sie die Erfahrung gelehrt. Denn ohne wärmende Maßnahme *unterkühlen* sie sich den Po, die Blase, den Darm und holen sich leicht einen Herpes. Kühlt das Wetter ungewohnt rasch ab, sprießen die Bläschen auch an den Lippen (Typ I des Herpes). Wir sollten ihnen zuflüstern, in ihrer Handtasche

Dulcamara D6

2 × 1 Gabe täglich, mitzuführen, damit sie das Übelste vermeiden und in späteren Jahren den *Muttermundkrebs* umgehen, der dem Herpes auf unerklärliche Weise zu folgen scheint.

b) Beide mögen weder Kälte, noch Regen, noch feuchtes Wetter. Der *naßkalte Herbst* ist jedoch das Dilemma dieser gleichermaßen *wäßrigen* Frau. Das Asthma, das Rheuma, der Ausschlag, der Herpes. Alles kehrt nach einem bißchen erholsamen Sommer wieder. Der nachfolgende Herbst würde weniger dramatisch einwirken, hätte sie an sich und in sich

Thuja D6

3 × 1 Gabe täglich, erfahren dürfen. Der Herpes füllt sich nämlich rasch mit *Eiter, stinkt* genauso nach *altem Käse* wie die zahllosen *gezähnten Warzen* an Hals, Brust, Scham, Damm und After. Und nicht mal nachts hat

sie Ruhe. Vom späten Nachmittag bis in die frühen Morgenstunden, von 16 bis 4 Uhr, stechen und pieken Herpes, Warzen und die geschwollenen Knie.

c) An sich gehört auch sie zu den wäßrig Gestauten. Aber als *pflichtbewußte* Familienleiterin hat sie sich *abgeschafft* bis zum Wrack. Nun ist sie nicht nur innen *derb*, sondern auch außen. So gern würde sie mal *Ferien machen* und

Sepia D6

3 × 1 Gabe täglich, schlucken, um endlich von ihrer Familie, für die sie sich *aufopfert*, und von dem von Schweiß *stinkenden* Herpes befreit zu sein. Was raten wir? Schicken wir sie *allein* an die *See*. Dort fühlt sie sich wohl, und die Familie hat auch mal Ferien.

d) Hauterkrankungen stehen in Wechselwirkung mit inneren Erkrankungen. Das wußten die Alten, und die Jungen täten gut, sich daran zu erinnern. Wenn sich *jeden Winter* der Herpes, die Schrunden an den *Übergängen von der Haut zur Schleimhaut*, an den Fingerspitzen und sich sonstige *übelriechende* Ausschläge verschlimmern, dann muß etwas Chronisches tiefer in den Organen verankert sein, das sich langsam, aber mit voraussehbarer Sicherheit mit

Petroleum D12

2 × 1 Gabe täglich, lösen ließe. Die lithämische Anlage der drei ersten Frauen haben wir damit verlassen und die zerstörerische *destruktive* Anlage erreicht. Diese Anlage *(beachten Sie die Hinweise am Anfang des Buches)* ist der eigentliche Grund der tieferen chronischen Verankerung der Beschwerden.

e) Sollte Sie je der Herpes ereilen und sollte es sein, daß Sie sich den bisherigen Bildern nicht zuordnen können, dann haben Sie noch

Xanthoxylum D6

3 × 1 Gabe täglich, als bewährte Arznei in Reserve. Mit den Bläschen sind Scham und Scheide *entzündet*, und mit einem *linksseitigen* Schmerz bis in den Oberschenkel *drängt* die Gebärmutter *nach unten*.

NOTIZEN:

Übermäßiger Schweiß

Der Schweiß gehört zu den Säften des Leibes, die Ausdruck des Lebendigen sind. Die alten Ärzte nannten sie „humorale Säfte", worin sich das Wort *Humor* verbirgt. Also kann nur ein saftiger Mensch humorvoll sein. An den Veränderungen von Saft und Humor maßen sie die krankhafte Entgleisung einer Person. Nicht zu unrecht. Denn wenn der Schweiß sein Maß verliert, seine angenehme Erleichterung (wie etwa im Fieber), seinen Wohlgeruch, dann muß drinnen bereits etwas schiefgelaufen sein, müssen das Maß und das Wohl des Leibes und des Gemütes verrutscht, wenn nicht gar „verrückt" sein. Begleiten wir naserümpfend den Odeur bestimmter Frauen, die dem Übermaß in allen Schichten ihres Soseins ausgeliefert sind. Aber nicht hoffnungslos!

a) Obwohl manchmal von schlanker Gestalt, treffen wir diese *hitzige* Frau in all ihrer *Kraft*, in ihrer Verbindlichkeit und *Heiterkeit*. Als Bäuerin, als Marktschreierin, als taube Disko-Matrone oder als überaktive Managerin eines Unternehmens oder einer Familie, was für ihren zielstrebigen *Besitzstand* so ziemlich das gleiche ist. Nicht nur die Worte aus ihrem Mund, auch das was da hineingeschoben wird, unterliegt dem Übermaß. Wundert es uns, daß das Feuer der Nahrungsverbrennung geschürt werden muß, um mit der Entgiftung nachzukommen, was auch allein mit

Sulfur D12

2 × 1 Gabe täglich, nicht gelänge? So schmort sie *brennend* in ihrer eigenen Stoffwechselsoße, die aus allen Poren quillt. Besonders dort, wo sie sich aus Gründen der Scham nicht öffentlich aufzudecken wagt. Von dort wallt uns die hitzige Feuchtigkeit *säuerlich* oder gar *übelriechend* entgegen. Obendrein wissen alle, daß sie sich *nicht gern wäscht*. Es nützt halt wenig. Kaum der *kühlen* Dusche entstiegen, verbreitet sie wie eh und je ihre alles ergreifende Ausdünstung.

b) Ebenso *säuerlich* riecht die selten sich Hingebende, jene recht kumpelhaft *intelligente*, ihre Jungfräulichkeit lange bewahrende Heranwachsende;

oder jene charmante Karriere-Macherin, die *Männer* und deren höfliche Aufmerksamkeiten *verachtet*; oder jene in sich melancholisch *hängende*, in ihrem Opfermut enttäuschte, gleichgültig gewordene Hausfrau; oder jene sich der Familie noch opfernde, für Ideale kämpfende, alles besserwissende Öko-Mutter mit dem Vollkornbrot in der Hand. Alle würden sich mit

Sepia D12

2 × 1 Gabe täglich, ein bißchen der *Klebrigkeit* und des *üblen* Geruchs ihrer abstoßenden Düfte entledigen.

c) Jetzt reicht es nicht mehr, wenn Sie die Nase einfach rümpfen. Sie dürfen sie verschließen. Höflicherweise jedoch nicht vorn, sondern hinten im Mund, wo die Nase sich zum Rachen hin öffnet. Das verhindert das Riechen-Müssen. Es sei denn, Sie lieben Fischmärkte und den Duft von unverkauften, *vergammelten* 3-Tage-Fischen.

Thuja D12

2 × 1 Gabe täglich, wird so manches in der *Verschlossenheit* Vergammelte ans Tageslicht fördern, um es zugunsten der Heilung dem Abfall zu übergeben.

d) Lassen Sie die Nase noch verschlossen, sonst wirft ein *strenger, scharfer Ammoniakgeruch* Sie geradezu um. Nicht nur aus der – meist *über Winter* – wunden Scham, auch aus den Achseln, aus den Schuhen. Das mit *Kohlenstoff* giftig überladene Blut sucht sich einen Weg in die warmen Außenstellen dieser *frierenden* Frau. Auch ins Gehirn, wo es die Lust im Wollen und im Tun tötet, die mit

Petroleum D12

2 × 1 Gabe täglich, lebendig erhalten worden wäre, bevor sich eine *tödliche Langeweile* über ihr Gehirn und in ihrer Scham ausbreitet.

e) Jedesmal wenn ich dieser *feurig* erregten, *fröhlich* belebten, nach *würzig-sinnlicher* Sittlichkeit duftenden Dame begegne, habe ich den Eindruck, als sei sie aus der Wurzel ihrer Kindheit unverblümt in die lebhafteste Geschlechtstätigkeit übergesiedelt. Gereift ohne den umhüllenden Schutz für all das, was außer Geschlechtlichkeit noch andere Anziehungskräfte besitzt. Das verrät mir die *alberne* Sprache ihrer Seele, die sich in einer erotisch *anbiedernden* Körpersprache ausdrückt, mit *feurigroten* Hals- und Gesichtsflecken bei der kleinsten schamhaften Erregung, mit *geilem, wieherndem* Kichern, das unmittelbar aus der unerfüllten, *abstoßend riechenden* Schamgegend hervorquillt, die mit aktiver männlicher Tat und mit

Crocus D12

2 × 1 Gabe täglich, zu erfüllen wäre. Aber die Erfüllung bleibt aus. Keiner wagt es, obwohl ihr viel sommerliches Licht und männliche Wärme zuströmen. Vielleicht erblüht sie erst im Spätherbst ihrer Jahre, wo sie, falls immer noch nicht erfüllt, die *Leere* in ihrem *Bauch* körperlich verspürt. Bis sie eventuell sich einbildet, darin *Lebendiges* zu fühlen oder gar auf *läppische* Weise ernsthaft glaubt, *schwanger* zu sein. – Was der Mensch im Frühjahr seines Lebens verpaßt, steinigt ihn im Herbst. Was der Mann in der Frühe romantischer Nächte verschläft, nagelt ihn als unfähiges Herbstkraut mit hysterischen Launen ans Kreuz.

NOTIZEN:

3. Scheide

Ausfluß in der Pubertät

Wie sehr habe ich den Schul-Sexunterricht meiner Tochter verachtet. Lehrte er doch alles über Form und Funktion der Geschlechtsorgane und vergaß dabei, auf deren *Bedeutung* einzugehen. Form und Funktion müssen zusammen einen Sinn ergeben, sonst werden sie zum dekadenten Selbstzweck. Wenn ich die Form Lampe kaufe mit der Funktion Licht, dann tue ich gut, darauf zu achten, daß sie ihren Sinn einer guten Ausleuchtung zum Lesen, Schreiben oder gemütlichen Beisammensein erfüllt. Vergleichbar ähnlich ist es mit den Genitalien. Wird ihre Form nur als Funktion der Lust benutzt, geht ihr Sinn, nämlich das Geben und Nehmen, das Hingeben und Empfangen, das Eins-Werden zur Empfängnis verloren. Ein Akt mit verlorenem Sinn endet im narzißtischen Selbstzweck einer „besseren Onanie an geeignetem Subjekt". Die Beziehung von Geben und Nehmen zerbricht, die Partner werden beziehungslos. Eine Frau, die der Öffnung von Seele, Herz und Scheide fähig ist, wird so lange gesund sein, solange ihr Partner fähig ist, den leiblichen Zeugungsdrang, Kinder für männliche Ehre und Unsterblichkeit zu schaffen, überwindet, zugunsten eines seelischen Zeugungsdranges, der Tugenden wie Zuneigung, Verstehen und Achtung erschafft. Erst dann fühlt sich die Frau wahrlich emanzipiert. Eine Frau, die des Sich-Öffnens, des Sich-Hingebens, des Empfangens unfähig ist, wird das männliche Erobern, Vorstoßen und Eindringen – sowohl leiblich als seelisch – weder verstehen, erlauben, noch verkraften. Die Frage bleibt offen, inwieweit sie nicht kann, nicht will oder nicht darf. Wie auch immer, mannigfaltige Störungen sind eine offenbare Folge davon.

a) Der Ausfluß ist ein schon fast gewohntes Kommen und Gehen im Schoß der Frau. Selbst kleine Mädchen leiden schon darunter *(siehe „Das homöopathische Kind")*. Trotz Hygiene steigt die Infektion aus dem After über den Damm in die Scheide. Das sollte uns überlegen lassen, ob unsere Frauen nicht gar zu viel Hygiene treiben und damit die natürlich mit ihnen lebenden Bakterien vernichten. Bei den Heranwachsenden ist einfach die Abwehrmöglichkeit nicht die stärkste, so daß es Entzündungen leicht haben aufzublühen. Davon wird auch dieses *blonde, liebe, matte, frostige* Mädchen nicht verschont. Die unerfüllten Sehnsüchte nach Anerkennung, nach Zuneigung haben sie *mißtrauisch, selbstsüchtig* und *traurig* gemacht. Sie *weint viel* und ihre Scheide weint mit. *Mild* wie sie selbst und *gelblich-grün*. Sie sehnt sich nach *Trost* und nach

Pulsatilla D6

3 × 1 Gabe täglich. Meist sind es *rundliche*, schüchterne Mädchen. Aber sie können sich auch anders zeigen: *Schlank*, halsstarrig und keck, selbstgerecht, eifersüchtig und verdrossen. In ihren Liebessehnsüchten haben sie sich aufgezehrt, sind blaß und blutarm geworden. Entsprechend *aggressiv* wird ihr Ausfluß: Wäßrig, *scharf* und wundmachend. Dann brauchen sie sehr viel *Zuspruch*, den sie auch gern annehmen und damit ihr Gemüt streicheln lassen.

b) Bei diesem dicklichen Mädchen haben wir den Eindruck, als sei alles verspätet. Ihre Entwicklung zur Frau, ihr geistiger Fortschritt, ihr seelisches Nachempfinden. *Blaß, träge* und traurig schleppt sie sich durch den Tag, nachdem ihr schon beim *Aufstehen* der *weißliche, wäßrige* Ausfluß *gußweise* die Oberschenkel zerfrißt und auf

Graphites D6

3 × 1 Gabe täglich, wartet. Kein Blut mehr in den dünnen Adern, kein Blut mehr in der sorgenvollen Seele.

c) Noch *blasser, dünn* und hektisch erscheint uns das ewig errötende, blonde Wesen mit den *blutroten* Lippen. Die Blutarmut ist in ihr *hellhäutiges* Gesicht geschrieben und die Schwäche kann den wäßrigen, scharfen Ausfluß nicht zurückhalten. Aber mit

Ferrum D6

3 × 1 Gabe täglich, stärken wir ihr Blut, ihr Herz und ihren unausgeprägten Willen. Damit sie sich endlich im Alltag behaupten kann, ohne jedesmal kopfsenkend erröten zu müssen.

d) Dieses Mädchen ist schon so *dürr* und blaß, daß die Säfte in ihr ausgetrocknet sein müssen. *Kümmerlich, dunkel* und *trocken* ist ihre Erscheinung und ihr Wesen, mürrisch und *faltig* ihr Anblick, *hoffnungslos* ihr Ausblick. Mit letzter Kraft versucht sie, ihren Kummer, ihren Stuhl, ihren Harn zurückzuhalten, aber der stets *gelbe, durchsichtige* Ausfluß fließt in *klebrigen* Strömen die Oberschenkel hinab. Bis sie so geschwächt ist, daß ihr nur

Alumina D6

3 × 1 Gabe täglich, noch aufhelfen kann. Dann wird der Saft in ihren Adern wieder strömend verbleiben dürfen. – Die Schwäche ist ein tragendes Phänomen unserer Jugendlichen geworden. Wenn nicht gar ein tragisches. Das gäbe Anlaß zu vielen Überlegungen. Hier jedoch begegnen wir nur der Bildergalerie schwächlicher Mädchen, denen wir mit der Arznei zu etwas Stärke aufhelfen wollen. Bedenken wir aber, daß die Arznei nicht all das heil macht, was die Umwelt der Heranwachsenden unbedenklich übersieht. Sie ist nur eine Anregung, ein Anreiz zum Heil. Hinter dem krankhaften Geschehen erhebt sich wie ein Mahnmal immer ein menschlicher Prozeß.

NOTIZEN:

Ausfluß durch Erregung

Der Ausfluß allein sagt herzlich wenig über die Person aus, genauso wenig sagt er über die Arznei aus, die heilend eingreifen würde. Die *Auslösung* hilft uns da schon eher weiter. Erregung ist immer ein guter Grund, daß Säfte in alle Richtungen strömen. Das Blut ins Hirn, der Schweiß aus den Poren, die Galle in den Darm, der Ausfluß nach draußen.

a) Die Frage ist nur, was veranlaßt die Erregung? Es muß ja eine Frau sein, die sich leicht aufregt, ihre Kontrolle verliert, nicht mehr so recht weiß, was sie vorhin noch wollte und was sie jetzt eigentlich will. Eben noch frische Milch verlangend, beißt sie stattdessen in eine saure Gurke. Richtig! Sie hat *akuten Liebeskummer* auf der ganzen Linie und seufzt elegisch nach

Ignatia D30

1 Gabe täglich, bis zum Versiegen der Seufzer. Streicheln hat dabei wenig Sinn. Sie verweist Sie mit der kühlen Schulter schnippisch auf Ihren Platz.

b) So eine leichte kribbelige Erregung im Unterleib kann ja ganz amüsant sein. Besonders wenn sie mit dezent erhöhtem Herzschlag und schamhaftem *Erröten* einhergeht. Sie darf halt nur nicht entgleisen. Das heißt, nicht so beherrschend werden, daß Sie der Grenzen Ihres Verstandes oder Anstandes nicht mehr gewiß sind, der Erregung sozusagen freien Lauf lassen. Die Folge ist dann nicht nur ein lebenslanger saurer Nachgeschmack in Form einer Schwangerschaft, sondern auch ein Schippern der Seele in Gewissensbisse, Schuldgefühle, Melancholie und religiöse Wahnvorstellungen hinein. Wir verstehen das junge, *liebesbedürftige* Mädchen oder die junge, *liebevolle* Frau, deren unerfüllte *Liebessehnsüchte* bis in die Kindheit zurückreichen. Sie wird so anspruchsvoll, daß sie jeder zuneigend dargereichten Hand gleichzeitig starke sexuelle Gelüste darbietet. Ihre Scheide wird *wäßrig* und bleibt *wund* zurück. Glücklicherweise ist sie mit ein bißchen liebem Zuspruch und mit

Pulsatilla D12

2 × 1 Gabe täglich, leicht *ablenkbar*, an der Hand zu führen, um ihr Gewissen von Schuld zu reinigen, um ihre tränenreichen Augen zu trocknen. Jetzt kann sie klarer sehen und erwachsener werden.

c) Traurige Jungfrauen und partnerlose Frauen, die sich im Wechsel mit einem *heiteren* Gemüt nach *Heirat* oder Männern sehnen, leiden des nachts unter heftigen *wollüstigen* Träumen, denen zwangsläufig die einsame Tat der *Onanie* folgt. Des tags leiden sie an einem *wäßrigen*, lüstern erregenden Ausfluß, der aus ihrer Unerfülltheit rinnt und mit

Origanum D12

2 × 1 Gabe täglich, zu beruhigen wäre. Andere Verwirklichungen wie solche aus den Träumen kommen als Heilmittel wenig in Betracht, da sie nur kurzzeitig Erholung verschaffen. Ohne Zweifel, die Homöopathie räumt besser auf!

d) Wenn dieses zornige, *Tobsucht* unterdrückende, weibliche Ungeheuer sich erregt, sollten alle Reißaus nehmen. Ihr Gesicht wird so hitzig, geschwollen und gedunsen wie ihre Scham. Augen quellen glänzend aus dem Kopf, Blut quillt in den Kopf und aus der Scheide. Wimmern und Klagen, Schreien und Schlagen oder gar Bellen und Beißen müssen die unschuldigen Umstehenden ertragen. Schuld allein ist ihre heftig *krampfende*, sexuelle Erregung mit *schneidenden*, *brennenden* Qualen, denen wir mit

Cantharis D12

2 × 1 Gabe täglich, entschieden Einhalt gebieten. Bevor sie über ihrem peinigenden Drang verzweifelt und ihre Seele in der *Onanie* verbrennt.

e) Ein kalter Mensch, eine *schwache* Frau mit *blau* umschatteten Augen, mit *kalter* Haut und kaltem Schweiß. Kaum zu glauben, daß sie trotzdem *keine Wärme* oder warme Zudecke verträgt, geschweige denn menschliche Wärme. So kennen wir sie, wenn sie in *Ohnmacht* fällt. Ein *hochmütiges* Geschöpf, das leicht zu Fall kommt. Wer ahnt schon, daß ihre eigentliche

Plage sich darin begründet, daß ihre Gefühle verteufelt in den Mund und in den Urmund gefahren sind. Oben ist sie schamlos *geschwätzig*, beleidigend, *fluchend*; unten ebenso offenkundig *enthemmt, blutend, stinkend*. Geradezu manisch möchte sie alle Umstehenden umarmen und *abküssen*, wären nicht letztmögliche Schranken gegeben, die zusammen mit

Veratrum album D12

2 × 1 Gabe täglich, die völlige Verwirrung von Begreifen und Handeln verhindern.

NOTIZEN:

Dicker milder Ausfluß

Eine milde Absonderung, ob hier Ausfluß oder dort Schnupfen, spricht meist für ein mildes Temperament. Das heißt, es fehlt das aggressive Element im Charakter der Sekrete sowie im Wesen der Person. Die Aggression kann zwar ruhend vorhanden sein, doch wenn sie ausbrechen sollte, ändert sich entsprechend die Absonderung. So einfach ist das. Die Zuordnung des Ausflusses ist allerdings weniger einfach. Deshalb lesen Sie alle Kapitel durch und entscheiden sich erst, wenn Sie eine einigermaßen ähnliche Arznei gefunden haben. Notfalls bleibt Ihnen immer noch die Rückfrage bei Ihrem Arzt.

a) Sind Sie eine eher *kleine*, aber nicht kleinliche, eine eher *rundliche*, aber trotzdem feingliedrige Frau, wird sich Ihr Ausfluß fast immer *milchig, schleimig, rahmig* gestalten. Sie merken eigentlich nur, daß die Höschen manchmal *gelb*, manchmal *grünlich* werden, manchmal *vor* der Periode, manchmal *anstelle* der *Periode*, und es wird lange dauern, bis Sie sich für eine Behandlung und für

Pulsatilla D6

3 × 1 Gabe täglich, entscheiden. Noch sind Sie ein *liebenswerter* Mensch, der sich äußerst sorgfältig und gewissenhaft um seine Familie kümmert – nachsichtig, nachgiebig und gutmütig. Ich lese zwischen den Zeilen, daß Ihnen dadurch genügend liebe Zuneigung und Anerkennung zuteil wird. Wenn es daran mangeln sollte, werden Sie auffallend schnell müde, die Beine wollen nicht mehr so recht. Und siehe da, der Ausfluß wird *zäh, grünlich* und *klebrig*. Erhalten Sie gar keinen Zuspruch mehr, sind Sie nur noch *matt, frostig, gereizt, traurig* und *launisch*. Das nagt an Ihrem Gewicht, Sie magern ab. *Wäßrig scharf* weint Ihre Scheide und wird so wund wie Ihre Seele. So ändert sich das Detail mit der Veränderung des Ganzen!

b) Zeichnen wir gleich eine Frau, die dem Temperament der obigen sehr ähnlich ist. Nur mit dem Unterschied, daß ihre Störungen tiefer liegen und sich *intensiver* ausdrücken. Das Gewebe ist *schlaffer*, die Haut trockener, rauher und schilfert gelbe Schuppen ab. Entsprechend ist sie selbst behäbiger, langsamer von Begriff, lustloser. Ist die *Pulsatilla*-Frau manchmal halsstarrig, so ist diese schon *starrköpfig*. Ihren Ausfluß werden Sie eher bemerken, da er schon *zäh, schleimig, gelblich* verändert ist und so schnell *chronisch* wird wie die ewige *Rotznase* als Kind, die man damals schon vergaß mit

Kalium sulfuricum D6

3 × 1 Gabe täglich, heil zu pflegen. – *Kalium* ist ein Mineral und wirkt als solches immer tiefer im Menschen als eine Pflanze. Das heißt, wenn Sie mit der Pflanze *Pulsatilla* nicht mehr zurechtkommen, folgt sehr gut das Mineralische dieser Arznei.

c) Noch einen Deut tiefer, bis in die Gelenke, bis in die Knochen, setzen sich die Beschwerden dieser ebenso *runden*, gewebeschwachen, aber doch *liebevollen*, gehemmten Frau fest. Ihre Entwicklung auf jedem menschlichen Niveau kam immer etwas später: Das Laufen, Sprechen, Zahnen und die Pubertät; das Denkvermögen und die Gefühlswelt. Langsam, behäbig, aber gemütlich! Langsam wie ihre Beschwerden kommen, ihr reichlicher Ausfluß sich entwickelt, festsetzt und nicht mehr weichen will. Wie *gelbe Milch* fließt er *juckend* aus der Scheide, vor allem bei *naßkaltem* Wetter, *vor* und *nach* oder *zwischen* den zu langen, zu starken *Perioden*. Solange bis

Calcium carbonicum D12

2 × 1 Gabe täglich, sie ganz allmählich aufbaut, ihr Form, Stütze und festen Halt gibt. Dann braucht sie nicht darüber *sauer* zu werden wie ihr Magen, ihr Stuhl, ihr Schweiß, ihre *kalten, feuchten* Füße. Braucht den Schal nicht mehr um die *großen* Lymphdrüsen am Hals zu wickeln, kommt dann mit *einer* knielangen, wollenen Unterhose aus und darf die dicken Socken ablegen, mit denen sie nachts unter der Daunendecke die Füße warmhält. Regelmäßig, wie alles nach *festgefahrener* Regel abläuft.

d) Noch ein *kalk*-bedürftiges Wesen, bei dem aber schon erhebliche Lockerung auffällt. Schon rein äußerlich: Sie ist *schlanker*, beweglicher, aber auch *zerbrechlicher* und *ruhelos*. Je nachdem wieviel Standhaftigkeit im Körper, im Willen sich mit Beweglichkeit ergänzt, wird ihr Ausfluß dem der *Cal-*

cium-carbonicum-Frau ähnlich sein. Schleicht sich die rasche geistige und körperliche Erschöpfbarkeit zu häufig ein, verändert sich das Milchartige zu *Eiweißartigem*. Die Neigung zur Onanie ist dann sehr bestimmt, bei manchen schon *vor* der *Pubertät*, bei anderen erst *nach* den *Perioden*. Wie dem auch sei, früher oder später wird sie

Calcium phosphoricum D12

2 × 1 Gabe täglich, begegnen. Es ist aber nie zu spät für eine Arznei. Wir müssen allenfalls länger leiden, bis uns das *Leid zur Labsal* wird. Dank der Arznei, die ja nur aufgrund des Leides auf uns zukommt.

e) Wenn Ihr Ausfluß *eitrig* wird, schließen wir daraus auf eine Entzündung in reichlich vorgeschrittenem Stadium. Sicher haben Sie den Beginn oder die Auslösung der Beschwerden vernachlässigt. Haben sich an einem schönen, Ihnen aber unangenehmen, *trockenen Sonnentag* unterkühlt und es gar nicht wahrgenommen. Weil es gleich danach wieder *regnete*, fühlten Sie sich entsprechend *wohler*. Erst der aus dem Höschen aufsteigende Geruch nach *altem, ranzigem Käse*, nach alten, vergammelten Eiterwunden veranlaßt Sie zur näheren Nachforschung. Dem *lockeren, sahnigen, grünen* Ausfluß verweigert

Hepar sulfuris D200

1 Gabe täglich, 3 Gaben insgesamt, das Fortschreiten in üblere Entzündungsstadien. Danach folgt nämlich meist *Mercurius*, wenn der Geruch allzu beherrschend wird.

f) Der sahnige Ausfluß ist geflissentlich von dem jetzt erscheinenden *grünen* zu unterscheiden. Grünliches läßt immer einen hinter den Schamlippen versteckten oder ererbten oder mit Medikamenten unterdrückten *Tripper* vermuten.

Thuja D6

3 × 1 Gabe täglich, ist als Pflanze das Symbol der Keuschheit, die im Spiegelbild der Natur als Arznei den akuten Tripper und die über Generationen vererbte Anlage ausheilt. Bevor sich die Folgen in den Gelenken, in den

Nebenhöhlen, in den Bronchien und im Darm festsetzen, die Sie im *naß-kalten* Herbst zu spüren bekommen. Desgleichen der Ausfluß, der hartnäckig wiederzukehren pflegt, mit umwerfenden Gerüchen eines tropischen Fischmarktes.

g) Angenommen, Sie haben die Beschaffenheiten „dick, reichlich und mild" schön im Hinterkopf getragen und doch nichts gefunden. Weder eine Arznei, noch Ausfluß in der Hose, noch auf der Vorlage. Er ist auch kaum sichtbar, weil er so *klar* ist, fast durchsichtig. Aber Sie spüren organisch, wie es drinnen in der Scheide *kocht*, und gefühlsmäßig, als ob *heißes Wasser* aus ihr hinausflösse. Bis Sie entdecken, wie sich hinter den Schamlippen, mühevoll hervorkriechend, ein *klebriges* Hühnereiweiß oder ein *klumpiger Kleister* versteckt. Jetzt bleibt Ihnen noch, nach

Borax D3

3 × 1 Tablette täglich, zu greifen, sie auf der Zunge zergehen zu lassen und die gleiche Gabenmenge in die Scheide einzuführen.

NOTIZEN:

Dicker wundmachender Ausfluß

Eine wundmachende Absonderung hat so etwas Verbrennendes, Fressendes an sich. Macht eine Wunde, draußen auf der Haut, auf der Schleimhaut oder drinnen als Verwundung der Seele. Das Dickliche tröstet aber. Gibt Hoffnung auf Schutz und Abdeckung. Wollen wir sehen!

a) Beginnen wir mit den bewährtesten Arzneien. Das heißt, die entsprechende Beschwerde kommt auch am häufigsten vor. Nämlich ein reichlich *zäher, gelber, eitriger* Schleim, *klebrig, klumpig* und von *üblem* Geruch. Er macht zwar *die Schleimhäute wund*, aber *brennt nicht*. Gut merken! Gewöhnlich scheuen Frauen sexuelle Verpflichtungen zu solchen Entzündungszeiten, denn in der Magengrube schleicht sich ein allmähliches *Schwächegefühl* ein. Viel Fett haben Sie sowieso nicht auf den Rippen. Falls Ihre speziellen weiblichen Wünsche mißachtet werden, wird sich dem Ausfluß hinterher *Blut* beimengen. Erschrecken Sie nicht, nehmen Sie

Hydrastis D6

3 × 1 Gabe täglich, und bestehen Sie auf gynäkologischer Unterstützung ihrer momentanen Sex-Abstinenz. Möglicherweise entdeckt der Frauenarzt einen entzündeten *Muttermund* oder gar *Polypen*.

b) Auch dieser Ausfluß ist *zäh, gelb, klebrig*. Aber der Schleim hat etwas *Gummiartiges* an sich. Er zieht beim Fallenlassen letzter Hüllen regelrechte *Fäden*. Die zugehörige Dame ist beeindruckend *dick, hellhaarig*, hellhäutig und mit Sicherheit „hat sie's an der Galle". Oder hat gar keine mehr. Sie sollte möglichst rasch zu

Kalium bichromicum D6

3 × 1 Gabe täglich, greifen. Sonst stockt ihr Ausfluß, die Leber meckert und der Magen kriegt Geschwüre.

c) Ihr Körperstamm erscheint von hinten wie eine römische Säule. Um genauer zu sein, wie eine korinthische, die sich nach oben hin *breitschultrig* entfaltet. Wenn sie je über Ausfluß klagt, ist sie nicht mehr die Allerjüngste. Das Becken, dessen Inhalt schon immer ihr größtes Dilemma war, ist halt nicht mehr so knabenhaft ästhetisch wie ehedem. Es ist mit Blut *gestaut*. Seine Organe drängeln durch die Scheide nach außen, als ob sie vorfallen wollten oder bis sie tatsächlich *vorfallen*. Ihr einst attraktives, *dunkelhäutiges* Gesicht mit dem dezenten *Oberlippenflaum* ist jetzt *blaß, pickelig, gelbfleckig*. So wie ihre Taten mit wachsender *Gleichgültigkeit* wund und geschwürig verblaßt sind. Verwundet ist ihre einst *stolze* Weiblichkeit, die wir mit

Sepia D6

3 × 1 Gabe täglich, wieder aufrichten könnten. Aber stattdessen fließt es eiterhaft, gelb, *grün, stinkend* und *klebrig* aus der weinenden Scheide, was sie im Geschlecht und im Gemüt unheimlich *erregt*. Bis sie sich aus Furcht und Verzweiflung in Dunkel hüllt und dort den Mann ihres Lebens oder den Tod herbeisehnt.

d) Eine Abwechslung in den vielen Bildern: eine vollblütige Person! Eher älter als jünger. Auffallend zusammengestückelte Kleidung trägt sie, wie ein Papagei. „*Zähen* Ausfluß", habe sie, „unangenehm riechend". Dabei *kichert* sie eigenartig. Mmh, denken Sie als Arzt und laden sie zur Untersuchung ein. „Mit Vergnügen", hören Sie, und schon tippelt sie zum geliebten gynäkologischen Stuhl. Unangenehmer Geruch? Das stinkt nach Libido hoch drei: geil, *wollüstig*, das Ganze in hitzigen Schweiß gebadet! Die Erfahrung lehrt uns, ihr

Crocus D12

2 × 1 Gabe täglich, lindernd zu verabreichen. Bedenken wir bitte – bei allem notwendigen Alltagshumor –, daß sich hinter dieser *farbenprächtigen* Maskerade die armselige Seele eines zeitlebens unerfüllten Wesens versteckt. Unerfüllt in den Tiefen ihres Gemüts, in den Tiefen ihres Leibes!

e) Bewegen wir uns gemächlich weiter in unserer Bildergalerie, die ja nichts anderes ausstellt, als irgendwie und irgendwann uns selbst. Ich sage *wir*. Männer eingeschlossen! Es ist ja so entsetzlich schwierig, uns ehrlich im Spiegel gegenüberzutreten und zu gestehen: Das bist DU ohne Make-up!

– Also, wir sehen diese Frau im Hause, im Garten, im Schuppen wirken. Den ganzen lieben langen Tag. Doch kaum hat sie sich *entkräftet niedergesetzt*, packt sie die *große* Schwäche, ein müdes *Rückenweh* und *Mattigkeit* der Glieder. Kaum fangen wir an, sie zu bedauern, sie inständig zu bitten, weniger herumzuwerken, mehr auszuruhen, da ist sie schon wieder auf dem Sprung, mit dem Staubsauger die Milben aus den Matratzen zu verscheuchen. Nutzlos, denken wir! *Bewegung* ist aber das einzig *bessernde Moment* in ihrem *ausgewrungenen* Schmerz, dem allein schon wir mit

Helonias D12

2 × 1 Gabe täglich, entgegenkommen würden. Doch noch mehr. Sie fühlt ihren Unterleib ganz *bewußt* organisch wund, wie ein schleppendes, geschwüriges *Gewicht*. Aus ihm ergießt sich ein *gelber* oder *dunkler, stinkender, juckender* Ausfluß, der sie bis zur Blutarmut schwächt. Wie, Sie sind ihr nie begegnet? Nun, vielleicht in Gestalt jener durch ihren Luxus *träge* gewordenen, stets *erschöpften* Dame, die uns hypochondrisch klagend nervt bis ihre Bridge-Damen erscheinen, denen sie heitersten Gemüts entgegenstrahlt. Dieselben verschaffen ihr die nötige *Ablenkung* von ihrer Langeweile und von ihren Schmerzen. Klarer?

f) Vielleicht können Sie mit dieser völlig *schlaffen, ständig müden* Frau mehr Ähnlichkeit finden. Sie ist durch kontinuierliche eheliche Ausnutzung total *abgenutzt*. Nicht nur ihre Unterleibsorgane. Die spürt sie jedoch am meisten. *Verlagert* oder *vorgefallen* mit reichlichem, *strähnig weißen* Ausfluß. Die Verdauung im Darm spürt sie dagegen gar nicht mehr. Sie ist total *verstopft*. Und keine, noch so verführerische Ablenkung wird erleichternd oder erfreuend wirken, außer

Aletris farinosa D4

3 × 1 Gabe täglich. Was *China* dem Aufbau des Blutes bedeutet, kann mit der Wirkung von *Aletris* auf die weiblichen Organe verglichen werden. Die Erschlaffung des Gewebes, des Darmes und der Lust führt ihre Wahl an.

g) Die *große* Schwäche begleitet auch diesen reichlichen, *gelblichen* Ausfluß einer blassen, *abgehärmten* Frau. Sie fällt auf, weil sie sich bei jeder Gelegenheit auf einen Stuhl, in einen *Sessel fallen* läßt, aus dem sie sich aber rasch erhebt, so unruhig, nervös, *gereizt* ist sie. Trotz des üblen Rückenwehs, der bleischweren Glieder, der wunden, schwachen Brust. Alles beginnt schon beim morgendlichen Erwachen, nimmt *mit der Sonne* zu und wieder ab. Endlich ein Dauerschlaf oder

Stannum D12

2 × 1 Gabe täglich, damit sie die Sonne und ein bißchen erotische Lust schmerzfrei genießen kann.

NOTIZEN:

Dünner Ausfluß

Die dünnen Absonderungen sind durchweg *scharf, wundmachend, ätzend.* Sie zerfressen die zarte Schleimhaut der Scheide, zerstören ihr Milieu, in dem sich die männlichen Samen eigentlich ungehindert bis zur Gebärmutter vorrangeln sollten. Vergebens! Kaum hingegeben, erstickt deren Fruchtbarkeit in der brennenden Wunde einer Frau, die durch ihre abgehärmte Erschöpfung nicht mehr schöpferisch sein kann.

a) In der Pubertät ist sie uns schon als träges, schlaffes, fettleibiges Wesen begegnet, bei der *alles zu spät* kommt: Die Entwicklung der Kindheit, das Einsetzen der Periode, die Verdauung, der *verstopfte* Stuhl, die Antwort auf eine Frage. Seither hat sich wenig in ihrer Art verändert. Die *Keimdrüsen*, die Ausreifung, das Werden sind irgendwie nie so recht in Gang gekommen. Noch schlaffer, sorgenvoller, *schwarzseherischer* erscheint sie uns als Frau, die sich um Dinge bekümmert außerhalb ihrer eigentlichen Zuständigkeit. So beginnt auch das *Erwachen* in einen neuen Tag hinein mit einem reichlichen, *weiß-schleimigen, klebrigen* Ausfluß, der sich die Oberschenkel entzündlich entlangfrißt. Dabei sind der Rücken und der Unterleib so schwer, daß sie sich zurück ins Bett und nach

Graphites D6

3 × 1 Gabe täglich, sehnt. Zurück in die *Grauzone* des Soseins. Sicher können wir ihr aufhelfen, sie keimen und eventuell doch noch eine Mutterschaft erleben lassen.

b) Die meisten Frauen sind so *dünn* wie ihr Ausfluß. Keine greifbare Substanz mehr. Weder die Haut, die Unterhaut, das Blut, noch die Seele. Kein Fett mehr, kein Saft mehr, keine Abwehr mehr. Der Ausfluß verätzt mit *grünen, übel stinkenden* Sekreten die Scheide, den Partner und das bißchen Leben, das wir mit

Acidum nitricum D6

3 × 1 Gabe täglich, ein wenig erhellen könnten. Sie sehnt sich nach *Stille* und *Wärme*, die ihre Umwelt ihr zugestehen muß, falls der Ausfluß und die Hoffnung sich bräunlich *verfärben* und *verbluten*.

c) Hier *verbrennt* nicht nur, was unten *ätzend* herausfließt, sondern auch was oben ständig an Nahrung hineingestopft wird. Ewig *hungrig* und doch *abgemagert* bis auf die Rippen, diese Frau. Sie frißt sich regelrecht Löcher in den Magen, sowie der Ausfluß *Löcher* in die Wäsche *frißt*, besonders wenn sich zusätzlich die *Periode* in Gang setzt. Wir dächten, daß ihr neben

Jodum D12

2 × 1 Gabe täglich, die Wärme gut täte. Aber verfehlt! Mit reizbarer *Hektik* reißt sie alle erreichbaren Fenster auf und labt sich an einer Art von *Kälte*, in der wir normalerweise erstarren.

d) Was *ätzt*, das *brennt*. Was brennt, wird mit *Wasser* gelöscht. Doch obwohl diese *abgehärmte* Frau mit *kühlem* Wasser ihren brennenden Durst und ihren ätzenden Ausfluß zu löschen versucht, verglimmen die *wunden* Schmerzen nur kurzzeitig. Alles an ihr empfindet sie wie zu trocken, *wie zu kurz*: Die Oberlider, die halb geöffnet über den Augen hängen, die Gelenke in ihren Beugen, den Rücken, den sie, laut *gähnend*, nach hinten streckt und ihr Leben, das sich zwar *ruhelos*, aber bein- und *rückenlähmig* dahinschleppt. Geben wir ihr *Regen*, Feuchtigkeit und

Causticum D6

3 × 1 Gabe täglich, sowie die lebendigen Wasser unserer gesunden Seele. Das macht ihre Einsicht, ihre Aussicht, ihren Unterleib und ihre Gelenke wieder geschmeidig. Jetzt darf sie sich der Lust auf *Süßes* wieder hingeben, die sie zuvor *verachtend* zur Seite schob.

e) Kränkung macht krank und Kummer macht kümmerlich! Beide Lebensfurchen haben Ihnen ein rauhes, abgehärmtes, *ausgetrocknetes* Gesicht gezeichnet. Kein Süß mehr in der Nahrung, keine Würze mehr im Blut, kein *Salz* mehr in den Knochen. Wundert es Sie da, daß Sie unten auslaufen? Wo kein Salz ist, kann kein Wasser mehr zurückgehalten werden, so sehr Sie sich auch bemühen mögen, es von oben nachzugießen. Das schmerzt, das schwächt, macht *wund*, macht Sie zum Opfer und *Märtyrer*. Ein bißchen aber sollten Sie sich allemal noch gönnen und mit

Natrium muriaticum D200

1 Gabe alle 14 Tage − als Liebesgabe −, die Trockenheit ihrer Empfindungen erfolgreich begießen. Ein wenig Liebesmöglichkeit macht wieder lebensfähig.

f) Je schmaler Ihre Lippen, desto näher stehen Sie dem Tode! Die letzten Säfte aus Ihrem Blut, aus Ihrem Leben rinnen reichlich *gelb*, *heftig brennend* und *übel riechend* aus der Scheide. Ausgerechnet dort, wo Leben empfangen wird. Ja, so ist das! Wir müssen erst sterben, um leben zu können, leiblich oder symbolisch. Wie die Saat auf dem Feld, wie Christus am Kreuz, wie das Gift in unseren Adern, wie die Urtinktur der Arznei, bevor sie uns zur Genesung, zur Heilung, zum Heil werden. Da hilft es wenig, die Augen, das Sehen, die Einsicht zu verschließen mit *zwanghaft* ruhelosem Aufräumen, mit Putzen, Staubsaugen, mit nervigem Geschimpfe die Kinderzimmer auf *Sauberkeit* und *Ordnung* zu inspizieren, dem Partner die letzten Schuppen vom Kopf zu schrubben, bevor er mit Ihnen ins Bett darf, wo sie ohnehin wegen Erschöpfung den Ausblick auf Lust umgehend verschlafen. Es sei denn, Sie genehmigen sich Einhalt, eine *warme* (!) Auflage gegen die Scheide und etwas

Arsenicum album D6

3 × 1 Gabe täglich, zur ruhevollen Besinnlichkeit. Das heißt, zum Nachdenken über den Sinn ihres täglichen Tuns. Bevor man Ihre falsch verstandene *Güte* samt Lebenslust ans Kreuz nagelt.

NOTIZEN:

Übelriechender Ausfluß

Im Detail offenbart sich das Ganze. Im Lichtstrahl die Sonne, im Wassertropfen das Meer, in der Aufmerksamkeit die Zuneigung, im üblen Geruch die Verwesung. Alle übelriechenden Absonderungen sind wundmachend. Es muß ein hartnäckiger, chronischer Krankheitsprozeß dahinterstecken, denn so rasch verwesen wir nicht. Sehen wir, was die Homöopathie dem Vergehen entgegenhält.

a) Bei dieser *stämmigen, hitzigen* Frau scheint die Blutzirkulation der Nahrungsverdauung nicht mehr nachzukommen. Sie ißt doch so gern Schweinefleisch mit saftigem *Fett*! Inzwischen ist sie so sehr gestaut, daß ihre Füße selbst schon aussehen wie Schweinshaxen. Und wie die riechen! Ach, was heißt schon riechen. Sie stinken nach *faulen Eiern* wie die ganze Madame. Ihren *chronischen, eitrigen* Ausfluß bemerkt sie nur, weil er abscheulich *brennt* und nach feuerlöschendem

Sulfur D6

3 × 1 Gabe täglich, schreit. Nicht zu übersehen ist sie. Rundes, sympathisches Gesicht mit blauen Schweinsäuglein, mit rauhen, roten Wangen, *mit blutroten* Lippen. Ihr Geruch folgt ihr so feierlich nach wie damals ihre Hochzeitsschleppe.

b) Hier sind nicht weniger gestaute Gifte im Blut, die ihren Weg nach draußen suchen. Aber das Geschehen um diese Frau ist von Vergehen überschattet. Die Ursache ist ein *Mangel* an Sauerstoff zum Verbrennen des Abfalls. Oder auf gut deutsch: Ihr geht die Luft aus! Na ja, wer sich sein Leben lang mit *Lügen* Illusionen zum Überleben aufgebaut hat, wie soll der noch frei atmen können. Erschöpft sinkt sie im Sessel nach unten, während ihre Scheide glühend *heiß* vor sich hinglimmt, am schlimmsten *vor der Periode*. Fächeln wir ihr mit

Carbo vegetabilis D6

3 × 1 Gabe täglich, etwas Luft zu, damit sich ihr Feuer entzünden kann, im Stoffwechsel genauso wie in der Tiefe ihrer schwarzen Seele, wo das *Heimweh* nagt als Sehnsucht nach dem Schoß der Urmutter Erde. — Das ist keine nostalgische Poesie, sondern logische Klarheit. Die *Kohle* ist im Innern der Erde zu Hause.

c) Nach so viel Verwesung bleibt uns noch eine bewährte Arznei als Rettungsanker. Dann, wenn die Absonderung so *dünn-eitrig* zerfressend ist, daß die Schleimhaut *faulige* Geschwüre bildet.

Mercurius corrosivus LM6

1 Gabe täglich morgens, wird auch da noch helfend eingreifen, wo die Hoffnung aufgegeben wurde. In der Tat, hier riecht es schon fast nach Syphilis.

d) Eine schicke Erscheinung. *Dunkle* Haare, ebenfarbener Teint, *schlank*, oben kräftig, unten knabenhaftes Becken. Das Ganze eingehüllt in den *letzten Modeschrei*. Damit verhüllt sie die Zwiespältigkeit ihrer Gefühle. Denn so sehr *selbstgefällig* und hochnäsig sie ihre *Abscheu* über andere Menschen nach außen trägt, so sehr leidet sie drinnen an ihrer heftigen *Geschlechtserregung*. So sehr, daß sie selbst über ihre lüsternen Phantasien erschrickt, sich entsetzt und sich verteufelt. Je mehr ihre Scheide ausläuft, desto empfindlicher wird ihre Scham, so daß sie selbst die Vorlage nicht erträgt. Tagsüber ist der *dünne, eiweißartige* Ausfluß noch erträglicher als nachts, wo er die Scheide mit Eiter und Wundsein erfüllt und nach

Platinum D6

3 × 1 Gabe täglich, schreit. Bevor die Scham unerträglich anschwillt, bevor die schmerzende Hitze dem Feuer wollüstiger Begierde Platz macht. Das hieße dann nämlich, einem Drang nach erneutem Shopping in teuren Straßen nachzugeben, womit sie vergebens versucht, das Gleichgewicht ihrer widersprüchlichen Gefühle zu erlangen.

e) Das Gegenteil eines angenehmen Anblicks serviert uns diese ausgezehrte Frau mit ihrem *verkniffenen, faltigen, eingesunkenen* Gesicht. Es fällt nicht schwer, sich vorzustellen, daß die unteren Lippen ebenso verkniffen und faltig verkrampft sind wie die oberen. *Krämpfe* und Zuckungen begleiten sie Tag und Nacht: An den Lippen, den *Fingern*, den *Zehen*, in den Gefäßen, den Gedanken, den Gefühlen. Das *fröstelt* drinnen. Und dennoch, alles was *Wärme* bedeutet ist ihr *zuwider*. Dagegen *kribbelt* die Haut wie voller *Ameisen* und *brennt* stellenweise, als fielen glühende *Funken* darauf. Welch auffallende Widersprüchlichkeit von Empfindungen, denen sicher mit

Secale D12

2 × 1 Gabe täglich, entgegenzuwirken wäre. Denn ihr Leben ist so ausgemergelt, daß sie ihr Blut nicht mehr zurückhalten kann. Weder im schwindeligen Gehirn, noch bei der Periode, noch bei dem *dünnen, bräunlichen, aufzehrenden* Ausfluß.

f) Eine Frau, die sowohl im Körper als auch in sich und in den Menschen ihre Stütze, ihren Halt verloren hat, wird haltlos, kann sich nicht mehr festhalten, geschweige denn ihre Lebenssäfte zurückhalten. *Wäßrig, weißlich, wundmachend* läuft es aus ihrer Scham. Sie wird immer dünner, müder und *frösteliger*. Aber ihr hilft noch Wärme in jeder Weise und etwas

Silicea D12

2 × 1 Gabe täglich, um ihre schmerzlich *empfundene Unvollkommenheit*, ihre stets *bewußt* erlebte *Schwäche* in Selbstachtung, Eigenhalt und geistig-körperliche Stärke zu verwandeln.

g) Kaum zu glauben, daß letzteres Frauenbild noch eine Steigerung erlebt. Tatsächlich, vieles hat es mit der *Silicea*-Frau gemein, aber alles ist noch labiler, noch gereizter, noch *unsteter*. *Querköpfige* Launen *wechseln* mit ausgelassenem Lachen, ruheloses *Herumirren* in der Wohnung sowie in den Gedanken wechseln mit stumpfsinniger Verzweiflung. Ständig auf der Suche nach etwas, woran sie sich festhalten kann. Wobei sie wiederum sofort *abwehrt*, sobald ihr stützende menschliche *Berührung* nahekommt. Das erinnert uns an das Verhalten mancher unserer Kinder und an

Sanicula D30

1 Gabe täglich morgens. Das wird vermeiden, daß ihr Ausfluß weiterhin *wäßrig, wund* und auszehrend über die Scham läuft und dort einen strengen Geruch nach *Fischlake* verbreitet. Ebenso wie ihr *vorfallender* Schoß zurückgehalten wird, dem sie sonst mit den Händen als Halt entgegendrücken muß. Ob sie auch endlich erwachsen wird?

h) Selten erleben wir heute Frauen, die sich so vernachlässigen, daß sie deswegen um unsere Hilfe bäten. Wenn schon, dann ist die Tatsache, daß sie seit Ewigkeiten „einen Ausfluß hat" mehr ein Besitzstand als eine Störung. Aber es stinkt halt! Selbst für so etwas *Vergammeltes* hält die Homöopathie noch

Mater perlarum D4

3 × 1 Gabe täglich, als letzte Rettung in Reserve. Die Arznei ist auf jeden Fall einen Versuch wert.

NOTIZEN:

Blutiger Ausfluß

Blut ist der kostbarste Träger unseres Lebenssaftes. Mit dem Verlust von Blut geht immer ein bißchen Leben verloren. So wie wir es bereits bei den heftig geschlechtlich erregten *Cantharis-* und *Veratrum-album-*Frauen zu Beginn der Ausfluß-Kapitel erfahren durften. Sexuelle Lust nährt sich auf Kosten der Liebe, dem einzigen lebensfördernden Element unseres Daseins. Wo sie nicht da ist oder nicht sein durfte oder nie verspürt wurde, ergreift die kurzlebige Leidenschaft ihren Platz. So kurz, daß wir in den Intervallen mehr damit beschäftigt sind, uns von dem faden Nachgeschmack ihrer Knechtschaft zu entledigen, als neue Begierden zu phantasieren. Solange wir Sklave unseres Blutes sind, werden die Öffnungen unseres Körpers bluten.

a) Das *Blut wallt* in dieser Frau, im Becken, im Herzen, im Kopf, so daß sie eigentlich *vollblütig* aussieht, strotzend von Gesundheit. Der Schein trügt! Der Kopf dröhnt, bis ihr schwarz wird vor den Augen, das Herz bibbert, als hinge es nur noch an einem seidenen Faden, das Becken drängt nach unten, als ob alles bald *herausfiele*. Den Kopf muß sie halten, um die aufkeimenden *geilen* Gedanken zu bändigen. Die Beine muß sie krampfhaft *kreuzen*, um Blase, Gebärmutter und Ausfluß zurückzuhalten. Bevor sie

Lilium D6

3 x 1 Gabe täglich, schluckt, was zumindest ihren blutstreifigen, *dünnen, wundmachenden, juckenden* Ausfluß heilt. Ihre Seele dagegen bedarf höherer Arzneipotenzen!

b) Sie hier ist dagegen so *schusselig*, daß man glaubt, sie sei verliebt. Sie torkelt durch die Ecken der Wohnung, kocht Kaffee, läßt die Tasse fallen, stellt Blumen in die Vase, läßt Blumen und Vase fallen. Bis es an der Tür klingelt. Dann stolpert sie *schwindelnd* über den Flur. Die Tür geht nicht auf. Zugeschlossen. Endlose Schlüsselsuche. Und dabei ständig dieses *Brett vor dem Kopf*, weg damit! Da, endlich der Schlüssel. Sie hastet zurück, zittert, schließt auf, keiner mehr da! Selbst dem Liebhaber riß die Geduld. Sollte die Tür für ihn mal offen sein, dann kriegt sie vor lauter Aufregung die *Periode zu früh*, begleitet von *eitrigem Weißfluß*, der mit *Blutwasser* der Erregung endet. Vorher schon, während der morgendlichen Dusseligkeit, sollte sie

Cocculus D12

2 × 1 Gabe täglich, schlucken, um abends wenigstens ihre Schwäche überwunden zu haben. Abendliche Liebhaber mögen morgendliche Frische!

c) Trotz *wangenrotem, heißem* Gesicht schaut diese Frau kränklich, leidend aus. Ausdruck und Stimmung sind entsprechend *vergrämt*. Wenn sie mal *heiter* sein sollte, ist Vorsicht geboten. Es ist Galgenhumor. Denn sie ahnt ihre Vergänglichkeit im scheußlichsten aller Leiden, im *Krebs*. Anfangs war es nur die *Blase*, deren Inhalt plötzlich *brennend* und *übelriechend* nach außen drängelte, wenn sie Geschirr spülte oder der Wasserhahn lief. Oder wenn sie vom Harnen auf der Kloschüssel träumte und der Urin tatsächlich das *Bett näßte*. Jetzt aber drängt der ganze brennende Inhalt des Beckens *schwergewichtig nach unten*, besonders *vor* der *Periode*. Mit einem *dick-grünen* oder *dünn-bräunlichen, feurigen* Ausfluß. Der stinkt *aashaft* nach Fäulnis und ist so gefräßig *scharf*, daß Scham und Oberschenkel entzündlich *schwellen* und auf

Kreosotum D6

2 × 1 Gabe täglich, warten. Weil es fürchterlich juckt und sie sich heftig *kratzt* bis aufs Blut. Dahinter versteckt sich oft ein *Diabetes* als klinische Basisdiagnose!

d) Auch Sie haben *vor* der *Periode* blutigen Ausfluß, können aber in der obigen Skizze ihre Beschwerden nicht wiederfinden. Gut! Bleibt uns noch eine bewährte Arznei in

Thlaspi arvense D3

3 × 1 Gabe täglich, für Sekrete, die sich mit *stinkendem, dunklem* Blut ergießen, das aus der Unterhose *nicht* mehr *auszuwaschen* ist. Der Ausfluß ist allerdings viel häufiger *nach* der *Periode*. Gefunden?

NOTIZEN:

Stockender Ausfluß

Ach, wenn es doch *nur* der Ausfluß wäre. Nein, so vieles ist verstockt, gestaut, hineingefressen. Bei der Ersten die Nebenhöhlen, bei der Zweiten Herz und Hitze, bei der Dritten Galle und Leber und bei allen die Periode. Gestautsein ist eben eine universelle Störung wie beim menschlichen Verkehr oder wie beim Straßenverkehr. Da kann nichts frei fließen, kann nichts hergegeben werden, und der Verdruß ist nicht mehr weit.

a) Wir sind ihr schon beim *dicken, wundmachenden* Ausfluß begegnet, dessen Schleim so *gummiartige Fäden* zieht. Sie ist die *dickliche* Hellblonde mit der klagenden Galle. Wenn die Ausscheidung stockt, wird sie nur noch *trockenen, verkrusteten* Gummischleim hervorzaubern. Genau wie bei ihrem Schnupfen, den sie gleichfalls mit

Kalium bichromicum D12

2 × 1 Gabe täglich, behandelt. Glücklicherweise, denn sonst bilden sich unter den Krusten bald *Geschwüre*, die aussehen, als seien sie von einer Mini-Gebäckform *ausgestanzt* worden. Und der wenige Schleim wird *blutig* und riecht *übelst*.

b) Das Leben ist es, das sie so beengt. Die Hitze, das Wetter, die Anderen. So meint sie wenigstens. Aber im Grunde sind es die *lüsternen* Impulse, die aus ihrem Innern aufsteigen, ihren *erlesenen* Geist stören. Schicksalsgeschehen, das sie mit nervenraubenden Beschäftigungen zudeckt. Darunter leiden der Unterleib, das Herz, das Hirn und manchmal sogar die Sprache bis zum Stottern. Sie hat längst begriffen, daß

Lachesis D12

2 × 1 Gabe täglich, sie nicht nur von dem *stinkenden* Ausfluß befreien würde, sondern von ihrer ganzen Beengtheit. Alle Säfte kämen in Gang, und die Gedanken und die Worte sprudelten wieder aus ihrem Munde.

Dennoch hat sie Angst vor der Arznei, vor dem Ungewissen. Wer hat nicht Angst vor der *Schlange*!

c) Das gute Futtern ist es, das sie so beengt. Und sie gibt es zu! Diät oder Fasten oder so was Hirnverbranntes kennt sie nicht. Hier und heute wird gefeiert, wer weiß, ob die Zeiten nochmals besser werden. Allmählich aber hinkt der Stoffwechsel mit seiner Verbrennung nach, staut seine Gifte im Blut, im Gewebe, in der Galle, im Darm. In äußerster Not versucht ihr Körper, den Abfall über die Scheide auszuleiten. Aber da ist auch schon alles *wund*, staut und stockt in allen Ecken und riecht nach

Sulfur D6

3 × 1 Gabe täglich. Diese Arznei stoppt ihren *eitrigen* Fluß und − gottlob − den widerlich ausgedünsteten Geruch von Stinkbomben, Käsfüßen und *verfaultem* Eigelb.

NOTIZEN:

Ausfluß durch Pilze und Trichos

Rufen wir uns nochmals ins Gedächtnis: Bakterien, Mikroorganismen *(Chlamydien, Mycoplasmen, Trichomonaden, kurz „Trichos" genannt)*, Viren, Pilze, Parasiten, Würmer sind nicht *Auslöser* einer Erkrankung, sondern *Anzeiger*. Nicht *Initiator*, sondern *Indikator*. Deshalb gilt es nicht, Ihre Bakterien zu vernichten, sonders es gilt, Ihren mangelhaften, verdorbenen, schlecht durchbluteten Grund und Boden zu sanieren. Er ist ein guter Grund für den „Krankheitserreger" *(dies Schulwort manifestiert deren Denkweise)*, der sich die schwachen, wankelmütigen Stellen Ihres Körpers aussucht, um ihn als schmackhaften Wirt seiner Ausbreitung auszunutzen. Ein Haus, das Wind und Wetter widersteht, hat ein solides Fundament. Weder Wind noch Wetter sind schuld, wenn es, mangels festen Grundes, in sich zusammenfällt.

a) Fast keine Kapiteleinleitung wäre denkbar ohne eine Arznei für die *akuten* Geschehen im weiblichen Organismus. Ich erinnere Sie an die vielen *Unterleibs-Entzündungen* in ihrer ersten Phase. Wenn's dort *pulsiert* und jede geringste *Berührung* und *Erschütterung* unerträglich schmerzt. An die vielartigen *Unterleibskrämpfe*, bei denen *warme* Auflagen und *Rückwärtsbeugen* des Körpers lindern. So ist auch der Beginn einer *akuten* Scheidenentzündung mit einem *dünnen, geruchlosen* Ausfluß eine sofortige Anzeige für

Belladonna D30

1 Gabe einmalig in Wasserlösung. Die Gabe ist selten zu wiederholen, wenn sie rechtzeitig eingesetzt wird.

b) *Trichos* sind die beliebten Parasiten jener *vollblütigen* Dame, der dadurch ein *klebriger, eiweißartiger, übelriechender* Ausfluß anhaftet, ohne daß ihr Partner etwas davon abbekommen muß. Beide sind so sehr mit ihrer *obszönen* Begierlichkeit beschäftigt, daß der Ausfluß gar nicht stört, der sehr bewährt durch

Lilium D6

3 × 1 Gabe täglich, aufgesogen würde. Dann *juckte* es weniger wollüstig, und weder das *Bluten* jener Leidenschaft noch die Gebärmutter *fiele nach außen.*

c) Eine *empfindliche, zornige* Frau. Sie kann aber den Zorn, den Unmut, die Enttäuschung, die Schimpfe ihres Mannes *nicht* ausleben und *verdrängt* sie ins Unbewußte. Dort schüren sie *Wut* und *Entrüstung* und hemmen ihre geistig-seelische und geschlechtliche Entwicklung zum ursprünglichsten aller weiblichen Wesen. Nicht nur *eitrige Ekzeme* im behaarten Kopf, hinterm Ohr und an den Augenlidern, Gerstenkörner, früher Zahnverfall und Bauchschmerz nach Ärger, sondern auch *Pilze* und *Trichos* überwuchern *akut* die minderbemittelte Scheide, jucken, kribbeln und *stechen wollüstig.* Schon längst hätte sie

Staphisagria D6

3 × 1 Gabe täglich, nehmen sollen. Dann wäre es nie so weit gediehen, daß der Ausfluß sie so sehr zur partnerschaftlichen Befriedigung ihrer *geschlechtlichen Erregung* zwingt. Der Arme! Jetzt muß er mit zum Frauenarzt!

d) Wenn die Pilze (meist *Candida albicans*) sich *chronisch* in ihrer warmen Wirtshöhle festsetzen, vermehren sie sich rasch zu einer *klaren, durchsichtigen* oder *kleisterartig klebrigen* Masse und heizen die Scheide auf. So sehr, daß Sie das Gefühl haben, heißes Wasser liefe aus der Scham. Das ist genug, um nach

Borax D3

3 × 1 Tablette täglich, zu greifen und um sie oben und unten gleichermaßen hineinzuschieben.

NOTIZEN:

Bartholinsche Drüsen

„Was ist denn das", höre ich erstaunt. So manche Frau kennt ihren eigenen Körper nicht. Also zurück zur Anatomie: Zwei kleine Schleimdrüsen im unteren Drittel der großen Schamlippen. Ihre Ausführungsgänge enden zwischen dem unteren und mittleren Drittel der kleinen Schamlippen, die sich den großen Schamlippen nach innen zu anschließen. Bei sexueller Erregung sondern sie die geschmeidig machenden Sekrete für die Scheide aus.

a) Die *akute* Entzündung der Drüse oder ihrer Ausführungsgänge *(Bartholinitis)* ist meist einseitig. Die häufigste, aber nicht zwingende Ursache ist der *Tripper*. Der Drüsengang verklebt, der Eiter staut sich darin, und wir bemerken eine *hühnereigroße* Geschwulst in der unteren Partie der kleinen Schamlippen, die nichts anderes ist als ein *Abszeß*. Ich muß sicherlich nicht wiederholen, daß sich das anfängliche *Pochen* darin mit *Belladonna* und *warmen Sitzbädern* hätte lindern und ausheilen lassen. Aber Sie achten halt nicht genau drauf und vor allem nicht sofort. Bis der Eiter sich staut und schon nach

Hepar sulfuris D200

1 Gabe alle 8 Stunden, 3 Gaben insgesamt, verlangt. Entleert sich der *sämige* Eiter, dann *stinkt* er nach *altem*, vergammeltem *Käse*.

b) Ist der auslaufende *Eiter* eher *dünn, übelriechend* und macht die Umgebung *wund*, dann ist schon die Folgearznei mit

Mercurius solubilis LM6

1 Gabe täglich morgens, angezeigt. Ob das wohl gut geht, kann ich Ihnen nicht versprechen. Ich würde die Behandlung trotzdem wagen und einen Scheidenabstrich zum Ausschluß oder zur Bestätigung eines Trippers veranlassen.

c) Wenn bisher alles ohne Schnitt und Rausschneiden gut verlief, sind wir froh und dankbar. Leider, leider hat der Abszeß die Neigung *wiederzukeh-*

Scheide – Bartholinsche Drüsen

ren. Natürlich vor allem dann, wenn es sich tatsächlich um einen *Tripper* handelt. Doch selbst bei solchen Prozessen muß eine gewisse personenbezogene Verfassung *(Konstitution)* vorgegeben sein, die sich hier im Bild von

Thuja D6

3 × 1 Gabe täglich, widerspiegelt. Im Eigentlichen ist es aber die *lithämische* Anlage *(siehe Hinweise)*, die dem Tripper erlaubt zu sprießen und die dieser Arznei innewohnt.

d) Nach Ablassen des Eiters empfiehlt es sich, die Drüse zu entfernen. Falls sich die gegenseitige Drüse nicht auch noch chronisch entzünden soll. Geschieht das nicht oder wünschen Sie das nicht, dann wird sich bald durch *Sekretstauung* daselbst eine *Zyste* mit *wäßrigem*, leicht *schleimigem* Inhalt bilden. Solange sie noch *weich* ist, haben wir mit

Rhododendron D4

3 × 1 Gabe täglich, noch eine Heilchance. Ist sie bereits *hart*, wird die Chance geringer, sollte aber einem Versuch mit

Silicea D6

3 × 1 Gabe täglich, unterworfen werden. Mit Hilfe beider Arzneien habe ich schon manchmal helfen können. Also warum nicht ausprobieren. Die Erfahrung steht über jeder vernünftigen Wissenschaftlichkeit!

NOTIZEN:

Muttermundentzündung

Der Muttermund ist der Teil der Gebärmutter, durch den eine Frau sich zur Mutter wandelt. Eine entscheidende Änderung im weiblichen Dasein. Das neue Leben öffnet sich nach außen. Verstehen wir deshalb den Muttermund als etwas äußerst Empfindsames, dem der Partner mit Bedacht, Achtung und Ehre Rechnung tragen sollte. Besonders wenn unsere Frauen beim Verkehr tief drinnen Schmerzen verspüren sollten. Die dortigen Schleimdrüsen und Schleimhäute entzünden sich nämlich leicht und bluten dann bei zu heftiger Berührung. Bei der Krebsvorsorge ist der Muttermund einer der wichtigsten Teile der Untersuchung. Denn 3/4 aller Unterleibskrebse nehmen vorzugsweise dort ihren Ausgang *(Portiokarzinom)*. Entsprechend beinhalten die dafür heilenden Arzneien eine *destruktive* Anlage.

a) Die Entzündung ist immer von Ausfluß begleitet, weswegen Sie genauestens auf seine Eigenart achten sollten, ebenso wie auf Ihr allgemeines Befinden. Die Absonderung ist *reichlich, gelbgrün, dick*, zäh, klebrig, schleimig, häufig blutig und stinkt schon. Sie schwächt Ihren Körper so sehr, daß Sie nicht mal mehr Appetit haben und langsam *abmagern* oder zu

Hydrastis D4

3 × 1 Gabe täglich, greifen. Als *blasser, kalter* und *trockener* Mensch haben Sie ohnedies nicht viel Reserve. Besonders weil Ihre Reizschwelle so niedrig ist, was Sie zu Ärger oder gar zu *Boshaftigkeiten* gegen ihre Umwelt zwingt. Diese wird nicht gerade mit Freundlichkeiten darauf antworten. Ja, dann bleibt Ihnen nur die Trauer, in der Sie sich nach menschlicher Wärme oder nach der Kälte des Todes sehnen.

b) Im Gegensatz dazu ist der *dünne, gelbe,* zähe, scharfe, wundmachende, blutige und *übelriechende* Ausfluß mit den *splitterartigen* Schmerzen in der Scheide leicht zu unterscheiden. Äußerlich unterscheiden Sie sich weniger. *Dunkles* Haar, blasses, *abgehärmtes,* hoffnungsloses Gesicht mit *eingesunkenen* Augen. Aber ihre Reaktionen der Familie gegenüber sind noch heftiger, noch zerstörerischer. Sie wüten, toben und *fluchen*. Rachsucht plagt sie, als hätten Sie den *Teufel in sich*. Trotzdem Sie unter jeder Erschütterung leiden, sowohl menschlich als auch beim Autofahren. Gönnen Sie sich mehr Ruhe und

Acidum nitricum D6

3 × 1 Gabe täglich, damit sich nicht nur die Schleimhäute erholen, sondern auch die dünnschichtige Unterhaut, das Herzstolpern, das Knieknacken, die juckenden Wärzchen am Hals, die Feigwarzen am Damm. Und auch Ihre Familie!

c) Übler kann der Ausfluß nicht mehr werden. *Dünnes, wundfressendes,* nach Fäulnis und *Aas* stinkendes, bräunlich-blutiges Sekret rinnt juckend aus der Scheide. Tief drinnen *brennt* der Unterleib. Jetzt heißt es, nicht mehr zögern,

Kreosotum D4

3 × 1 Gabe täglich, einnehmen und zum Frauenarzt gehen. Der sieht den Muttermund weit *offenstehen*, von *harten Knoten* durchzogen oder gar schon von Gewächsen wie *Blumenkohl* bedeckt *(Scirrhus)*. Das war höchste Zeit!

NOTIZEN:

Blutungen

Wie bei jeder Blutung dürfen wir auch bei der Scheidenblutung annehmen, daß bereits im Blut der Adern und im Fluß der Seele Lebenssäfte verlorengegangen sind. Das reine Bluten aus der Scheide ohne Ausfluß *(siehe auch voriges Kapitel)* ist jedoch fast immer mechanisch hervorgerufen; das heißt, durch Kontakt oder gynäkologische Untersuchung provoziert. Die Anlage dafür ist selbstverständlich in tieferen Schichten vorgegeben. Trotzdem, verehrte Herren, geben Sie Ihre Mitverantwortung nicht an den Frauenarzt ab!

a) Schauen wir uns erst eine *hellrote* Blutung an. Ihr Ursprung sitzt am weichen, *schwammig aufgelockerten* Muttermund, der sich z. B. durch lange Pilleneinnahme oder hormonelle Störungen dieserart ausgebildet hat. Sie spüren eigentlich nur ein *anhaltendes Wehtun* am unteren Ende der Gebärmutter. Gelegentlich sickert teils *flüssiges,* teils *geronnenes, helles* Blut aus der Scheide, das Sie als Zwischenblutung oder als Vor- und Nachperiodenblutung einordnen. Trotzdem sollten Sie jetzt schon

Ustilago D6

3 × 1 Gabe täglich, einnehmen, bevor Sie den Frauenarzt aufsuchen. Denn während dieser untersucht, ergießt sich plötzlich ein schwer zu stillender Schwall von Blut mit kleinen *schwarzen Gerinnseln.* Also denn, Arznei weiternehmen und nicht mehr untersuchen lassen!

b) Die *dunkelrote* Blutung hat etwas mit den Venen zu tun. Das heißt, eigentlich kann es *aus jeder Körperöffnung* bluten, denn die Venen bilden ja ein Organsystem. Eines ist jedoch auffällig: Die blutenden Teile (auch Nase, Blase, After, Hämorrhoiden oder Krampfadern) schmerzen, als seien sie *gequetscht.* So als hätten Sie sich das betreffende Teil in der Tür gequetscht und nicht wie üblich den Finger. Das Blut rinnt *langsam,* aber *stetig* aus seiner Höhle, was Sie unheimlich schwächt, obwohl die *Müdigkeit* in keinem Verhältnis zum Blutverlust steht. Aber erstaunlicherweise überkommt Sie *keine Angst*, was all zu verständlich wäre. Genug schon, um seine Finger nach

Hamamelis D4

3 × 1 Gabe täglich, auszustrecken. Dann wird mit der Schlappheit auch noch weiteres Übel verschwinden: Das *bolzenartig einhämmernde* Kopfweh von einer Schläfe zur anderen, das die Augen aus dem Kopfe treibt, das *Ohrenklingen*, das *schwimmende* Gefühl des Leibes und natürlich das *bedrückte* Gemüt.

NOTIZEN:

Vaginismus

Als solchen bezeichnen wir heute eine *unfreiwillige, krampfartige* Zusammenziehung der Scheidenmuskulatur. Eine seelisch verwurzelte Störung, die sehr häufig ins partnerschaftliche Geschlechtsleben tief eingreift. Mit der Orgasmusunfähigkeit *(Frigidität)* hat sie nichts zu tun. Im Gegenteil! In dem Teil, das dieser Störung gegenübersteht, ist erstaunlicherweise ein *gesteigertes* geschlechtliches Verlangen im Bild. So ist das halt mit den scheinbaren Widersprüchen. Obwohl keine organische Beschwerde, sondern den sexuellen Verhaltensstörungen zugehörig, die irgendwann mal anderen Buchorts für Sie aufgezeichnet werden sollen, darf ich sie hier vorwegnehmen, weil viele Frauen, zumindest praxisaufsuchende, darunter leiden. Und nicht nur wegen ihrer selbst willen, sondern auch und gerade wegen des lieben Hausfriedens. Aber nur einige Bilder, die wesentlichen, darf ich skizzieren.

a) Begegnen wir nochmals der *zartgliedrigen, blonden* Frau, die es nicht lassen kann, sich in die absurdesten Männer zu *verlieben*. Absurd vom Standpunkt einer Gesellschaft mit sozialen Verhaltenserwartungen und vom Standort ihrer eigenen schwankenden, moralischen Wertvorstellungen. Das feine junge Mädchen verliebt sich unsterblich in den „unglücklich verheirateten" Beau (= „schöner Mann fortgeschrittenen Alters" oder auch „heuchelnd hechelnder Macho"), die ältere feine Dame mit der leicht beschwingten Gangart verknallt sich, sage und schreibe, in den „ach so sportlichen" Freund ihrer Tochter. „Alles scho' doa g'wessn", sagte jener Wiener Fiaker-Fuhrmann für Extratouren, „meeinen Pferderln woar's ooft g'nuug a weng zum Speein." Nichtsdestotrotz! Wagt sich der ersehnte Adonis endlich vorwärts, dann *krampft* es im Kopf, im Herz, im Magen und in der Scheide. Dann *weint* sie herzzerreißend oder *wiehert* nervenzerreißend, letztlich nach

Ignatia D30

1 Gabe täglich, bis sie ihre Hysterie reuevoll einsieht. Kurz über lang verliebt sie sich in ein neues unglückliches Abenteuer. Merke: Die Arznei un-

bedingt auf Liebesausflüge mitnehmen und, falls in Wien, höchstvorsorglich auch den „Pferderln" verabreichen.

b) Irgendwann gegen Ende Ihres *Heranwachsens* haben Sie aufgehört, nach vorn zu schauen. Die Flegeljahre hatten nichts Flegelhaftes an sich, obwohl Sie mit Ihrer stillen, *schweigsamen Gereiztheit* Ihren Vater öfter auf die Palme jagten. Nein, nein, ganz anders! Mit Beginn der geschlechtlichen Reifung formten sich in Ihrer Seele Vorstellungen von reiner, edelmütiger Liebe, die Sie mit Novellen, Romanen und Gedichten nährten, um sie in einem Poesiealbum niederzuschreiben. Viele Jahre gesammelter Romantik. Eines Tages kam unerwartet der lang ersehnte, traumhafte Prinz um die Ecke. Auf einen Sockel meißelten Sie sein liebenswertes, besonntes Antlitz für die Ewigkeit. Bis Sie sich öffneten, sich hingaben, schwärmten, sich erstaunten, sich entsetzten, sich fürchteten, bis der Traum zur Prosa wurde, der Prinz zum Teufel ging und die Öffnung offenbar zuklappte. Mit der Klappe *verschlossen* Sie die Süße, die Würze, das *Salz* Ihres Lebens, trockneten aus und *dürsten* seither *unstillbar* nach lebendigen Wassern und nach

Natrium muriaticum D200

1 Gabe monatlich. Seither leben Ihre *kummervollen* Gedanken, Ihre seelischen Qualen, Ihre unerfüllten Sehnsüchte in jener *Vergangenheit* und drehen sich nächtlich im Kreise. Erstaunt es Sie, daß Sie selbst bei behutsamer *Annäherung* Ihres Partners *schmerzvoll*, *untröstlich* und scheidekrampfend zusammenzucken? Hätte Ihnen ein lieber Mensch damals *Ignatia* zugesteckt, bräuchten Sie heute kein *Salz*, um wieder weich, feucht und saftig zu werden.

c) Es ist gut, wenn zuhause die Ehefrau der *Chef* ist und im Büro der Ehemann. Es ist gut, wenn die Frau zuhause bestimmte *Forderungen* stellt, gewisse *Besitzergreifung* ausübt und eventuell ihrem *Kontrollbedürfnis* nachgibt. Selbstredend, zum Wohle der Familie. Aber wenn der Mann und die Kinder nicht mehr allein Gassi gehen dürfen ... ! Die Entgleisung von dem, was noch gut ist, zeichnet diejenige Frau, für die – tiefenpsychologisch – die eigene Empfängnis bereits eine *Vergewaltigung* ihrer Mutter bedeutet. Schande und Schuld durch Schmutz! Diesen Gewaltakt hat sie in die eigene

Ehe übertragen. Eine Ehe mit einem Mann, der ihrem Vater unheimlich ähnlich ist und ... meist älter als sie selbst. An ihm *rächt* sie das ehemalige Sich-Vergehen an ihrer Mutter. Lichtet sich bei Ihnen, verehrte neutrale Leser, aus diesem hintergründigen *Dunkel* nicht auch das tragische Bild der

Sepia D200

1 Gabe einmalig? Allein das Kontrollbedürfnis wird sie daran hindern, sich natürlich hinzugeben, aus Angst eventuell außer Kontrolle zu geraten, was diesem Bild in der *Nymphomanie* oder *Homosexualität* gleichermaßen entspricht.

d) Eine Frau, die durch ihr Erscheinen beeindruckt. Alles, was sich unsere Macho-Manager in mittlerer Industrieposition für gesellschaftliche Anlässe wünschen. Geformt nach den Regeln der Fitneß-Mühen, gekleidet nach dem Modeschrei von Morgen, mondkühles Gesicht mit dezenter Maskerade, „cool" im Auftritt mit dem gewissen Etwas an herabblickendem, erregten Stolz, der geschlechtliches Verlangen und Ablehnen fließend miteinander verknüpft. Edel, edel! Für die intimeren Anlässe wünscht er sich eher ein „Bunny" aus dem Playboykatalog, was sie ihm unter Umständen sogar gewährt. Denn sie hat die Nase voll von seiner Erfindungskunst für unbequeme Bettgymnastik mit verrenkten Gliedern, von der alkoholisierten Vollzugseile, die keinen Raum läßt, keine Zeit läßt, sich überhaupt einzulassen. Wozu sie bereit wäre, einerseits mit Unterstützung von

Platinum D200

1 Gabe monatlich, andererseits bei Austausch der männlichen Erfindungskunst durch Empfindungskunst!

e) Mit dieser Frau kann kein Mann ausgehen. Sie erscheint uns *groß, hager, schmalbrüstig, dunkelhaarig*. Sie schaut *gequält* aus, vorgealtert, *faltig*. Ihre *stirngerunzelte* Nase verrät ihre ständige Besorgtheit (um sich selbst), die dunkel *glänzenden, lebhaften* Augen geben ihr Bedürfnis nach *Kontrolle* (ihrer selbst) preis. Der unförmig *geblähte* Bauch läßt uns rückschließen, daß auch ihr Hirn ziemlich aufgebläht ist. So sitzt sie auch vor uns. Aufrecht nimmt sie den Sessel bis zur Rückenlehne ein, die Hände halten sich an den Armlehnen fest, die Beine sind übereinander geschlagen. Die *stolze* Kampfstellung einer jungen *Intellektuellen*, die nicht viel von Haushalt, Kinderkriegen und Modeboutiquen hält! Sie zieht es vor, ihren Philosophenkreis aufzusuchen, wo sich ihr *scharfsinniger* Verstand auslassen kann. Oder ihren Frauenkreis, in dem sie sich über Probleme der Kindererziehung ergehen kann. Ist unheimlich „in". Dafür hat sie mit Mühe, Eifer und Gewissen viele Bücher gelesen, um möglichst die beste zu sein. Ihr eigentliches Lebensdrama ist – wie bei der *Silicea*-Frau – das frühzeitige Erkennen ihrer *minderwertigen Schwäche*, die sie mit Einsatz, Ehrgeiz und Erfolg zu verschleiern sucht. Sie baut sich, ohne Rücksicht auf ihre Umgebung, ein Gerüst aus Wissen ohne Weisheit. Das wackelt! Ständig ist sie bemüht, es *selbstkritisch* zu kontrollieren, es *streitbar* zu verteidigen. Wenn es aber brenzlig wird, nimmt sie *feige* Reißaus. Aus *Angst*, ihre Unsicherheiten, denen sie mit einer Mischung aus Stolz und Feigheit die Stirn bietet, könnten *entlarvt* werden. In einem Menschen, der so sehr mit der Wirkung, Würde und Weihe seiner eigenen Person beschäftigt ist, haben Gefühle für andere Menschen keinen Platz! Für eine solche Frau sind Mann, Kinder und Weiblichkeit Störfaktoren auf der Leiter zu ihrer sozialen oder besser intellektuellen *Anerkennung*. Weshalb sie sich samt ihrem unerfüllten, aufgeblähten Störfaktor Bauch auf Reisen ohne Anhang am wohlsten fühlt, zu der wir ihr

Lycopodium D200

1 Gabe monatlich, mitgeben werden. Dann wird sie, anstatt die Nächte aufrecht im Bett zu diskutieren, Kontrolle und Kleidung ablegen, und sich eventuell „außer Kontrolle" hingeben. Dann wird ihr vielleicht das lang *ersehnte Lob* zuteil und sie wird erstmalig *weinen* können. Weinen über das Schachmatt ihrer verlorenen Partie, Weinen als Begegnung mit sich selbst und vielleicht als Beginn ihrer Reifung in die Verantwortung des Erwachsenseins hinein.

f) Sollten Sie einerseits ein *tolles, wütendes* Weib sein – was ich natürlich nicht annehme – und sollten andererseits Ihre üblichen Ausreden dem Drängeln Ihres Partners nach Fortpflanzungsübungen nicht mehr standhalten, obwohl Ihnen wohlweislich dabei nicht nur die Kehle krampft, dann sollten Sie genaue Maßregeln beachten. Obwohl Ihnen immer nach *Wasser-*

trinken zumute ist, das *Schlund-* und *Speiseröhrenkrämpfe* verursacht, stellen Sie sich *Kakao* ans Bett. Das vertragen Sie. Obwohl Sie nur durch *fließendes Wasser* geschlechtlich erregbar sind, stellen Sie alle tropfenden, fließenden Hähne ab und bitten Sie die Nachbarn, weder Flüssiges um- oder auszuschütten, noch die Klospülung zu betätigen. Dann müßten Sie nämlich die französische Lustwiese schleunigst wegen Blasen- und Darmkrämpfen verlassen und auf dem Rückweg an

Hydrophobinum D200

1 Gabe einmalig, denken. Verhängen Sie vorher alle Spiegel, glänzenden Gegenstände und die Sonne, falls sie scheint. Dann geben Sie sich – um aller Teufel Namen – hin! Mit der Arznei überstehen Sie vielleicht das Drängeln, die Fortpflanzung und die Krampfattacken. Ohne Arznei und trotz aller Vorsichtsmaßnahmen genügt jedoch die leiseste Berührung des Dränglers, um auch im Hirn *tollwütige* Krämpfe auszulösen. Ich meine, besser eine Arznei in der Hand als Tollwut im Leib!

NOTIZEN:

4. Gebärmutter

Blutung

Durch die Gebärmutter wird das Geschöpf Frau zum Mittler der Schöpfung. Die Schöpfung kann jedoch nur im Geist des Schöpfers geschehen. Das heißt, die Frau muß bereits einen Zugang zur Schöpfung in sich tragen, muß eine Beziehung zu ihrem Schöpfer gestaltet haben, wenn sie eine Beziehung zu sich als Mittlerin, zum Partner und zu dem, was geschöpft werden soll, aufbauen will. Dann ist sie gesund, ist offen, empfangsbereit und fruchtbar. Denn wenn sie Frucht bringen will, muß sie schöpferisch sein, gestalterisch, hingebend und empfänglich. Nicht nur für das männliche Prinzip der Zeugung, sondern gleichermaßen für das göttliche Prinzip der Schöpfung. Für den Neubeginn, für das, was werden, gedeihen und reifen soll. Wie zuvor Mann und Frau, verschmelzen in der Gebärmutter noch einmal Sperma und Ei zu einem Ganzen, das dem neuen Leben das Prinzip der Unsterblichkeit weitergibt. – Die mangelnde Beziehung zum Schöpfergeist trägt aber eine Endlichkeit, etwas Vergängliches, Vergehendes in sich. Für sie selbst, für den Partner und für das, was neu werden soll. Die Beziehungslosigkeit prägt sich auch in ihrem Leib aus: In *Verlagerung* als Folge *verdrängter* Weiblichkeit, in *Senkung* und *Vorfall* als Folge *verlorengehender* Weiblichkeit, im *Geschwulst* als Folge überwucherter, *verhärteter* Weiblichkeit, im *Krebs* als Folge einer sich selbst *zerstörenden* Weiblichkeit (siehe „*Hausschatz*"). Betrachten wir die Arznei als Mittler eines möglichen Zugangs, einer Umkehr, einer Rückkehr zum Geist der Schöpfung und damit zu einer *unsterblichen* Weiblichkeit.

a) Das Blut ist der dynamische Träger all dessen, was Lebendiges bedeutet. Liebe, Wärme, Zuneigung. Ein Verlust des Blutes bedeutet immer einen Sprung ins Gegenteil: Härte, Kälte, Abneigung. Geht das Blut über die Gebärmutter verloren, dann heißt das, daß auch die Heimverwaltung von liebender, wärmender Zuneigung sich zu verlieren droht. Das erleben wir besonders in der *hellen*, aktiven Blutung jener *hellhaarigen*, schlanken Frau, die durch ihr *sonniges* Wesen, durch ihre wärmende Intelligenz, durch ihre zugeneigten, *strahlenden* Augen die Welt etwas farbenprächtiger gestaltet. Bis sie erschöpft ihre Rolle nicht mehr spielen darf und *ohne ersichtlichen Grund* so stark blutet, daß sie zu

Phosphorus D30

1 Gabe alle 10 Minuten, greifen muß. Nicht nur zur Blutstillung, nicht nur zur *Gefäßstärkung*, sondern auch um ihr das Feuer in den Adern, in der Seele und im Geist anzufachen, damit sie für uns alle wieder *phosphoreszierend* leuchten darf. – Diese Arznei ist die erste, die Sie bei allen *hellroten* Blutungen anwenden, gleichgültig aus welcher Körperöffnung!

b) Inzwischen können Sie in Ruhe nachschauen, ob eventuell eine andere Arznei besser zuträfe, für den Fall, daß *Phosphor* erfolglos bliebe oder falls die Blutung zunächst steht, aber sich nach kurzer Zeit wieder einstellt. Am leichtesten fällt die Wahl, wenn sich bei *hellrotem* Bluten eine leichte *Übelkeit* einschleicht, die *Zunge* aber nicht belegt, sondern absolut rosig *rein* bleibt. Das verlangt nach

Ipecacuanha D4

1 Gabe alle 10 Minuten. Zu leichtfertig wird diese Arznei vergessen, weil wir sie eigentlich fürs „Erbrechen bei sauberer Zunge" erlernt haben. Die Erinnerung an meine kleine, 3 Jahre alte Kindergarten-Freundin *Mirna* hat mich einer anderen Weisheit belehrt. Aus 150 km Entfernung heulte deren Vater mit dramatischem Vordergrundgebaren ihr plötzliches *hellrotes Bluterbrechen* durchs Telefon. *Phosphor D200* habe er schon erfolglos verabreicht. So war meine nächste Bitte der Blick auf die Zunge. Sauber! Aber übel sei ihr. Rasch „Ipecac" und Rückruf in 30 Minuten. Nein, nein! Um Himmels willen, er wolle sofort kommen. Na, ein bißchen habe ich schon gebibbert, weil ich durch das mangelnde Selbstvertrauen des Vaters (Mami war leider einkaufen) 90 Minuten Landstraße in Ungewißheit schwamm. Hoffentlich schwamm *Mirna* nicht im Blut! Oh, ganz im Gegenteil! Schon nach der ersten Gabe habe sich das Drama zum Lustspiel verwandelt, zu-

mal eine geliebte Autoreise mit Papi in Aussicht stand. Nach der zweiten Gabe keine Übelkeit mehr, kein Erbrechen. Strahlendes Gesicht bei der Ankunft. Mir fiel ein Stein vom Herzen, wenn ich's auch nicht so zeigte, wie ich's hier schreibe. Dann das Übliche von Vätern: Ermüdende Erwägungen über das WARUM und „ausgerechnet meine Tochter!" Mehr, als daß hier nicht unmittelbar ein Gefäß blutete wie bei *Phosphor*, sondern eben die *Schleimhaut*, konnte ich ihm auch nicht sagen. Schlechter Doktor! Weiß noch nicht mal, woher das kommt! Ja, ja, so sind unhomöopathische Ursachenväter! Es lebe die homöopathische Mutter! Und *Goethe*! Der meinte, ein Phänomen spräche für sich und bedürfe keiner Erklärung.

c) Noch eine plötzliche, *hellrote, aktive, flüssige* Blutung. Sie ist leicht von den obigen zu unterscheiden, da sie trotz heftiger Hartnäckigkeit *schmerzlos* und völlig *ohne Angst* verläuft. Das genügt, um dafür

Millefolium D4

1 Gabe alle 10 Minuten, einzusetzen. Die Arznei wirkt besonders rasch, wenn Sie eine *rote, kräftige* Frau sind, deren Blut des öfteren unangenehm in verkehrte Richtungen wallt. Wie beispielsweise zum Kopf mit Kopfweh „zum-an-die-Wand-hauen" und endlich erleichterndem Nasenbluten. Wie unten, so oben!

d) Jetzt zum eher *passiven*, gemächlichen Heraussickern von *hellrotem*, anhaltendem Bluten. Die Quelle sitzt meist am weichen, *schwammig aufgelockerten* Muttermund. Von dort sickert gelegentlich auch teils flüssiges, teils *geronnenes, helles* Blut heraus. Aber ein anhaltendes Wehtun am unteren Ende der Gebärmutter, ein brennender Herzschmerz und seltsam veränderte Empfindungen an den Augen – sie zucken, drehen sich im Kreise, hüpfen von einem Gegenstand zum anderen und Gegenstände wirbeln davor – führen zu Angst, zu

Ustilago D2

1 Gabe alle 10 Minuten, und zum Hausarzt. Aber *Vorsicht* beim Frauenarzt! Bei der *Untersuchung* ergießt sich plötzlich ein Schwall von Blut mit kleinen *schwarzen Gerinnseln*. Kaum stillbar!

e) Der *passiven, hellroten Blutung* schließt sich noch eine bewährte Arznei an, die durch ihren Bezug zum weiblichen Organismus uns noch öfter begegnen wird. Es ist so: Zuerst fließt das Blut gemächlich, aber *anhaltend flüssig*. Dann wird plötzlich ein *Klumpen* sichtbar, der nach seinem Abgang *rasch* fließendes Blut nach sich zieht. Wenn Sie sich nur ganz wenig *bewegen*, rinnt es immer doller, gehen Sie jedoch ununterbrochen hin und her, rinnt's weniger. Das sind unvergeßliche Widersprüche, die allein für die Wahl von

Sabina D4

1 Gabe alle 10 Minuten, sprechen. Doch nicht genug! Vom Kreuzbein zum Schambein schießt ein *abwärtspressender* Schmerz *wehenartig* über die Leisten in die *Oberschenkel*. Das Gesicht wird blasser mit *blau* umrandeten, *glanzlosen* Augen. Dann wieder schießt *Hitze* zum Kopf, das Herz *pocht* bei der *geringsten* Bewegung. Der Rest wird immer *frösteliger*, die *Gelenke* reißen rheumatisch. Gut merken!

f) Die folgenden zwei Arzneien sind bei *hellen* oder *dunklen* Blutungen angezeigt. Entscheidend für ihre Wahl sind andere Umstände, andere Erscheinungen als die Farbe des Blutes. Es blutet nämlich anfallsartig, *stoßweise*, plötzlich wie *in einem Guß*. Danach ebenso plötzlich *Pause*! Aufatmen, weitermachen. Und schon gießt es wieder *alarmierend* stark. Jetzt sollte es aber Klick machen und

Erigeron D6

1 Gabe alle 10 Minuten, durch ihr Gehirn schießen, bevor Sie aus Schwäche blaß werden. Denn an sich sind Sie ein eher *roter* Mensch mit gelegentlichen unangenehmen *Blutwallungen* zum Gesicht, was *Kopfweh* und plötzliches, helles *Nasenbluten* verursachen kann. Gönnen Sie sich Ruhe, zumindest um die Blutungspausen zu verlängern.

g) Nicht nur, daß es *aktiv hellrot* oder *dunkel klumpig* blutet, sondern die ohnehin schon *zarte, blutarme* Frau erschöpft rasch, der Körper wird kälter, der Puls schwacher. Die bedeutende Empfindung ist ein Gefühl, als seien die *Knochen wie gebrochen*, als brächen die Beckenknochen *auseinander*. Ein Bedürfnis nach fester *Umschnürung* und

Trillium D6

1 Gabe alle 10 Minuten, werden Sie dazu veranlassen, die engsten Hosen aus dem Schrank zu wühlen oder sich in die knallengen Jeans Ihrer Tochter oder in das Korsett Ihrer Mutter zu zwängen. Warum nicht, Hauptsache es tut gut!

h) Bei der *passiven*, ausschließlich *dunklen* Blutung *sickert* das Blut gemächlich, aber anhaltend aus der Scheide. So auch bei jener Frau, die nach

Hamamelis D4

1 Gabe alle 10 Minuten, verlangt. Das entscheidende Moment ist, daß die befallenen Teile, hier die Gebärmutter, sich *wie gequetscht* anfühlen. Meist sind die Beine solcher Frauen mit Krampfadern gezeichnet, die in der gleichen Weise schmerzen wie die blutenden Organe. „Wie zerschlagen", wird sie uns mit entsprechender Mimik kundtun.

i) Das sickernde Blut sieht jetzt genauso *dunkel* aus, aber viel *flüssiger*, so als könnten die restlichen Blutsäfte auch nicht mehr zurückgehalten werden. Tatsächlich ist diese *hagere* Frau so abgezehrt, kalt und *runzelig*, daß sie nicht nur

Secale D4

1 Gabe alle 10 Minuten, braucht, sondern auch reichlich menschliche Zuneigung. Denken wir! Aber Zuneigung ist Wärme, und die mag sie nicht mehr. Unsere Beachtung sollten wir ihr trotzdem schenken, bevor sie im Blutungsdelirium zugrunde geht. — Bedenken Sie bitte, daß die hier aufgeführten Arzneien bei Blutungen aus *allen* möglichen *Körperöffnungen* angezeigt sind, sofern das Eigentümliche, Auffallende, Einmalige der beschriebenen Störung zutrifft. Denken wir großzügig! Die Natur der Dinge hat das so gewollt, und wir sollten uns der Schöpfung nicht verwehren.

NOTIZEN:

Myom

Wucherungen in einem Ort, den die Schöpfung zum Nest für neues Leben bestimmt hat, bedeuten nichts anderes, als daß die Weichheit des Nestes verhärtet ist. Zumindest teilweise. Verhärtung im Leiblichen fordert Raum, braucht Platz zur Ausbreitung, staut die Umgebung, vermindert die mögliche samtweiche Nistung des befruchteten Eies. Eine verhärtete Seele braucht Menschen, um sie in ihrem Lebensraum, in ihrer Entfaltung zum Menschsein einzuengen. Bedenken wir, daß jede fünfte Frau über 35 Jahre einer solchen Verhärtung stattgibt, ist das eine erschreckende Bilanz verlorener Weichheit. Sicher, das Myom ist eine einfache, gutartige Geschwulst, besteht aus Muskeln und Fasern und ist von einer Kapsel umgeben. Das klingt harmlos. Doch mit der Kapsel schützt sich die Natur, wie so oft, vor einem Übergriff auf das Ganze. Trotzdem, ich habe verknotete Gebärmütter erlebt, so groß und dick wie im 6. Monat einer Schwangerschaft.

a) Üblicherweise beginnen wir die Behandlung nach einer frauenärztlichen Zufallsentdeckung oder wenn die Gebärmutter beim Bücken verspürt wird oder auch durch andere bisher ungekannte Veränderungen wie starke Periode mit Krämpfen, Zwischenblutungen, Verstopfung oder Blasenreiz mit Harndrang oder Harnverhaltung. Seltener geben wiederholte Fehlgeburten einen Anlaß zum Aufspüren des Myoms. Früher wurde die sofortige Entfernung der ganzen Gebärmutter durchgeführt, heute ist man bedachter. Denn man weiß aus Erfahrung ohne tatsächlich wissenschaftliche Belegung, daß Östrogene (sprich: Pille) das Wachstum der Geschwulst fördern, während sie in den Wechseljahren (ohne Pille) an Umfang verliert. Sie „schmilzt ein". Das ist selbst den betroffenen Frauen bekannt. Also, zunächst mal zuwarten, über die Notwendigkeit der Pille nachdenken und unsere *bewährte Kur* mit

Calcium fluoratum D6

3 × 1 Gabe täglich für 2 Monate, beginnen. Diese Arznei paßt gut für die hektisch *abgearbeitete* Frau mit *vielen kleinen, derben* Knoten. – Nach 2 Monaten setzen Sie die Kur fort mit

Conium D6

3 × 1 Gabe täglich für weitere 2 Monate. Die Arznei entfaltet ihre Wirkung am besten, wenn viele *harte, schmerzlose, dunkel blutende* Knoten die Gebärmutter einer krampfhaft *männlich* verhärteten Frau bevölkern. – Nach weiteren 2 Monaten nehmen Sie die letzte Arznei im Bunde der Drei, nämlich

Phytolacca D6

3 × 1 Gabe täglich für weitere 2 Monate. *Viele kleine, schmerzhafte* Knoten sind ein besonderer Hinweis für den Einsatz dieser Arznei. Sollten Sie herausfinden, daß eine der drei Arzneien ganz vorzüglich auf Ihre Beschwerden paßt und daß Sie durch sie eventuell schon Erleichterung verspürten, dann nehmen Sie nach der Kur dieselbe noch weitere 6 Monate ein, bevor Sie sich Ihrem Frauenarzt zur Kontrolle anvertrauen.

b) Wenn Sie mit dem Ergebnis der Kur nicht ganz zufrieden sind, was ich persönlich nie erlebte, dann wird Ihr Homöopath unter 3 weiteren bewährten Arzneien eine für Sie aussuchen, falls sie Ihrem Bild entspricht. Oder er wird die drei nach obigem Schema nacheinander verordnen. Schauen wir uns die Gemälde der drei Frauen an, die uns zur Arznei führen. Auffallenderweise sind sie alle *rot, hitzig* und *kräftig*. Die erste aber ist *untersetzt* und kommt uns mit einer tiefen, schweren *Melancholie* besonders *während* der *Periode* im Spiegelbild des

Aurum D6

3 × 1 Gabe täglich, entgegen. Meist ist ihre Gebärmutter schon *gesenkt* oder *vorgefallen*, und gelegentlich hat es *zwischen* den *spärlichen, verspäteten* Perioden geblutet. Die Art und Weise, wie sie ihre Beschwerden vorbringt, läßt uns zwischen den Zeilen vermuten, daß sie reizbar, *streitsüchtig* und gewalttätig sein kann. Trotz der scheinbaren Hitze verträgt sie nicht die Kälte, nicht den Winter und nicht die Nacht. Nicht gut Kirschen essen mit ihr!

c) Bei der zweiten, eher *mondblassen*, aber *kräftig* gebauten Frau fällt die Art, sich zu geben, unmittelbar ins Auge. Eine einzige *Selbstverherrlichung*, die sich bereits in dem *nichtswürdigen* Abwärtsblick, in der überstreckten

Haltung und in der modischen Kleidung ausdrückt. Auf Kosten einer *Herabsetzung* von Allem und Jedem. So nach dem Motto „ausgesprochen *scheußlich* das Ganze". Wie entscheidend sind doch diese unausgesprochenen Accessoires in einer Begegnung. Dafür hören wir von einer zu *frühen, reichlichen, dunkel geronnenen* Periode mit gelegentlichen *teerartigen, klumpigen, schmerzlosen* Zwischenblutungen, wobei sie kaum eine Vorlage vertrage. Der Unterleib sei verhärtet, *gesenkt*, drücke ständig *nach unten* und ziehe im *Rücken.* Die *unverträgliche Vorlage* verrät uns sowohl

Platinum D6

3 × 1 Gabe täglich, als auch eine starke Empfindlichkeit der Scham, wenn nicht sogar eine heftige geschlechtliche als auch geistig erregte *Gereiztheit.* Doch diese verschleiert sie, verdrängt sie, besetzt sie mit kühler Intellektualität. Und die Lust rächt sich mit Geschwülsten. Genau dort!

d) Die letzte Frau des ungewöhnlichen Damentrios strotzt von *blühendem* Aussehen. Wer denkt schon, daß sich dahinter *anhaltende* Blutwallungen zum Kopf verstecken. Wer denkt schon, daß sie unten genauso *wallt* mit *stinkenden* Blutungen, mit wäßrigem, gelblich-braunem, wundmachendem, *übelriechendem* Ausfluß, mit Verknotung, Verlagerung, Senkung mit einem Gefühl *„als fiele unten alles raus",* mit Blasenreiz und Afterkrampf. So sitzt sie vor uns, krampfhaft die Beine übereinander geschlagen, erinnert uns an

Lilium D6

3 × 1 Gabe täglich, und an tausenderlei hysterische Herzbeschwerden. Je länger der Tag, je zahlreicher die unerfüllten Stunden, desto intensiver werden ihre Schmerzen, ihre ruhelose Schwäche und ihre geheimen Sehnsüchte. – Haben Sie sich gefunden? Nein? Waren Sie auch ehrlich genug zu sich selbst? Na, es bleibt Ihnen ja noch die Sprechstunde!

NOTIZEN:

Myomblutung

Dieses Kapitel ist nichts anderes als eine Fortsetzung des vorigen. Dort stand die Geschwulst, hier steht die Blutung der Geschwulst im Vordergrund. Jedem das seine und Ihnen das Ihre! Eine hellrote und eine dunkelrote Blutung. Eine liebenswerte und eine böse Frau.

a) Sie liebt die Welt, die Menschen, ihren Schöpfer mit großer, wahrer, *mitfühlender* Zuneigung. Mit einer Art leidenschaftlichem Übersinn verbindet sie sich mit ihnen zu einer allumfassenden kosmischen Liebe voll leuchtender Begeisterung. Aber ihre Überempfindlichkeit macht sie unsicher, schüchtern und *ängstlich* vor dem Alleinsein. Das lähmt ihre Gefühle. Bis sie verschleißt, *erschöpft*, ihre Rolle nicht mehr spielen darf und *ohne ersichtlichen Grund* stark *hellrot* blutet. Sie zieht sich mit

Phosphorus D30

1 Gabe alle 10 Minuten, zurück, meditiert, wird empfindungslos und weint bitterlich. Nicht, daß sie sich verlassen fühlte. Da würden wir ja Klagen über andere hören. Sie beschuldigt niemanden wegen seiner Fehler. Es ist eher das Verhalten der Welt und ihre *überempfindliche* Reaktion auf solches Verhalten, das sie traurig macht. Doch deswegen lehnt sie die Welt nicht ab. Wir dürfen jederzeit verzeihend auf sie zugehen, sie trösten und *streicheln*, und sie wird lächelnd *verzeihen*, sogar vergessen. – Selbstverständlich dürfen Sie diese Arznei auch als bewährte Hilfe anwenden. Sie wirkt jedoch rascher und sicherer, wenn Sie – wie auch das folgende Arzneibild – in etwa dieser Frau entspricht.

b) So sehr die vorige durch das Bluten blaß erschöpft, so sehr *erleichtert* es diese *kräftige* Frau. Ihr bisheriges Leben ist geprägt durch die *Urangst*, die uns die *Schlange* im so heimischen Paradies auf unseren Leidensweg mitgab. Auf diesem Weg kämpft sie gegen das Böse in sich, gegen die „Sünde der Welt", die als höchst *sinnliche Impulse*, herz- und hirnbeengend, von unten nach oben kriechen. Durch *arbeitswütige* Tage beherrscht sie ihre gierigen Gelüste mit List, Tücken und Spott. Aber in der zunehmenden Nacht läuft der Krug ihrer *gestauten* Seele über. Und in der Folge immer dann, wenn die *bewußte Vernunft* durch aufkeimenden Schlaf ihre *Kontrolle* verliert oder durch Aufkeimen eines neuen Tages, eines neuen *Frühjahrs* getrübt wird. Zu lange schon hat sie ihre Person mit Stolz, Kraft und Edelmut besetzt, um ihr Ängste aus dem Unbewußten zu verschleiern. Jetzt schleudert sie die eigenen Empfindungen gegen die anderen als aggressive Eiferung über Untreue, *Eifersucht* und Schande. Mit *jähzornigen* Vorwürfen, Beschimpfung und Verspottung, mit schmerzlichen Scherzen, lächerlichem Lachen und einem endlos sich gebärdenden *Redeschwall*. In den packt sie alles hinein, was sich ihre eigene Seele an Genuß, Geilheit und Gier erträumt und schiebt sie zungengerecht den anderen zu. Das ist ihre Weise, sich von ihrem *Gestautsein* zu befreien. Wenn dann alles *fließt*, der Schweiß, das Blut, die Ideen, die Worte, *löst* sich der *Druck* in ihrem Hirn, auf ihrem Atem, auf ihrem Herzen, in ihrer Leber, in ihrem Unterleib und der Druck ihrer *verteufelten* Lebenslage. Bevor ihre Lebensgeister kurz vor den Wechseljahren mit *dunkelroter* bis *schwarzer* Farbe ausbluten, empfehlen wir ihr

Lachesis D12

2 × 1 Gabe täglich. Damit sie zu sich selbst zurückfindet, sich begegnen kann, damit sich die Energien des Bösen in die Strahlungen des Guten verwandeln, die mit gleicher Intensität ureigenst in ihr ruhen und mit der gleichen Kraft als phantasiereiche Berufsgestaltung, als schöpferische Liebesideen, als gestalterische Heimverwaltung mit *scharfsinnigem* Witz hervorbrechen können. Zu aller Gunsten, zu aller Freude!

NOTIZEN:

Senkung

Wenn etwas gesenkt ist, so wie hier die Gebärmutter, dürfen wir daraus schließen, daß auch eventuell andere Organe, umliegende und fernere, und tiefere weibliche Schichten, geistige und seelische, in gleichem oder stärkerem Maße gesenkt sind. Die Senkung der unsichtbaren Schichten ist sozusagen die „conditio sine qua non", die Bedingung, ohne die nichts geht, die Voraussetzung, ohne die das leiblich Sichtbare nicht denkbar ist. Denn die Senkung ist der Inbegriff einer *Schwäche* der Person, nicht nur der Spannungsverlust von Muskeln, Bändern und Bindegewebe. Ein Sinken der natürlichen Kräfteverteilung zwischen Erde und Kosmos. Ein Schweregefühl, das nach unten zieht, das die Bürde des Leibes verspüren läßt, das den Blick erdenwärts senkt und die Aussicht nach oben zur Sonne, zur Freude, zum Licht, zur Lust, zur Schöpfung, zum Schöpfer verweigert. Schauen wir doch mal hinein, inwieweit arzneiliche Zugeständnisse der Natur fähig sind, die irdene Blickrichtung in eine umfassendere zu liften.

a) Alles an und in ihr *hängt* nach unten. Der unbesinnliche Kopf, das schwerwiegende Herz, der leere Magen, die verstopften Eingeweide, der *gestaute, verlagerte, chronisch entzündete* Unterleib. Je näher der Erde, desto schwerer und schwacher. Die spritzige, leichtmutige Intelligenz ihres Gestern wandte sich zur schweigenden Schwermut ihres Heute; ihr mutiger, kämpferischer Einsatz für Menschen und menschenwürdige Ideale verwandelte sich in aussätzigen, menschenfeindlichen, mißmutigen Unmut, ihre Großmut neigte sich zur Kleinmut; ihr Übermut wurde zum Vehikel ihrer weiblichen Demütigung. Jetzt steht sie auf Kriegsfuß mit den Gegenteilen ihrer eigenen Seele, mit den Gegenteiligkeiten ihrer eigenen und mit denjenigen anderer Weiblichkeiten, schürt das Feuer und rührt die Trommeln gegen die *verachtete* Männlichkeit – auch gegen die ureigene, in sich selbst versteckte, aber tragende männliche Säule ihres Dasein. Sie fühlt die Stätte ihrer einstigen Fruchtbarkeit, wie sie *nach unten*, nach außen drängt. „Nach unten" bedeutet nichts anderes als zum Vergänglichen hin. Beschenken wir sie mit menschlicher Achtung, mit

Sepia D6

3 × 1 Gabe täglich, und mit einem Pferd als Zeichen unserer Zuneigung. Sie hat es verdient, sie ist noch empfänglich, wenn nicht mehr unten, so doch drinnen. Die Lust war immer ein Kreuz, aber ihr *Kreuz* ist heute eine Last. Deswegen setzen wir sie aufs Pferd und lassen sie *reiten*. Das liebt sie. Die kräftige *Erschütterung* im Unterleib tut ihr gut. Fast wie ein *Beischlaf* für ihre Seele! Doch mit *übereinander geschlagenen* Beinen versucht sie krampfhaft, dergleichen abzuwehren. Vielleicht aber gelingt es Ihnen doch noch, behelfs der Arznei, durch eine andere Öffnung in sie vorzudringen. Auf daß sie trotzdem wieder lachen kann, wenn's auch − Opfer der *gesenkt verlagerten* Umstände − das Höschen befeuchtet. − Diese Arznei ist so bewährt, daß wir nicht oft genug alle Seiten ihrer Freuden und Macken beleuchten können. Bedenken wir, daß im Schnitt jede zehnte Frau, von der keimenden Jungfrau bis zur eher derben Großmutter, dieser Arznei bedarf. Das ist eine ganz erfreulich erschreckende Menge. Ja, ja, auch erfreulich. Denn jede Frau bleibt eine geheimnisvolle Faszination!

b) Ganz dem Gegenteil begegnen wir hier in einer *blühenden* Frau, welche die Lust in Vorstellung und Ausführung zum Lebensinhalt erkoren hat. Zumindest solange sie einigermaßen gesund ist. Aber wenn der männliche Halt verloren geht, *dann senkt, verlagert, verknotet* sich der Unterleib; *krampft* der Darm, die Blase, das Becken; *schießt* ein scharfer Nervenschmerz vom *linken* Eierstock zur linken Schädelhälfte, so daß ihr schwarz wird vor den Augen. Allzu gern möchte sie die phantasiereichen Träume ihrer nächtlichen Sehnsüchte bewahren, weiterträumen, ausleben, aber *wagt* es *nicht* mehr, sich hinzugeben. Aus *Angst* vor der „Sünde", aus Angst vor dem *Vergehen* in der Leidenschaft, in der Ohnmacht, in der Sterblichkeit. Deshalb versucht sie nicht nur mit übereinander geschlagenen Beinen, sondern sogar *mit den Händen*, die hervordrängende, vergängliche Scham zurückzuhalten und versucht gleichzeitig das, was tiefer liegt, ihre geschlechtliche *Übererregung*, zu verdecken. Mit viel Einfühlung und mit

Lilium D6

3 × 1 Gabe täglich, werden Sie es schaffen, nicht nur die Seele dieser Frau zu befruchten, sondern sie dadurch von den *hysterischen* Zwangsanfällen ihrer linken Brustseite zu befreien, damit sich ihr *Herz* wieder mit warmer Herzlichkeit offenbaren kann.

c) Noch kräftig, aber schon *verblaßt, verhärtet, verkrampft* sind die äußere Erscheinung, der Unterleib und die Lust dieser Frau. Von *kühler* Schönheit, von kühlem Intellekt, von kühler Herablassung ist die *edle* Pflege ihrer Verfassung gezeichnet. Die ewig Unerkannte! Dennoch, die *Selbstverehrung* verrät uns – wie bei allen sich derart gebärdenden Menschen –, daß sie etwas im Geheimen bewußt verdeckt, was der Welt nicht offenbart werden soll. Wo viel Kühle ist, da ist auch viel Hitze! Und diese versteckt sie im kleinen Becken. Sozusagen aus der Seele in ihren Unterleib verdrängt, von wo aus ein ständig *wollüstiges Prickeln* in die Magengrube aufsteigt. Nicht zum Herzen, wie wir's im vorigen Bild erleben durften. Der Magen liegt gerade noch entfernt genug, um ihn mit der *matten Brillanz* ihrer geistigen Fähigkeiten zu überspielen. Aber ein Spiel, mit dem sie allein und im Alleinsein nicht fertig wird. Sie weint dort *erschreckt* über die geilen Ausformungen ihrer Genitalphantasie, die von einem hitzigen *Jucken*, von krampfender Härte, von ziehendem *Abwärtsdrängen* erinnerlich geschürt werden. Das *Weinen* löst zwar manchmal die leiblichen Krämpfe, aber verkrampft dann ihre Seele, aus der sie das „Böse" zuvor verdrängte. So *wechseln* sich die leiblichen mit den seelischen Plagen *ab*, solange zumindest bis ihr

Platinum D6

3 × 1 Gabe täglich, die erhoffte Erleichterung aus ihrem Pingpong-Gefängnis verschafft. Dann braucht sie nicht *kalt* und *taub* zu werden auf der Haut und im Gemüt und kann endlich ihren breiig *verstopften* Stuhlgang aus dem Darm und den „Mist" aus ihrer Seele ablassen.

d) Eine Frau, die mit allen Mitteln ihren *Kinderwunsch* durchsetzen will, deren Unterleib und Monatsreinigung jedoch so verbogen sind, daß es einfach nicht klappt, braucht mit Sicherheit

Senecio D4

3 × 1 Gabe täglich, sehr lange Zeit. Wie ein Unkraut von *unverwüstlicher* Natur trotzt sie allen Widerständen der Vernunft, strafft mit Leichtigkeit ihr Gemüt und ihre Fruchtbarkeitsorgane, ungeachtet vergeblicher Fruchtbarkeitsversuchen und Fehlgeburten. Unbeirrt gibt sie sich erneut der *Nützlichkeit der Lust* hin. Diese Arznei wird mit viel Geduld die klare Ordnung ihres weiblichen Rhythmus wiederherstellen. Dann wird sie haftend schwanger und kokettiert triumphierend mit ihrem Durchsetzungswillen: „Siehst Du, ich hab's Dir immer gesagt!"

e) Hier begegnen wir wieder einem *nervösen, überarbeiteten, ruhelosen* Familienwrack. Aufgeopfert hat sie sich für Mann und Kinder und hat stillschweigend auch noch beide Elternpaare in deren letzten Jahren gepflegt. Nun ist die Seele *gestreßt*, die Fruchtbarkeit im *Eierstock gereizt*, die *Gebärmutter schwer*, aber nicht empfindlich, das Hirn ist müde und unempfindlich. Nichts geht mehr. Hoffen wir, daß wenigstens

Zincum valerianicum D4

3 × 1 Gabe täglich, noch bewirken kann, daß sich der Mangel an Ruhe in Ruhebedürfnis und letztlich in Erholung ihrer *zittrigen* Nerven und ihrer *verschlossenen* Unterleibsschwere verwandelt.

f) Ähnlich hippelig wie die vorige, aber weniger verzinkt ist diese Frau. Sie ist eher von *blutarmer Blässe* geprägt. Ein ständiger schmerzhafter *Abwärtsdruck* auf die *Scham* und den *Darm* plagt sie. Sie hat das Gefühl, daß die Gebärmutter so weit nach unten abgesunken ist, daß sie *beim Sich-Setzen* regelrecht *hochgestoßen* wird. Das ist so auffällig, daß

Ferrum jodatum D4

3 × 1 Gabe täglich, zur Arznei ihrer Wahl wird. Auch für ihr armseliges Blut in den leicht *erregten* Gefäßen und für ihre *aufgewühlten* Hormone im Hirn, am Hals und im Becken.

g) Die folgenden Klagen dürfen wir keiner jungen Frau zuordnen. Nun, dieses Kapitel ist zwar für jedes Alter gedacht, setzt aber doch einen gewissen Lebensprozeß voraus, bevor sich seine Störungen manifestieren können. – ein Prozeß, der seine Startlöcher immer im Seelischen einnimmt. Also, eine ältere Dame. Im Leiblichen beginnt alles mit ziehendem *Rückenweh*, das sie zur *erleichternden* Bewegung zwingt. Dann *juckt* die Scham, eher peinlich *schmerzhaft* als lustig, die *Periode* verändert ihre Qualitäten, wird *scharf, wundmachend* und *stinkt faulig* nach Aas. Ein dünner, *dunkelbrauner* Ausfluß folgt ihr. Wir denken nicht nur an

Kreosotum D4

3 × 1 Gabe täglich, sondern auch an *Diabetes* und an die Horrorvision *Krebs*. Der Frauenarzt wird das letztere hoffentlich ausschließen und sie zum Internisten verweisen.

NOTIZEN:

Verlagerung

Die verlagerte Gebärmutter entspricht im Seelischen einer verdrängten Weiblichkeit. Betrachten wir die Arzneien und ihre zugehörigen Schicksale, so geben uns diese das Recht auf eine solche Aussage. Alle sind gezeichnet von unüberwindlichen großen Schwierigkeiten mit ihrer Geschlechtsrolle. Entweder an- und eingeboren oder durch Partner so geworden, die durch eine sexuelle Forderungshaltung logischerweise mit mangelndem Einfühlungsvermögen gestraft sind. In der Folge übertragen sie diese Strafe bedenkenlos, rücksichtslos, ja oft skrupellos auf ihre Partnerin, die sich dann – oft mangels Vergleich – nicht mehr so richtig auskennt. Was soll das noch! Sie verlieren den Bezug zu ihren Genitalien, zu ihrer Rolle als empfängliche und hingebende Heimverwalterin und zu den Menschen, die ein Heim ausmachen. Die Arznei wird zwar die Gebärmutter in ihre natürliche Lage zurückbringen, aber wird als einzige Maßnahme sicherlich nicht die erwünschte Harmonie drinnen und drumherum wiederherstellen. Dazu gehört eine verstehende oder sich wenigstens bemühende Zuneigung von Menschen. Das ist eine viel größere Arznei.

a) Verdrängt ist bei dieser *fettleibigen, blutarmen* Frau mit den *blonden* Haaren und der *wachsartigen, hellen* Haut vor allem die *Schwäche* ihrer *Intelligenz*. Sie wird sich ihrer Schwachstelle schon früh bewußt und setzt ihr wegen der folglichen *Abhängigkeit* eine Art *Rebellion* entgegen. So geschieht es, wenn die Familie ihr beistehen will, daß sie den Zuspruch mit *reizbarem* Zorn beantwortet. Verständlich, da sie *ablehnend* wirkt, wird sie in der Folge abgelehnt. Aber ihre *Angst* vor der *Einsamkeit* ist größer als ihre Auflehnung. Weshalb sie instinktiv Kritik und Widerspruch gelten läßt. In diesem inneren Gezänk wird sie Opfer ihrer Auflehnung gegen die menschliche Abhängigkeit, *widerspricht eigensinnig* jeglicher Berührung und ist sich, mangels geistiger Potenz, keiner Schuld bewußt. Die anderen haben sie verlassen! Sie verbittert, *frißt* sich den Frustspeck an den Leib, *quillt* wäßrig auf, wird *haltlos* wie ihr Herz, ihr Magen, ihre Gedärme und ihr Unterleib. Sie greift sich an den Kopf, hält den Magen, verschließt mit beiden Händen die Blase, die Scheide, weil beide ohne

Kalium carbonicum D6

3 × 1 Gabe täglich, auszulaufen drohen. Vielleicht kann sie durch die Arzneiwirkung einsehen, daß wir alle irgendwie schwach sind, daß wir uns alle irgendwie brauchen in mehr oder weniger Abhängigkeit voneinander. Am besten gelingt uns die Einsicht, wenn wir unsere Schwächen als gegeben annehmen, im Wissen, daß sie sich verändern und wir sie überwinden. Mit Hilfe der anderen, die wir deswegen nicht anklagen, sondern annehmen als Begleiter wie die Arznei, um sie letztlich gleichermaßen zu überwinden. Doch nicht in der Ablehnung, sondern immer wieder in neuem veränderten Annehmen, weil wir allesamt Klubmitglieder eines größeren Plans der Schöpfung sind. Falls Sie noch nicht dazugehören, werden Klubantragsformulare auf Anfrage versandt. Oder eindeutiger: Die homöopathische Praxis steht jedem offen!

b) Eine *blasse* Frau, elektrisch *geladen*, nervlich *zerrüttet*. Schon lange hat sie zugemacht, sich gegen die Außenwelt *verzinkt*. Das schützt sie zwar vor Angriff von außen, aber die nervige Aufladung drinnen kann sich nicht mehr auf natürlichem Weg nach außen entladen. Sie sucht sich einen Ausweg über die Nerven als erregende Erschöpfung, über die Haut als Ekzem, über die Scheide als Ausfluß und als verlorengehende Weiblichkeit. Schwäche und Erregung stehen sich in extremer Kampfstellung gegenüber. Aber es findet kein Kampf statt! Die Schwäche entlädt sich als dumpfe Hirnleere, die Erregung, einschließlich einer beträchtlich lüsternen, entlädt sich als Muskelzuckungen, als ruhelose Radfahrerbeine, als Onanie. Mit

Zincum D6

3 × 1 Gabe täglich, muß lange Zeit an der Verzinkung gekratzt werden, bevor Einsicht, Erleuchtung und Geistesblitze zum Durchbruch gelangen, um das verbrämte, eingefahrene Verhalten vor der totalen Verrottung von innen her zu erretten.

c) Oh, meine Freundin! Die ewig *im Sitzen* Klagende, wo sie ihren schweren Magen, ihr müdes Kreuz, ihre schmerzlich ziehenden Glieder und ihre gewichtige, *wunde Gebärmutter spürt*, wie andere ihr krankes Herz. Obwohl sie sich mit sinnigen oder unsinnigen Taten überarbeitet hat, tüftelt sie weiter mit Besen, Putzlappen und Gartenhacke und bringt das Haus durcheinander. Aber dabei läuft der Ausfluß, und ihre Glieder werden immer müder. Endlich fällt sie *erschöpft* auf die Couch nieder, und wir erhoffen uns einen angenehmen Feierabend. Der ist jedoch bald hinüber. Ein jämmerliches *Geschwätz* scheint sie von den Stauungen in ihrem Becken zu befreien. Wir wünschen insgeheim, daß sie ihre unteren Lippen öffnete. Schon seit langem hat sie diese verschlossen, hat sie durch Langeweile ersetzt, saugt ihre Lust aus inhaltslosem Gerede um jeden Preis. Das verschafft ihr die einzige Ablenkung, aber auch die Abneigung ihrer Umwelt. Geben Sie ihr

Helonias D12

2 × 1 Gabe täglich, auf die Zunge. Das wird die Lippen da schließen, wo sie klugerweise geschlossen werden sollen und sie dort öffnen, wo sie gewöhnlich geöffnet sein sollten. Es lebe die Homöopathie!

d) Eine bewährte Arznei für abgewrackte Frauen mit einer *überstrapazierten* Gebärmutter. Überstrapaziert von einem unempfindlichen Ehemann, der es vorzog, lieber zu heiraten, als seine allnächtlichen Gelüste weiter ins Bordell zu tragen. So hatte er das ganze Drumherum bequemer, widerspruchsloser und Kinder will man ja auch haben. Nun geht nichts mehr. Nur

Aletris D4

3 × 1 Gabe täglich, und eine unendliche *Sehnsucht nach Ruhe* verbleiben ihr. Als Hoffnung auf Wiederfindung ihrer Seele und als Aussicht auf Wiederherstellung ihrer Scham.

e) Wenn unten alles *hinabdrängt*, weil die Mutterbänder *erschlafft* sind oder ein Myom die herabdrängende Gebärmutter verlagert, aber sonst keine Indizien für eine andere Arznei sprechen, dann lege ich Ihnen

Fraxinus D4

3 × 1 Gabe täglich, ans Herz. Äußerst *bewährt* und selten angewandt, weil unbekannt. Gelegentlich sind die Beckenorgane entzündlich *angeschoppt*,

schmerzen und fühlen sich *schwer* an. — Bevor Sie Ihre Selbstsuche und Arzneisuche erfolglos aufgeben, blättern Sie rasch zum vorigen Kapitel um. Darin geht auch so manches verloren.

NOTIZEN:

Unterentwicklung

„Eine kindliche Gebärmutter, zu klein, als daß sich ein Ei zum Kind entwickelt." Das ist gewöhnlich der Urteilsspruch des Frauenarztes. Er hat nicht unrecht. Eine Schwangerschaft endet meist als Fehlgeburt, selten als nicht lebensfähige Frühgeburt. Die Periode ist spärlich und versiegt in frühen Jahren. Die Lust verkrampft als Vaginismus. Es wundert mich, daß derartige Störungsverläufe nicht öfter in Erscheinung treten. Oder haben wir sie überhört? Weil wir zuerst immer an die großen Arzneien denken? Wir leben im Abfall der Großstädte, in ihren Abwässern, Abgasen und Auspuffs, in ihren organisatorischen Verirrungen, fehlgesteuerten Profiten und profitablen Fehlplanungen. Stets zugunsten einiger und zum Schaden aller. Es sollte uns erstaunen, erschrecken und entsetzen, daß Krämpfe und Verkrampfungen, Lähmigkeit und Lähmungen, Gleichgültigkeit und Verwirrung wie ein gemächlich fressendes Geschwür um sich greifen. Nicht zuletzt sollte uns der Umstand verwundern, daß unsere Volksverdummung immer jünger wird. Krampfend ersticken unser Atem, unsere Verdauung, unsere Ideen, unsere Beweglichkeit im eigenproduzierten Dreck. — So *verkrampft* begegnen wir dieser blassen Frau, deren Fett unter der Haut, deren Muskeln, Geist und Schöpferkraft im Begriff sind zu *schwinden*. Das Lebendige in ihr ist *steif* und *hart* geworden. Wie ihre fruchtlose Gebärmutter, wie ihre verstopften oder durchfälligen Eingeweide, wie ihr krampfhaft *eingezogener* Bauch, der die *Mittelbauchkoliken* beruhigen soll. Selbst der After krampft, als sei er *mit einem Draht* in die Bauchhöhle *hochgezogen*. Wenn auch weniges davon nur angedeutet ist, sollten wir nicht zögern, ihr

Plumbum D6

3 × 1 Gabe täglich, zu verordnen. Am häufigsten habe ich mich für diese Arznei entschieden, wenn mir, bei allem Schwund und aller Verkrampfung, ein *schmutziges* Gesicht mit *fettigen*, störrischen Haaren entgegenschaute. Trotz Pflege! Das sollte unsere Augen schärfen, denn das *Blei* ist allgegenwärtig!

NOTIZEN:

Endometrium

Das Endometrium ist die Schleimhaut der Gebärmutter. Ich habe mit Absicht den lateinischen Ausdruck gewählt, weil der Begriff der *Endometriose* unter Frauen zum geläufigen Wortschatz geworden ist. Mit dieser Diagnose melden sich Frauen in der homöopathischen Praxis. Grund dafür ist die Tatsache, daß als Therapie nur Hormone zur Verfügung stehen, die aber der Periode und damit der Fruchtbarkeit einer jungen Frau einen Riegel vorschieben. Das ist nämlich so: Die Zellen der Schleimhaut können sich lösen, wandern, gelangen über das Blut oder über den Eileiter in die Bauchhöhle und setzen sich meist in Nähe der Gebärmutter oder eines Eierstocks fest. Auch dort unterliegen sie wie an ihrem Originalort den Rhythmen der Regel. Das heißt, auch sie bluten ein wenig, wenn auch nicht abwegig, bei jeder Periode. Doch das Blut kann sich nicht nach außen entleeren, staut sich allmählich zu einer enormen Zyste. Diese drückt auf das umgebende Gewebe und schmerzt vorwiegend während der Periode. Sie selbst merken eigentlich nur, daß die gewohnten Beschwerden bei *Ihrer* Periode gemächlich an Heftigkeit zunehmen. Oder Sie verspüren die Phänomene der Arznei: Schwere, Drang nach abwärts, Ausfluß, usw. Das führt Sie zum Frauenarzt. Stimmt's? Nur noch in seltenen Fällen wird zur Operation geraten. Zunächst schauen wir uns die Entzündung der Schleimhaut an, die *Endometritis*, die – beschämend zu wissen – fast ausschließlich durch Verkehr *während* der Periode ausgelöst wird. Zwei der häufigsten, von verständlicherweise mehreren personenbezogenen Bildern, seien skizziert. Und ausgerechnet zwei Frauen, die den Verkehr nicht unbedingt aus Genußsucht betreiben. Läßt tief blicken, meine Herren!

a) Einst glänzte, *strahlte*, brillierte sie im Sport, im Beruf und zu Hause. Mit *hastigen* breiten Ellbogen ist sie die Erfolgsleiter der *Macht* hochgeklettert, um oben zu entdecken, daß Macht nicht alles ist, was ein Leben zum freien Atmen braucht. Aber keiner wagte es bisher, ihr was davon zu sagen. Alle kannten ihre *Reizbarkeit*. Meinungen, Kritik, Widerspruch durften zwar geäußert werden, wurden aber mit *Empörung*, mit kritikreichem *Tadel* in *jähzornigem* Streitmonolog geahndet. Je nach Laune. Sie hatte immer recht, sie machte alles recht. Heute noch. Das belegt sie mit einem Schwall von Argumenten, der alle an die Wand drückt. Obwohl sie für zwischenmenschliche Beziehungen in ihrem Leben keinen Platz reservierte, brauchte sie die Gesellschaft, die Gruppe, die Familie, um ihrer Macht die rechte Geltung zu verschaffen. Wer aber *ohne Rücksicht* nach oben strebt, kann rücksichtslos tief fallen. Wenn sie wegen ihrer *chronischen* Unterleibsentzündung *(Endometritis)* und ihrem *hämmernden Hinterkopfweh* auf uns zukommt, ist sie bereits in schweigende *Schwermut* gehüllt. Besonders *bei* der *Periode*, durch die sie sich ihrer Geschlechtsrolle vorübergehend bewußt wird. *Schwer* ist nicht nur ihr Gemüt, sondern auch die *Überlast* ihres Körpergewichts, die Last des Herzens, der „Hochdruck". Für solche Schwere, die in den Höhen der Macht überlastig wird, hat die Natur

Aurum D6

3 × 1 Gabe täglich, aus dem *Gold* der Erde in eine Arznei verwandelt. Wo viel Schweigen ist, sind auch viele Schreie. Unhörbar. Schreie nach Erlösung von der Folter des Gewissens, die ihr die verbitterten *Selbstvorwürfe* bereiten, jetzt, wo sie verlassen ist. Gewissensbisse über die Abkehr von Menschen, die sie *rücksichtslos* in das Gewebe ihrer Macht einhäkelte. Doch als Mensch, der *nicht zurückschaut*, tadelt sie ihre Freunde für ihre *Verlassenheit*. Ohne Rückschau gibt es keine Vorschau, ohne Einsicht keine Aussicht. Denn unser Morgen wird auf dem aufgebaut, was gestern war und heute ist. Das wird morgen sein! Sie aber *stagniert im Heute* mit ihrem Streben nach *Gold*, das ihr die Macht verschafft hatte. Eine wahre Pragmatikerin! Dasselbe *Gold*, das aus dem Schatten der Erde hervorgeholt, auf Seele und Geist vergiftend wirkt, wird jetzt zu ihrer erleuchtenden Arznei. Bestrahlt die Einsicht, die Reue, die Umkehr in ihrer Seele. Glänzend wie das *Gold* im Licht der Sonne. Dennoch, die Arznei bleibt nur ein Anreiz, die Einsicht ist die größere Arznei!

b) Was dort der Macht *Stolz, Ehre* und *Ruhm* bedeutet, dient hier der glänzend beherrschten Verschleierung des *Besitzens*. Besitz um jeden Preis! Das hat sie sich als *Versteckspiel* von ganz vordergründigen *sexuellen Gelüsten* ausgedacht, die sie gelegentlich mit wahnhafter Geilheit *erschrecken*. Aber ihre *kühle, mattglänzende* Intelligenz verschafft ihr Erfolg. Immer im Hintergrund mit kontrollierendem *stolzen* Blick, mit *vornehmer Distanz*! Nur im Alleinsein weint sie, entsetzt über ihr *klammartiges* Kopfweh, über ihre *dauerhaft entzündeten* Unterleibsschmerzen *(Endometritis)*, über das entzündete Feuer ihrer Wollust. Sie weint nach

Platinum D6

3 × 1 Gabe täglich, das sie von ihren Extremen befreien soll. Wenn sie dann ihre Mitte gefunden hat, wird sie einsehen, daß Intelligenz mit der Weisheit des Herzens erwärmt werden muß, um auf andere *fruchtbringend* auszustrahlen.

c) Jetzt bleibt uns noch das als Diagnose, was Sie als *Endometriose* schmerzt. Auf alle Fälle, wie auch immer die Arznei zu Ihrer Person sein mag, sollten Sie zusätzlich

Borax D3

3 × je 1 Tablette täglich, oben in den Mund und unten in die Scheide einlegen. Vielleicht wird diese letzte Rettung, zusammen mit Ihrer personenbezogenen Arznei, die sie vielleicht in anderen Kapiteln entdecken, Ihre Schöpfungskraft und das Heim dieser Schöpfung erhalten.

NOTIZEN:

Ausschabung

Zu häufig wird – meiner bescheidenen Meinung nach – bei Blutungen jeglicher Art die Ausschabung angesetzt. Selten, daß ein Frauenarzt aus dem Aussehen, dem Geruch des Blutes und aus *Ihren* Empfindungen die Notwendigkeit des Eingriffs ablesen kann. Vorbehaltlos sprechen die Unbedachten von Krebsverdacht. Das ist schlechtweg dumm! Dumm von zwei der wichtigsten Standpunkte: medizinisch und menschlich. Seien Sie nicht zu gutgläubig, und lassen Sie die Verängstigung nicht zu. Werden Sie mündig! Die Homöopathie zeigt Ihnen WIE.

a) Ist die Ausschabung unumgänglich begründet, dann nehmen Sie zwei Arzneien mit. Die erste kennen Sie schon aus dem Kapitel *Operation* in der *"Hausapotheke"*. Mit Recht! Denn die Ausschabung ist eine *Verletzung* ihres Schoßes, aus welchen vernünftigen Gründen auch immer, und bedarf der

Arnica D6

3 × 1 Gabe täglich, sowohl 1 bis 2 Tage vor dem Eingriff, als auch danach, wenn die *Nachblutungen* anhalten sollten.

b) Die zweite Arznei ist eher angezeigt, wenn nach dem Eingriff tief drinnen ein *Wundschmerz* verbleibt und sich der *Unterleib* wie gequetscht anfühlt.

Bellis D3

2 × 1 Gabe täglich, wird nicht umsonst die „Arnica der Gebärmutter" genannt.

NOTIZEN:

5. Eierstock

Schmerzen

Der Rolle vieler Frauen ist vom Anspruch der Gesellschaft ein neuer Stempel in die Seele geprägt worden. Eigentlich wie eh und je. Nur die Inschrift des Stempels hat sich geändert. Damals „Heim und Herd", heute „Selbstverwirklichung um jeden Preis". Der Preis sind das Heim, der Herd, die Kinder, der Ehemann und die sich daraus ergebenden Verpflichtungen: Haushalt, Erziehung und intime Familienbeziehung. Ein hoher Preis für eine politische Idee, von der eigentlich wenige Frauen so recht wissen, was sie im Wesentlichen bedeutet und wie sie damit umgehen sollen. Es wird interpretiert, diskutiert, intellektualisiert, bis ihnen selbst zum Kotzen zumute ist. Bleibt zurück der fade Speigeschmack von Unzufriedenheit, von Unerfülltheit, vom Unglücklichsein einer fast vermännlichten Seele. Allein jene Frau, die vom männlichen Wesen und vom weiblichen Anteil eines Mannes leiblich und seelisch durchdrungen ist, ist durch ihre Rolle zufrieden, bleibt mit ihrer Rolle erfüllt und wird in ihrer Rolle glücklich.

a) Der Eierstock liegt so tief drinnen, daß Sie dort keine Entzündung in ihrem Prozeß abfolgen können, sondern eigentlich nur Schmerzen verspüren, weshalb ich diesen den Vorrang geben möchte. Die Entzündungen finden Sie nochmals im „Dritten Teil". – Die *linke* Seite, die Seite des Herzens ist die bevorzugte Schmerzstelle. Gewiß, der Eierstock als *Heimstätte der Fruchtbarkeit* hat etwas mit Herzlichkeit zu tun! Wir kennen diese abgehärmte, *verschlossene* Frau als jene mit den unruhigen Beinen, die sie den ganzen Tag auf Trab halten. Selbst nachts *zuckt* und *ruckt* sie noch im Schlaf. In ihrem *linken* Eierstock *bohrt* es, besonders *vor* der Periode, sie fühlt ihr *Herz*, als sei eine *Mütze drüber gestülpt*. Sie wartet mit Sehnsucht auf

Zincum D6

3 × 1 Gabe täglich, und auf ihre Periode. Dann *fühlt* sie sich total *wohl*. Endlich kann sie etwas nach außen geben, was ihrem Herzen verwehrt ist. Sogar der krampfende *Nackenschmerz* und das Einschießen am letzten Brustwirbel, die Last, durch ihre tägliche Haltung bedingt, fallen von ihr ab.

b) Wenn es geschehen sollte, daß Sie sich den Unterbauch *stoßen* oder anderweitig gestoßen werden, dann sollten Sie an

Hamamelis D4

3 × 1 Gabe täglich, denken. Der Schmerz ist *so gequetscht* wie der Stoß, der die Quetschung verursacht. Der Eierstock kann sich daraufhin sogar entzünden, wobei dieselben Schmerzen dann in den ganzen Bauch ausstrahlen.

c) Entzündungen, auch unbemerkte, chronische oder immer wiederkehrende, hinterlassen strähnige *Verwachsungen*. Wie jede Wunde eine Narbe. Genau wie oben können diese von einem *Quetschungsschmerz* begleitet sein. Hier ist

Bellis D3

3 × 1 Gabe täglich, die bessere Wahl. Zumal eine Frau, die dieser Arznei bedarf, ziemlich *überarbeitet* ist. Im Alltag und im Unterleib.

d) Die gleichen *quetschenden* Schmerzen finden sich bei einer blassen, *hastigen* Frau, die voller *Ängste* ihren Tag beginnt. Aber nur ihr ist eigen, daß der *linke* Eierstock sich *wie vergrößert* anfühlt, größer als das eigene Tasten herausfinden mag. Wenn dem so ist, wird

Argentum D6

3 × 1 Gabe täglich, für gewünschte Erleichterung sorgen. Auch für die *lähmigen* Glieder und für das *Kopfweh*, das so *allmählich* tückisch beginnt, um auf dem Höhepunkt der Unerträglichkeit auffallend *knallartig* zu verschwinden.

e) Die *neuralgischen* Schmerzen sind eigentlich diejenigen, die unsere Frauen am meisten quälen. Das Neuralgische, falls nicht entzündlich, ist ja eine leibliche Ausdrucksform des *Hysterischen*. Das heißt dann, wenn das weibliche Gemüt mit ihrer Fruchtbarkeit, ihrer Schöpferkraft und mit den dazu notwendigen Rhythmen nicht zurechtkommt. So ist es am besten, wenn Sie nach einer ärgerlichen *Erregung* gleich

Colocynthis D4

3 x 1 Gabe täglich, nehmen, falls Sie sich eine hysterische Verfassung zuschreiben. Das ist durch die Beschäftigung mit der Homöopathie ohne Naserümpfen und ohne albernes Lächeln durchaus möglich. Denn die Aussicht, von den eher *rechtsseitigen*, zugreifenden, *kolikartigen*, ziehenden, pressenden, *stechenden* Schmerzen befreit zu werden, ist besser, als sich ewig zu *krümmen* und *warme* Auflagen zu machen. Was nichts anderes ist als das Krümmen vor den Kräften der Natur und die Suche nach ein bißchen lindernder Herzenswärme, um das eigene, oft *wassersüchtige* Herz dem freien Fluß der Dinge überlassen zu können.

f) Diese *schwarzseherische* Frau ist ein einziges *Nervenbündel*. Ihre Schmerzen schießen *schneidend* von einem Eierstock zum anderen, *schießen seitlich* den Körper hoch. Zum *Kopf*, wo sie sich im Nacken festkrampfen, zum *Herzen*, wo sie in die linke Hand ausstrahlen. Zum *Verrücktwerden*, besonders *um* die *Periode* und *je stärker* diese blutet und mit

Cimicifuga D4

3 x 1 Gabe täglich, einzudämmen wäre. Bevor sie *geschwätzig* von einem Thema zum anderen hüpft, sich selbst auf die Nerven geht und laut herausschreit „es muß etwas geschehen"!

g) Diese *erschöpfte* Frau ist der vorigen sehr ähnlich. Ihre Schmerzen schießen *scharf, rheumatisch* und *krampfartig durch den ganzen Körper*, vor allem *vor* der *Periode* und *je schwacher* diese blutet. Auch fehlen die Kopfschmerzen, die erst dann auftreten und der

Caulophyllum D4

3 × 1 Gabe täglich, bedürfen, wenn die Periode mal ausbleibt. Ein Gefühl von *innerlichem Zittern* begleitet alle ihre Beschwerden, auch das beginnende *Rheuma* an den kleinen Gelenken. – Schmerzen sind ein Spiel der Natur mit menschlichen Variationen von Lust und Vergänglichkeit. Wissen Sie nicht? Stöbern Sie in anderen Kapiteln rum. Dort finden Sie noch mehr Leid mit vergänglicher Lust.

NOTIZEN:

Verwachsungen

Unbemerkt ablaufende, immer wiederkehrende oder chronische Entzündungen der Eierstöcke hinterlassen Verwachsungen wie Wunden eine Narbe. Sie haben demnach die Folgen anderer Folgen zu ertragen. Denn der Eierstock entzündet sich erst, wenn Ihre Fruchtbarkeit schwach wird, wenn der Geist der Schöpfung in Ihrem männlich hergenommenen Leib erschöpft ist. Oder wenn er nie im Innersten Ihres Weiblichseins empfunden wurde. Oder wenn das, was wir als Urweibliches erahnen, empfinden und herbeisehnen, leichtfertig oder schwerfällig verschüttet wurde. Dann verwachsen zwar die Wunden, aber die Schmerzen bleiben.

a) So sehr sie auch an ihrer Art von *unerfüllter* Weiblichkeit festhält, der Unterleib ist weh, wund und schwach, als wolle *alles unten rausfallen*. Mit *gekreuzten* Beinen und beiden Händen versucht sie vergebens den Verlust zu vermeiden. Ein Allzuviel von „soll ich oder soll ich nicht" hat das Maß von hitzig erträumter Leidenschaft und quälenden Gewissensbissen überschritten, sich zur Tortur ihres Unterleibs entwickelt. Nun strahlen keine Augen mehr, sondern *brennende* Schmerzen strahlen hoch in den Bauch und runter zur *Innenseite* der Oberschenkel. Oder sie *schießen krampfend* vom *linken* Eierstock über die Scham *zum Herz*.

Lilium D4

3 × 1 Gabe täglich, wird sie von den neuralgisch-hysterischen Schmerzen ihrer immer *wiederkehrenden Entzündungen* entheben, aber ihre schmerzende Seele wird nur eine Gabe *Lilium D200* laben, weil nur diese dorthin vordringt.

b) So sehr sich bei der vorigen Frau die Zweifel ihres Gewissens in kurzfristigen Chancen des Wohlbefindens äußern, so sehr hat dieses *tragische* Wesen den Zweifel an ihrer Vorbestimmung zu ungunsten ihrer Weiblichkeit verlassen. Sie hat sich *verselbständigt*, vermännlicht und ist *derb* geworden. Das lesen wir aus dem derben Gang, der derben Haut und dem derben Aus-

Eierstock – Verwachsungen

druck ihrer Gesichtszüge. Oder erfahren es durch Tasten der derben Eierstöcke, die durch die *chronischen Entzündungen* vernarbt sind und mit

Sepia D6

3 × 1 Gabe täglich, gewiß zu erweichen wären. Dann könnte sie „das Zeug da unten" und das, was darin geborgen ist, besser für sich verwerten. Nicht zuletzt profitierte davon eine in allem *beherrschte* Familie.

c) Das Volk sagt „es gibt Dumme und Saudumme"! Zu den Dummen gehört jener Mann sicher nicht, der die Geschlechtsorgane seiner angeblichen Lebenspartnerin derart hernimmt, daß auch die Periode keine Ausnahme macht. Was soll daraus werden?! Was anders als ein Sexprotz, ein hergenommener Unterleib und immer wieder *frische Entzündungen*, die während der Periode den Ort der Fruchtbarkeit heimsuchen. Wenn Sie derart schändlich zu bedauern sind, reicht Ihnen tröstend die Natur das

Bellis D3

3 × 1 Gabe täglich, das *Maßliebchen*, für solche Folgen, die durch ein Unmaß von falscher Liebe verursacht wurden. Eine Verletzung nicht nur Ihres Unterleibs, sondern auch Ihrer Weiblichkeit. *Bellis* wird unten die *gequetschten* Schmerzen beheben und Sie oben lehren, „nein" zu sagen! Oder „fouds-toi et moi la paix"! Dann schicken Sie ihn mit einem französischen Wörterbuch in die Badewanne. Dort hat er Zeit nachzudenken, falls er nicht etwas anderes tut.

NOTIZEN:

Zyste und Tumor

Die Ursache ihrer Entstehung ist der unbeseelten Wissenschaft nicht bekannt. Wie sollte sie auch! Wo keine Seele ist, ist nur der Tod. Geschwülste, zu denen wir alles zählen, was unnatürlich wächst, auch die Warzen, sind Auswüchse einer gestörten Regulation im Leib wie im Gemüt. Etwas drückt sich nach außen, um drinnen noch eine gewisse Ordnung aufrecht zu erhalten. Das läßt sich nicht sehen, nicht messen, nicht zählen. Es kann nur mit dem geistigen Auge geschaut, mit den Augen des Herzen erkannt, erahnt, ermessen und vom Patienten erzählt werden. Dazu müssen wir anschauen, anhören und aufeinander zugehen können. Müssen zuschauen, zuhören und gehenlassen können. Nur in diesen Augenblicken offenbart sich uns das Geheimnis der Schöpfung, der wir als Geschöpfe angehören. Das ist es, worin sich das komplizierte Wissen der Wissenschaft verherrlichen möchte, worin sich aber nichts anderes als einfache Weisheit verbirgt.

a) Die Schwellung gehört zum anfänglichen Entzündungsreiz. Das wissen wir. Daß solche *Schwellungen* manchmal *nicht aufgelöst* werden, erfahren Sie erst jetzt. So wie der *akuten* Schwellung, wirken wir auch dieser *chronischen* mit

Apis D4

3 × 1 Gabe täglich, entgegen. Bezeichnend ist der eher *rechtsseitige* Schmerz, der bei Bewegung und Berührung *sticht* wie eine *Biene*. Noch eindeutiger ist eine *Taubheit*, die sich bis in die Oberschenkel erstreckt. Das ist wie bei einer verschlampten Hirnentzündung mit Schwellung. Der Stich ist dabei der uns laut durchstoßende, unheimlich *schrille Schrei* des Kindes, die Taubheit entspricht der geistigen Benommenheit. So einfach ist es, Ähnlichkeiten zu schaffen, wenn wir das Wesentliche unserer Arzneibilder und das Wesentliche im kranken Menschen erkennen.

b) Eine ähnliche Zyste durch Schwellung entdecken wir jetzt, aber hier ist die Empfindung *brennend*. Der Brand greift rasch um sich, so daß Scheide,

Blase und Darm unsympathisch *erregend* mitbrennen. Sollte auch die *Libido* unerträglich verzehrend in Brand geraten, dann besteht an

Cantharis D6

3 × 1 Gabe täglich, als Therapie kein Zweifel mehr. Das Feuer der Libido muß allerdings mit einer gelegentlichen *D200* gelöscht werden. Diese löscht dann ebenso den *brennenden, bellenden* Hustenreiz, den flammenden, beißenden *Jähzorn* und das eventuelle *Bellen* und *Beißen* im Wahnsinn. Erinnert uns das nicht an gewisse Kinder, die dem Wahn noch nicht verfallen sind?

c) Das Unglück dieser Frau ist ihre ererbte Anlage, die sie für bestimmte Krankheiten empfänglich macht. Bei genügender Offenheit ihrerseits erfahren wir vielleicht von einem *Tripper*, den sie, wie anders, mittels 3 großer Mega-Penicillin-Spritzen verscheucht hat. Die Folgen davon sind ihr treu geblieben. Ein allzeit gegenwärtiger, *murrender* Schmerz durchsetzt den *linken* Eierstock infolge der alten *verschlampten* Zyste. Sie erhält

Thuja D6

3 × 1 Gabe täglich, falls sie eine blasse, *aufgeschwemmte*, durchweg *frierende* Frau ist. Dann wird ein gelbgrüner Ausfluß, wie ehedem der Tripper, sämig fließen und die Scham solange wund machen, bis die Folgen der Schande ausgeheilt sein werden.

d) Alles an dieser *fettleibigen, frostigen, schwachen, schwarzseherischen* Frau kommt *zu spät*: Die spärliche Regel, die zaudernde Fruchtbarkeit, der großkalibrige Stuhlgang, die schleppende Erkenntnis. Und alles mit viel Schmerzen, so daß „die Welt so grau in grau" mit *Faulheit* und *Gefräßigkeit* gefüttert wird. Der *linke* Eierstock ist hart geschwollen, der *rechte* schmerzt aus Sympathie für

Graphites D6

3 × 1 Gabe täglich, gleichermaßen mit. Ein flüssiger, *scharfer* Ausfluß, der Scham und Schenkel wund frißt, wird bei seinem Rückzug die Heilung anzeigen.

e) Wir wissen von dieser *stolzen*, edlen, vornehm distanzierten Frau, daß sie mit ihrer kühlen Distanz ihre unheimlich *berührungsempfindliche* Scham verdeckt, die heftige *Erregungen* verzehrender, erschreckender Art in sich trägt. So ähnlich empfindlich ist es mit dem Eierstock: *Chronisch brennend*, empfindlich gereizt, nach

Platinum D6

3 × 1 Gabe täglich, sich sehnend. Damit sie mal wieder Jeans tragen kann, Vorlagen für Ausfluß und Regel und eventuell ein reizendes Dessous.

f) Ihre *blasse* Erscheinung ist der vorigen recht ähnlich. Sie steht aber nicht vornehm am Rande, sondern *frech* in der *Mitte* mit einem Anspruch auf schmeichelnden Beifall. Wird ihrem Begehren die Achtung verweigert, zieht sie sich mit

Palladium D6

3 × 1 Gabe täglich, und *ausfallenden* Schimpfmyriaden zurück, *schmollt* mit Tränen in einer Ecke, fühlt ihre *rechtsseitige, chronisch* entzündete Geschwulst mehr als zuvor, mehr als im Sitzen. Die anfängliche Reifung der Fruchtbarkeit scheint ziemlich rasch in ihrer keimenden Blüte von überwucherndem Unkraut erstickt worden zu sein. Erkennen Sie nicht eines Ihrer Kinder oder Ihre knospenden Heranwachsenden? So mancher ist halt aus der Pubertät nie recht herausgekommen!

g) Endlich eine *hitzige*, kräftige Frau, die mit ihrem Machtstreben und dem zwangsläufigen Kontrollbedürfnis die ehelichen Rollen vertauschen möchte. Aber das täuscht. Denn ihre Hitze verträgt *keine Kälte*, keinen Winter. Trotzdem tauscht sie ihr wohliges Weibsein und ihr warmes Mutterdasein gegen *blutende Geschwülste*, Verlagerungen und Zysten ein. Aber auch gegen Enttäuschungen, Verlassenheit und *schwermütigen* Zerfall, aus denen sie

Aurum D6

3 × 1 Gabe täglich, herausgeleiten würde. Falls sie mal zurückschauen sollte, um nach dem Warum zu fragen! Wird ihr das gelingen, wird sie wieder ge-

radeaus und vorwärtsschauen können, denn das *Gold* läßt so manches Verrostete in neuem Glanz auferstehen.

NOTIZEN:

Unfruchtbarkeit

So ist's! Die einen kommen wegen fruchtbarkeitshemmender Pillen, die anderen wegen fruchtbarkeitssteigernder Pillen. Jede fünfte Ehe ist unfruchtbar. Das läßt aufhorchen! Der Mangel, sich zugunsten der Unsterblichkeit fortzupflanzen wird mit Fifty-Fifty beiden Partnern zugedacht. Bei der Frau sind Entzündungen (auch Tripper und wiederkommende Syphilis), Verwachsungen, Geschwülste, Verlagerungen und Unterentwicklung die üblichen organischen Ursachen (siehe in den entsprechenden Kapiteln). Die funktionellen Ursachen sind bei beiden Partnern Hormonschwankungen aufgrund von Schädigungen in der Zirbeldrüse oder *Hypophyse*, der zentralen Schaltstation, oder Störungen der Regelkreise des noch höher geordneten *Hypothalamus* durch Streß, Spannung, Sorge, Sucht. Zu viele chemische Medikamente, Röntgenbilder und allgemeine Chemie auf der Haut, in der Leber und in der Luft sollten wir als Gifte aus der Außenwelt erwägend, überdenkend einbeziehen. Weniger bekannt ist die Verhärtung des „zervikalen Schleimpfropfens" im Muttermund, der während des Eisprungs weich, elastisch und durchgängig sein sollte, dessen Milieu nicht nur hormonell, sondern auch durch tausenderlei Intimpflegeartikel für Spermien undurchlässig wird. Andererseits wird wenig bedacht, daß eine Unzahl von Männern einen frühzeitigen Samenerguß haben (vom Hypothalamus gesteuert?), so daß der Scheide überhaupt keine Zeit bleibt, sich auf das unabdingbare Milieu einzulassen. Noch weniger bekannt ist im Zuge der allgemein zunehmenden Allergien die Tatsache, daß sich auch gegen die Spermien zerstörende Antikörper bilden. Am wenigsten ist bekannt, daß es – wie im Computerjargon – eine *Inkompatibilität* gibt zwischen Partnern und Partnerprodukten, zwischen Eizelle und Spermien. Was so viel heißt wie „es klappt nicht mit den Chromosomen", mit dem was uns als Erbgut von unseren Vorfahren mitgegeben wurde. Wie würde das ein systemanalytischer Informatiker wohl ausdrücken? Hardware und Software sind nicht immer kompatibel!

a) Wenn eine Frau zwar menstruiert, aber noch nie schwanger war, nennen wir das eine *primäre* Unfruchtbarkeit. War sie schon mal schwanger, aber hat es danach — trotz heftigem Zeugungsdrang — mindestens zwei Jahre nicht wunschgemäß geklappt, dann nennen wir das eine *sekundäre* Unfruchtbarkeit. Zu diesen Ordnungen gehören Frauen, die alle den Start ihrer geschlechtlichen Reife *verspätet* erlebten und deren *Periode* sich in der Folge *spärlich*, schwach und *schmerzhaft* ausgestaltete. Für uns ist jedoch nicht die Ordnung wichtig, sondern die Person Frau in ihrer Umwelt und in den Beziehungen oder Nicht-Beziehungen zu ihrer Umwelt. — Wenn dieser *schlanken, schönen,* anziehenden Frau Anmut und Sanftmut verlorengehen, wird sie *bleich, pickelsüchtig* und blutarm. Das *hemmt* ihr Auftreten, ihre Weiblichkeit, das macht die Seele und die Scham *fröstelig*, still, *müde*, schwach und ihr Verhalten *menschenscheu*. Den Ärger, die Eifersucht, den Kummer über ihr minderwertiges Schicksal schluckt sie *traurig* in großen Mengen runter. In gleichem Maße wie erreichbares Essen, so daß sie *pickelsüchtig* und *fettleibig* wird. Ein Teufelskreis, der nur *während* der *Regel* und durch

Aristolochia D12

2 × 1 Gabe täglich, unterbrochen wird, um nach *kurzer Dauer* seine Laufbahn wieder aufzunehmen. Kennen Sie die Geschichte vom häßlichen Entlein? Ihr wird es genauso ergehen, wenn sie die Arznei vertrauensvoll weiterschluckt.

b) Einer der vorigen in Erscheinung und Gemüt sehr ähnlichen Frau begegnen wir hier. Sie ist noch *liebevoller*, noch *rundlicher*, aber auch *bäuerlich-derb*. Wie die obige hält sie an den süßen Erinnerungen ihrer Kindheit fest, an dem wohligen Schoß der Mutter oder der Oma, der sie so oft *getröstet* hat. „Nun ist keiner mehr da, der mich tröstet", meint sie oft vermeintlich. Nicht wissend, daß sie einen unerschöpflichen, unheimlich *kindlichen* Anspruch auf Liebkosung stellt. Sie wird unentschlossen, träge, rührselig, weinerlich und launisch. Sie *versteift* den Nacken, wird *keck*, verweigert ihre Fruchtbarkeit, wird *ängstlich* und *ohnmächtig*. Solange, bis sie mit Hilfe von

Pulsatilla D12

2 × 1 Gabe täglich, reifer werden darf, was möglicherweise erneut Früchte der Offenbarung tragen wird.

c) Diese unfruchtbare Frau war schon als Mädchen *nett*, aber *derb*. Das ist sie heute noch. Kräftig, feucht und *blühend*. Wenn sie noch nicht schwanger war, träumt sie von begierigen Leidenschaften. Das macht ihr moralische Gewissensbisse, so daß sie lieber nicht wagt, sich offen hinzugeben. Sie könnte über sich selbst erschrecken. Wenn sie es trotz allem gewagt hat und schon schwanger war, siegen letztlich ihre *Schuldgefühle* über ihre Lust, die ja nur ein Vorspiel erfüllender Fruchtbarkeit sein soll. Geben wir ihr

Lilium D12

2 × 1 Gabe täglich, bevor ihr das Ganze *neuralgisch* aufs *Herz* schlägt, ihr das Blut, die Kehle, den Atem abschnürt und sie darüber *verzweifelt*.

d) So wenig wie bei der *Pulsatilla*-Frau die Seele gereift ist, so wenig ist bei dieser *niedergeschlagenen* Frau das *Keimblatt* ausgereift. Die Geschlechtsdrüsen sind *unterentwickelt*. Darüber *grübelt* sie ohne Ende, verzweifelt an ihrer Schwäche, wird hoffnungslos, verkriecht sich in *grauer* Melancholie. Die *Regel* kam spät, war immer *spärlich*, bleibt letztlich aus. Es verwundert uns nicht, daß auch der Darm zumacht, der Stuhlgang *hartnäckig verstopft* und die Eierstöcke verhärten, der Ort der Fruchtbarkeit von Ablehnung überwuchert. Das ist das Schicksal einer Frau, das mit

Graphites D12

2 × 1 Gabe täglich, und mit voraussagbarer Gewißheit die Aussicht in sich trägt, das Schwarze ihrer Kohlenstoff-Schwester *Kohle* abzustreifen, um mit Klarheit im Licht der Sonne zu leuchten wie ihr *Kohlenstoff*-Bruder *Diamant*.

NOTIZEN:

6. Periode

Erste Periode

Die Scheide ist nicht nur die Pforte der Fruchtbarkeit für Empfang und Geburt eines lebendigen Geschöpfes, sie ist auch ein Ausscheidungsorgan für Gifte innerer Organe und vor allem ein Reinigungskanal für die Schleimhäute der Gebärmutter. Durch diesen stößt sie am Ende eines Periodenzyklus bei unbefruchtetem Ei ihre für eine Schwangerschaft vorbereiteten Schichten unbenutzt aus. Unbeirrt, von einem feinsinnigen, intelligenten Rhythmus der Natur gesteuert, bereitet sie umgehend wieder die mögliche Einnistung eines befruchteten Eies vor, einmal mindest in der Spanne von Neumond zu Neumond. Das heißt, die Gebärmutter, das Heim der Schöpfung, wird gepflegt, gehegt und gefegt. – Die erste Periode, die *Menarche*, wird von allen Mädchen mit kribbeliger Ungeduld erwartet, so ähnlich wie der erste Samenerguß bei den Jungens, besonders wenn die anderen, die Freundinnen und Kumpels davon reden wie alte Hasen und sie nicht mitreden können. Was die Verspätung bewirkt, weiß „man" nicht. Sicher ist nur, daß jeder Mensch sein eigenes Gesetz des Gedeihens, seine eigene Stunde des Reifens, sein eigenes Wachsen als Element des Schöpfens in sich trägt. Die Homöopathie erlaubt uns, ein bißchen hinter die Kulissen zu schauen.

a) Schon als Kind war dieses Mädchen anziehend hübsch, *anmutig* und *sanftmütig*. Jetzt wartet sie mit Spannung darauf, was sich an und in ihrem Körper verändern wird. Außen gedeiht sie wie die anderen, aber was bei denen drinnen geschieht, da kann sie nicht mitreden. Bei ihr geschieht nichts. Lange bleiben ihre Genitalien unterentwickelt. Das heißt, es fehlt ihr die Kraft von innen, das Aufblühen durchzusetzen. Die erste Regel kommt und kommt nicht. Sie wird *bleich, pickelsüchtig* und *blutarm*. Sie ziert sich, zieht sich zurück, fürchtet sich vor Menschen. Sie wird fröstelig, *gehemmt*, traurig, still, müde, schwach und hängt am Rockschoß der Mutter, worüber ihre Freundinnen lästern. Das macht Frust. Den Hunger ihrer Sehnsüchte stopft sie mit Essen, bis sie fett wird, worüber die Boys lästern. Dann endlich kommt die erste Regel verspätet, kommt immer *spät*, bleibt *schwach*, aber *bessert* all ihre *Beschwerden*, all ihren *Kummer*, um nach *kurzer Dauer* zu versiegen, während ihr Leid erneut beginnt. Nicht nur *Erkältlichkeit* und *Kopfweh* durch Blutstau und gehemmtes *Erröten* verlangen nach

Aristolochia D12

2 × 1 Gabe täglich, sondern auch die verlorene schlanke Anmut. Ohne viel Hindernisse in ihrem Leben wird ihr die Arznei die Früchte ihrer Weiblichkeit rückerstatten.

b) In Ansehen und Art sind die beiden sich sehr ähnlich. Vielleicht ist dieses Mädchen weniger anmutig, vielleicht mehr *bäuerlich* im Auftreten. Ihre schlummernde Regel liegt wie ein *schwerer Stein* im Unterleib, krampft gelegentlich, was sie sehr beunruhigt. Wenn sie endlich verspätet erscheint und das weibliche Bewußtsein wächst, dann ist sie hin- und hergerissen zwischen Erwachsenwerden und Kindlichsein. Sie wird die *Puppenmutter* mit den langen Zöpfen, die mit ihren „Kindern" ihr Heimweh nach der Vergangenheit tröstet. Trösten wir sie gelegentlich mit

Pulsatilla D12

2 × 1 Gabe täglich, die wir ihr mit liebevoller Geste darreichen. Das braucht sie. Denn die *Regel* wird sich so *wechselhaft* gestalten wie ihr Wesen. Wird ausbleiben bei jeder Erkältung, durch nasse Füße unterdrückt. Sie fließt *blaß*, schwach und unentschieden wie ihr Gemüt. Mit sehr viel Geduld werden Arznei und liebevoller *Zuspruch* sie zu einer liebenswerten Frau und warmherzigen Mutter reifen lassen.

c) Dieses dickliche, fröstelnde Mädchen sieht ungesund blaß aus, *gräulich* im Teint, *formlos* zerfließend in ihrer Silhouette und *schwabbelig* in ihrem schwerfälligen Gang. Weder äußerlich noch innerlich zeigen sich Merkmale einer kommenden Regel. Das bedeutet, daß die hormonelle Unordnung höher geordnet in der *Hypophyse*, der zentralen Hormonschaltstelle, ihren Ursprung nehmen muß. Während sie wartet, wird ihre *Haut* zum Dilemma. Überall *Schrunden*, die ein *klebriges, honigfarbenes* Sekret absondern. Die Körperbeugen sind rauh, wund und feucht. Als möchte etwas hervorbrechen und kann nicht! Sicher sind es ihre im *Dunkel* kreisenden, sich *verhaspelnden* Gedanken, die aus dem Schatten keinen Weg zum Licht finden, ohne die Hilfe von

Graphites D12

2 × 1 Gabe täglich, und von einer führenden mütterlichen Hand. Dann darf sich sowohl Zentrales als auch Lokales entwickeln, was ihr die Spannung zurückgeben wird, deren Verlust sie fett, faul, *träge* und *gefräßig* machte.

d) Auch bei diesem *Nervenbündel* von Mädchen ist die Hormonzentrale *Hypophyse* gestört. Darüber wird sie *dünn* wie ein Heurechen oder *fett* wie eine *wassersüchtige* Nudel. Denn es fehlt ihr das Mittelmaß. Die ungeduldige Erwartung der Periode schlägt ihr auf die Nerven, im Kopf und im Unterleib. Oben krampfen sich die Schmerzen im Nacken fest, unten *schießen* sie *schneidend* von einem Eierstock zum anderen und rasen *seitlich* den Körper hoch. Zum *Verrücktwerden* bis die Periode endlich da ist und zum Ausflippen *je stärker* sie dann blutet und mit

Cimicifuga D12

2 × 1 Gabe täglich, eingedämmt wird. Die Arznei wird den Dicken das Fett nehmen und es gerechter auf die Dünnen verteilen. Jedem ein bißchen mehr ausgewogene Mitte!

e) Ein schwaches Pflänzchen ist sie. *Schwach* in der *schulischen* Leistung, schwach im *klopfenden* Herzen, schwach im *stechenden* Unterleib. Sie schaut uns *wohlgenährt* entgegen, aber ihr Ausdruck *ist wachsartig* bleich, ihre *blonden* Haare fallen lockenlos auf die Schultern, ihr Gewebe ist *wassersüchtig* ohne viel Muskeln. Je mehr *Flüssigkeit* in einem Menschen nach *außen* sichtbar wird, desto unempfindlicher, unbeweglicher, unveränderlich *starr* wird sein *Inneres*. Das bedeutet, daß es leicht gelingt, durch ihren äußeren Schutz hindurch in ihre Tiefe einzudringen: Eindrücke der Sinne *hängen* ihr *nach*, Geräusche *erschrecken* sie und Ausdruck der Gefühle *belasten* ihre Seele mit *Abneigung* für tröstende Zuneigung. Damit *rächt* sie ihre Schwäche, die sie von dem Wohlgefallen anderer abhängig macht, wie sie meint. Obwohl sie begriffen hat, daß sie gerade wegen ihrer Schwäche auf Menschen angewiesen ist. So läßt ihr Verhalten sie allein zurück, wovor sie wiederum unheimliche *Angst* hat. Das sind unvergleichliche Widersprüche gegen den natürlichen Instinkt, aber auch Menschlich-Allzumenschliches, besonders in einer Lebensphase, wo der eigene Halt im Gewebe, in der Wirbelsäule und im Herzen noch mangelhaft ausgeformt ist. Das lange Ausbleiben der Regel macht sie nervig, *gereizt*, unzufrieden. Nach *schwerem Durchbruch* erscheint sie endlich, aber sie kann sich nicht darüber freuen. Alles schmerzt noch mehr: Die viel zu *starke, lange,* zusätzlich *schwächende* Blutung mit *stechendem* Kreuzweh, *aufgeblasenen Oberlidern* und *geschwollenen* Unterschenkeln, insbesondere nachts um 3 Uhr herum und bei äußerer Kälte. Sie *krümmt* sich mit einer warmen Auflage und tröstet sich selbst mit

Kalium carbonicum D12

2 × 1 Gabe täglich. Das wird ihren unausgewogenen Wasserhaushalt im Hirn, im Herz, im Kreuz, in den Eierstöcken harmonischer verteilen. Damit werden sich ebenso die unbedachten, ungeschickten und schwächlich aufschäumenden Wogen ihres Herzen besänftigen, die des ganzen Übels Wurzel sind.

f) Wenn wir von *Halt* sprechen, denken wir unwillkürlich an die *Haltlosigkeit*. Besonders *in* unseren Heranwachsenden. Sei es während der Aufrichtphase des Körpers in den ersten Jahren oder während der Aufrichtphase der Seele in der Pubertät. Der Halt, den nur wir Erwachsenen zugestehen können, muß wohl dosiert sein aus Zärtlichkeit und Zucht, aus Anerkennung und Kritik, aus Ansporn und Strenge. Und alles Gegebene muß von Liebe erfüllt sein. Manchen Jugendlichen wurde das Schicksal schon früh vorbereitet, gewissermaßen unwillentlich oder unbedacht. Einmal durch die Schwäche als Anlage, zum andern durch „abwesende" Eltern oder auf einer unliebsamen Kinderstation von den Privilegien einer Mutter entfernt, von der aufmerksam lenkenden Stütze, der schützenden Schale einer formgebenden Hand. Welche *Angst vor dem Verlorensein* nimmt dadurch ihren fatalen Verlauf. Es ist die *Urangst*, die in jedem Menschen irgendwann sich einschleicht, hervorbricht und uns verzweifeln läßt: Die Angst vor dem *Verlassen-Werden*, vor dem *Alleine-Gelassen-Werden* als Kind, als Jugendlicher und die Angst vor dem tatsächlichen *Alleinsein* als Erwachsener oder als alter Mensch in ein paar Quadratmetern Altersheim. – Wir haben also beides: die Unzulänglichkeit der Organe und Organsysteme und die Unverständigkeit einer Umwelt. Das ist zuviel an *Minderwertigkeit*, um sie einer Welt *vollwertiger* Erwartungen entgegenzusetzen. Wo keine Anforderung besteht, verkümmert die Herausforderung. Wo keine Stütze greifbar ist, wird das Schwache schwacher. Wo kein Halt ist, werden wir *haltlos*. Wundert es uns, daß diese Kinder und Jugendlichen es aufgeben, Größe, Kraft und Fähigkeiten der Erwachsenenwelt anzustreben? Das *Nicht-Können* mündet im *Nicht-Wollen*. Alles gestaltet sich nur *langsam, behäbig* und *mühsam*. Wie damals das Zahnen, Aufrichten, Laufen, Sprechen und Spielen, so jetzt das Aufrichtigsein, das Begreifen, das Sich-Öffnen ihrer Schale. Genau so wenig wie die Seele, findet das Stützgewebe, der Halteapparat, das Drüsengeflecht den nötigen Anreiz sich zu formen, zu gestalten. Der Heranwachsende wird *dick, fleischig* ohne Muskeln bei trotzdem *zartem*, aber *unbeweglichem, steifem* Knochengestell. Seine Seele wird *lustlos, bequem, passiv* und weigert sich zu wachsen. Den verlorenen Bezug zum *Kalk* als festigendem Element der *Knochen*, der *Nerven*, des aufrechten Wachsens, des Steh- und Durchstehvermögens und des weiblichen Reifens gleichen wir mit

Calcium carbonicum D12

2 × 1 Gabe täglich, bei solchen Mädchen aus, deren Regel sich der allgemein verzögerten Entwicklung anschließt. Ihre erste mühsame Blutung ist wie damals der erste Stuhl im Töpfchen: Ein Geschenk an uns ganz besonderer Art, wobei sie uns mit *offenstehendem Mund entgegenlächelt*. Wenn wir Erwachsenen das verstehen, dann hat dieses Wesen noch viele Karten offen. Denn mit *Calcium* beginnt das Leben, beginnt das Lebendige. Die Arznei gibt diesem Mädchen den nötigen *Halt*, läßt es aufrichten und aufrichtig werden. Ohne diesen Halt wird es haltlos, maßlos, *unbeholfen*. Ohne *Aufrichtigkeit* wird es *bucklig*, zieht sich *mißtrauisch* in eine Ecke zurück und schmiedet *böse* Rache an den „Großen".

g) Wenn wir mit Bedacht lesen und wiederholt nachlesen, geschieht etwas Merkwürdiges: Wir sehen nicht nur Bilder, die der Heerschar aus der problemreichen Mitte unserer Frauen und Heranwachsenden entsprechen, sondern erkennen auch unsere Kinder und nicht zuletzt das Gros unserer verkalkten und geistig verwirrten, alten Menschen, die unsere Angehörigen sein könnten. Das ist das Schöne an der Homöopathie, daß ihre Arzneien in sich die *Dynamik des Lebens* tragen, die alle Altersstufen durchwandert. Damit kommt ihnen in jedem Alter eine gerechte Anwendung zu; eine Gabe, die uns tröstet, unser Gedeihen anspornt und unser Zugrundegehen mildert. – Entsprechend zeigt uns dieses Mädchen schon als Kind das Gehabe eines hirnverkalkten Greises: *Läppisch, klebrig, schwerfällig* und unzugänglich. Noch relativ gesund geboren, ist kurz danach in ihrer Entwicklung etwas gehemmt worden, etwas schiefgelaufen. Sie merken, daß sie plötzlich *nicht mehr wächst* und daß die paar Worte, die sie eben beherrschte, rasch wieder in *Vergessenheit* geraten. Vor fremdem Besuch scheut sie – damals wie heute – *weinend* und *panisch aufgeregt* in eine Ecke, von wo sie den Fremden eher *anstiert* als kindlich-mädchenhaft abmustert. Ihr Gesichtsausdruck hat sich zu *ausdrucksloser Aufgeblasenheit* verformt; sie wird *rund* wie ein Vollmond oder *mager* wie ein Neumond, aber immer kränklich, *dümmlich* und *greisenhaft*. Der *offen* stehende, gelegentlich Speichel *sabbernde* Mund mit der *aufgeworfenen* Oberlippe rundet das Bild des zurückbleibenden Nicht-Mehr-Begreifens ab. Alles *verhärtet*: Hirn, Haut, Drüsen, Mandeln, Bauch und Stuhlgang. Wir begreifen ihr Geschehen, bevor es völlig *versagt*, durch Anschauen des Mädchens und durch Anhören der Mutter und ordnen es

Barium carbonicum D6

3 × 1 Gabe täglich, zu. Trägheit, Verhärtung und Starre sind Zeichen eines nahenden Verfalls, Vorboten des Todes. So sehr der vorgezeichnete Prozeß uns dorthin führt, so sehr ist *Barium* ein lebloses, reaktionsloses, *undurchlässiges* Schwermetall. Nichts geht von außen nach innen, geschweige denn von innen nach außen. So wie beim Bariumbrei-Röntgen, genauso bei diesem Mädchen. Desto mehr werden Sie aber staunen, was die Arznei noch alles erweichen, formen und gedeihen läßt.

NOTIZEN:

Ausbleibende Periode

Wenn die erste Periode nicht kommt, nennen wir das eine *primäre Amenorrhoe*. War sie bereits eingetreten, bleibt aber über mehrere Monate aus, dann nennen wir das eine *sekundäre Amenorrhoe*. Das Wort beschreibt das sekundäre Ausbleiben der Blutung, was aber hintergründig nichts anderes ist, als ein *Ausbleiben der Fruchtbarkeit*. Deshalb darf ich Ihnen das Kapitel *Unfruchtbarkeit* beim Thema Eierstock und das vorige Kapitel ans Herz legen. Die „wissenschaftlichen" Ursachen sind nicht eindeutig. Bedenken wir jedoch, daß die Periode auch immer dann ausbleiben kann, wenn das Hegen und Pflegen des natürlichen Rhythmus gestört wird. So durch Kummer und Schock, durch Unfall und körperliche Verausgabung, durch Drogen und chemische Medikamente, durch Grippe und Unterkühlung, durch Sport und Reisen – und nach dem Absetzen der Pille. Solche Auslösungen müssen – besonders aus homöopathischer Sicht – an der Wurzel ihres Beginns gepackt werden, wofür wir wertvolle Arzneien besitzen. Wenn die Auslösung als Ursache des Ausbleibens Ihre Erkenntnis nicht bereichern sollte, stehen Ihnen hierunter bewährte Arzneien zur Verfügung.

a) Darunter zunächst eine Trias, die sowohl bei der primären als auch bei der sekundären Amenorrhoe eingesetzt werden darf. Wenn Sie nun Arzneien bewährt anwenden, sollten Sie immer mit den zarten, netten, liebenswerten, anmutigen Bildern beginnen und mit den unschönen, stämmigen, bedauernswerten, beklagenswerten Bildern die Kur enden. Beginnen wir also mit

Aristolochia D12

2 × 1 Gabe täglich, 4 Wochen lang, besonders wenn die *Gebärmutter unterentwickelt* ist. – Dann fahren Sie fort mit

Pulsatilla D6

3 × 1 Gabe täglich, die für eine durch *Unterkühlung* und *Nässe* unterdrückte Regel die beste Arznei ist. Sie müssen nicht unbedingt hellblond, *rundlich*

und *weinerlich* sein. Sie dürfen auch *schlank*, dunkelblond und *keck* sein, um sich ihrer zu bedienen. Beachten Sie bitte, daß sich stattdessen oft andere Erkrankungen wie *Asthma* oder *Nasenbluten* durchdrücken, gewissermaßen als Stauung oder fehlgeleiteter Blutabgang. – Nach weiteren 4 Wochen lassen Sie

Lilium D6

3 × 1 Gabe täglich, folgen. Das Versiegen der Regel ruft hierbei vor allem *Herzsensationen* wie Enge, Klopfen und Nervenschmerzen hervor. – Wenn eine der Arzneien besonders gut zu Ihren Beschwerden paßt oder erfolgreich ist, dann behalten Sie die Einnahme der Gaben solange bei, bis mindestens drei Regeln ihren gewohnten Rhythmus wieder aufgenommen haben.

b) Bei *jungen* Damen bleibt die Blutung oft *ohne* ersichtliche *Auslösung* weg. Die Regel war schon immer etwas durcheinander, meist *zu früh* und *zu stark*, und war zu keinem richtigen Fortpflanzungsrhythmus zu gebrauchen. Zum Ausgleichen hat sich

Senecio D4

3 × 1 Gabe täglich, sehr bewährt, zumal die verlorene Regel sich anderswo im Körper als *Nasenbluten* oder als genierlicher *Kitzelhusten* kundtut.

c) An sich müßten wir die ganze Palette der Auslösungen, der zugehörigen Arzneien und der zugehörigen Frauenbilder durchkämmen, um allen Blutenden gerecht zu werden. Vieles darüber steht schon in der *„Hausapotheke"* und im *„Hausschatz"* und mag dort nachgelesen werden. Drei der wichtigsten Arzneien seien nochmals erwähnt. Die erste ist

Aconit D30

1 Gabe bedarfsweise, welche die Folgen von *Schreck* und *Ärger*, von akuter *Angst* mit Herzrasen und Ruhelosigkeit, aber auch die Folgen einer *Unterkühlung* bei *trockener Kälte* ausgleicht. Zu oft vergessen wir, nach ihr zu greifen, wenn uns etwas unerwartet schlagartig *Plötzliches* widerfährt. Die späteren Folgen sind mit *Aconit* nur selten günstig zu beeinflussen. – Die zweite Arznei ist die bereits erwähnte

Pulsatilla D6

3 × 1 Gabe täglich, für deren Wahl die Folgen einer *feucht-kalten Unterkühlung* entscheidend sind. Sei es das *Durchnässen* der *Füße* durch Schlechtwetter und schlechtes Schuhwerk oder durch simples Baumeln-Lassen der Füße im kalten Bach, weil's auf der Wiese draußen so schön ist. — Die dritte Arznei ist die *Königin* aller Arzneien, auch wenn die zugehörige, stämmige oder schulterschwache Dame nicht die geringste Ähnlichkeit mit einer Königin hat, obgleich ihre Schönheit der ihren gleichkäme, so meint sie. — Mit Nachdruck. Selbst wenn sie in Lumpen und Lappen oder in zeitgenössisch zerschnittenen Jeans rumläuft.

Sulfur D6

3 × 1 Gabe täglich, ist ihr Name, der jedem auf der Zunge *brennt*. Nach langdauernder *Erkältung* oder nach langen *Erkrankungen* oder durch chronischen Tablettenverbrauch ist ihr leiblicher Haushalt so verschlampt, daß selbst die Gebärmutter nicht wagt, sich periodenmäßig zu säubern.

NOTIZEN:

Blutfluß

Kein menschlicher Saft weist so viele Qualitäten auf wie das Regelblut. Von hellrot bis schwarz, von flüssig bis zäh, von geruchlos bis übelriechend, von mild bis ätzend, um nur einige davon wachzurufen. Der Fluß dagegen ist einfacher: Zu schwach bei den Spätentwicklern, bei trägen Phlegmatikern und bei Übergewichtigen; zu stark bei den Schwachen, bei Blutarmen, aber auch bei den Kräftigen. Es gibt keine fixe Regel dafür. Blättern Sie deshalb sorgfältig in allen „blutigen" Kapiteln nach, falls Sie hierunter nicht fündig werden. Oder falls der zuerst folgenden, bewährten Anwendung der Erfolg versagt bleibt.

a) Alle Qualitäten drücken sicherlich eine Störung in einer Ihrer tieferen Schichten aus und haben ihre eigenständige Bedeutung. Das wollen wir auch bei der bewährten Anwendung nicht vernachlässigen. Eine *zu starke* Blutung ist immer ein Auslaufen Ihrer Säfte auf Kosten des Lebendigen drinnen. Es mangelt an Kraft, Wesentliches zurückzuhalten und Unwesentliches abzulassen. So wird der übermäßige Blutabgang häufig von plagenden Stauungen oder quälender Verstopfung begleitet. Jetzt sollen Sie aber Ihre Behandlung beginnen mit

Calcium carbonicum D6

1 morgendliche Gabe täglich, und mit der *wassersüchtigen* Gewebsarznei

Kalium carbonicum D6

1 abendliche Gabe täglich, abfolgen. Diese Kur halten Sie bitte 3 Monate durch, bevor Sie, falls noch nötig, Ihren homöopathischen Arzt aufsuchen.

b) Bluten Sie *hellrot, flüssig* und trotz heftiger Hartnäckigkeit *schmerzlos*, dann nehmen Sie vertrauensvoll

Millefolium D4

3 × 1 Gabe täglich während der Periode. Sollte Ihnen als *rote, kräftige*, leicht *nervenerregbare* Frau die Blutung *keine Angst* bereiten, dann wirkt die Arznei besonders rasch.

c) Bluten Sie ebenfalls *hellrot* und ist Ihre Regel von mehr oder weniger *Übelkeit* begleitet, dann sollten Sie

Ipecacuanha D4

3 × 1 Gabe täglich während der Periode, vorziehen. Ganz eindeutig dann, wenn Ihre *Zunge* trotz *immer* vorhandenem Übelsein nicht belegt, sondern super *sauber* ist.

d) Um nach zwei hellroten Blutungen die Farbpalette abzurunden, darf ich Ihnen etwas für zwei *dunkelrote* anbieten. Das Blut *sickert passiv* aus der Scheide. Gemächlich, aber *anhaltend*. Das verlangt nach

Hamamelis D4

3 × 1 Gabe täglich während der Periode. Das Wichtigste bei dieser Blutung ist ein Gefühl im Unterleib als sei er *gequetscht*, und trotzdem möchte er *platzen*. *Krampfadern* wie zum Platzen an Ihren Beinen sind keine Seltenheit. Diese schließen sich dem gequetschten Gefühl an, denn der Quetschungsschmerz gehört zur allgemeinen Natur Ihrer Beschwerden.

e) Unangenehmer ist die *reichliche*, dunkle Blutung, die von *stinkenden Schleimfetzen* durchzogen ist. Wenn Sie vielleicht in letzter Zeit ohne faßbaren Grund an Gewicht verloren haben und ungewöhnlich *frösteln*, sollte Ihnen

Hydrastis D4

3 × 1 Gabe täglich während der Periode, Erleichterung verschaffen. Und unwissentlich wird die Arznei andere unschöne Vorgänge am *Muttermund* mitheilen. – Die Ihnen dargebotenen Arzneien sind gleichzeitig sehr bewährte Hilfen bei Blutungen jeglicher Art und Quelle, wenn Sie die zuge-

hörigen Eigenarten respektvoll und unterscheidend in Betracht ziehen. Das erleichtert nämlich die Entscheidung der Arznei und den Verlauf ihrer Genesung!

NOTIZEN:

Zwischenblutung

Wenn zur Zeit des Eisprungs ab und zu mal hellrote Flecken im Höschen auftauchen, sollte Sie das nicht beunruhigen. Das ist noch normal. Das hängt nämlich damit zusammen, daß der Follikel, eine Art Hülle um die Eizelle, platzt oder kleine Blutgefäße auf dem Ei einreißen. Das passiert besonders, wenn Sie die *Pille* einnehmen mit zu viel *Gestagen* und zu wenig *Östrogen*. Sollten Sie jedoch vermehrt oder regelmäßig zwischenbluten, dann ist die Sache ernst zu nehmen, zusammen mit Ihrem Homöopathen oder mit Ihrem Frauenarzt oder mit beiden. Denken Sie aber schon vorher nach, ob nicht eventuelle lokale *Verletzungen* durch zu heftigen *Verkehr* (aber, aber, meine Herren!) oder seelische *Belastungen* auslösend und mitverantwortlich sein könnten. Und lesen Sie erst mal hier. Vielleicht finden Sie darunter schon vorher eine passende Arznei.

a) Die meisten Zwischenblutungen ergießen sich nicht hell, sondern *dunkel*, weshalb ich diese voranstellen möchte. An sich sickert es gemächlich aus der Scheide. Sobald Sie sich aber nur *geringgradig* körperlich *anstrengen*, fließt es wie eine dunkle, angsterregende Wolke. Der Körper, vor allem an den Beinen, ist leicht *aufgequollen* und ein Gefühl der *Vergrößerung* schleicht sich ein, größer als die tatsächliche Schwellung. Blutung und Schwellung mögen mit

Bovista D6

3 × 1 Gabe täglich, behandelt werden. Auch wenn sich Kopfschmerzen zugesellen, fühlt sich der Schädel wie vergrößert an. Ebenso der Magen, in dem sich zusätzlich ein Gefühl der *Kälte* breitmacht.

b) Bei der *passiven, dunklen* Blutung *sickert* das Blut gemächlich, aber *anhaltend* aus der Scheide. So auch bei jener, die nach

Hamamelis D4

3 × 1 Gabe täglich, verlangt. Das Wesentliche ist, daß sich Ihre Gebärmutter *wie gequetscht* anfühlt. Meist sind Ihre Beine mit Krampfadern übersät,

die sich dem Quetschungsgefühl anschließen. „Kaputt, wie zerschlagen, wie zum Platzen", wird Ihnen unwillkürlich aus dem Munde fahren.

c) Gestaute Gifte im einem Blut, das nicht mehr atmen kann. Es mangelt an *Sauerstoff* zum Verbrennen des Abfalls. Wo der fehlt, wird das Geschehen von *Vergehen* überschattet. Auf der ganzen Linie geht Ihnen allmählich die Luft aus! Illusionen haben Ihr Leben aufrecht erhalten, die Sie mit *Lügengeschichten* nährten. So viele, daß Sie zwischen dem, was wahr und unwahr ist, nicht mehr unterscheiden können. Erschöpft rutschen Sie im Sessel oder im Bett nach unten, während Ihre Scheide *dunkelblutig* und *glühend heiß* vor sich hinglimmt und ausläuft, *vor* der *Periode* und dazwischen. Lassen Sie sich zusammen mit

Carbo vegetabilis D6

3 × 1 Gabe täglich, etwas *Luft zufächeln*. Damit sich Ihr Feuer wieder entzündet, im Stoffwechsel genauso wie in der Tiefe ihrer schwarzen, schwermütigen Seele.

d) Die folgende Arznei ist bei *hellen* oder *dunklen* Blutungen angezeigt. Entscheidend für ihre Wahl ist das anfallsartige, *stoßweise*, plötzlich *gußartig* hervorschießende Auftreten, das genauso plötzlich wieder *stoppt*! Doch kaum, daß Sie sich bewegen, gießt es dadurch *alarmierender* als vorher. Jetzt sollte es aber klicken und

Erigeron D6

3 × 1 Gabe täglich, vor Ihrem geistigen Auge auftauchen, bevor Sie aus Schwäche blaß werden. Denn an sich sind Sie ein eher *roter* Mensch mit gelegentlichen unangenehmen *Blutwallungen* zum Gesicht, was *Kopfweh* und plötzliches, helles *Nasenbluten* verursachen kann. Nicht vergessen: Blutungspausen sollten Ihrer Erholung dienen!

e) *Blaß, dünn* und hektisch hängt das ewig *errötende, blonde* Wesen mit den *blutroten* Lippen vor uns. Die Blutarmut ist in ihr *hellhäutiges* Gesicht geschrieben und die allgemeine *Schwäche* kann den *wäßrigen, scharfen, gußweisen* Blutfluß nicht mehr aufhalten. Aber mit

Ferrum D6

3 × 1 Gabe täglich, stärken wir ihr Blut, ihr Herz und ihre *unausgeprägte* Reaktionsweise, ihre *Entscheidungsunfähigkeit.* Kopf hoch! Für jeden ist eine aufrichtende Arznei reserviert.

f) Noch eine plötzliche, *hellrote, aktive, flüssige* Blutung. Sie ist leicht von den obigen zu unterscheiden, da sie trotz heftiger Hartnäckigkeit *schmerzlos* verläuft und völlig *ohne Angst* zu kriegen. Das genügt, um dafür

Millefolium D4

3 × 1 Gabe täglich, auszusuchen. Die Arznei wirkt besonders rasch, wenn Sie eine *rote, kräftige,* sich leicht ärgernde Frau sind, deren Adern blutstrotzend nach oben oder unten wallen. Nach oben mit Kopfweh zum Zerspringen, nach unten mit blutüberfülltem Becken zum Zerfließen. – Möchten Sie noch mehr erfahren? Dann blättern Sie in den anderen „blutigen" Kapiteln!

NOTIZEN:

Schmerzen vorher

Haben Sie schon bemerkt, daß viele von Ihnen vor der Periode von einer ungeahnten Putzwut im Haushalt ergriffen werden? Weniger Heimbeflissene unter Ihnen erledigen lang aufgeschobene Aufgaben jetzt im Handumdrehen. Das zeigt nichts anderes an, als daß Sie das Nest für eine eventuelle Neuschöpfung vorbereiten. Selbst wenn Sie die Pille nehmen. Ihre Einbettung in den Naturrhythmus kann auch eine Pille nicht verschleiern. Sind Sie dagegen eine pillenlose Frau, so schweben Sie in der Ungewißheit „kommt sie oder kommt sie nicht", erleben diese Zeit instinktiver, intensiver und intuitiver als bepillte Frauen. Das hat seine Vor- und Nachteile. Denn meist sind Sie unbestimmt gereizt, ungerecht geladen, leidend und möglicherweise depressiv. Diese eigenartigen Erscheinungen fassen wir als das *prämenstruelle Syndrom* zusammen. Viele Mediziner rätseln noch an seinem Ursprung. Ich denke, daß es nur seelisch erklärbar ist. Einerseits als erregende Ungewißheit über Ihre noch oder nicht mehr vorhandene Fruchtbarkeit, andererseits als Ablehnung Ihrer weiblichen Schöpferkraft und deren monatlichen, leiblichen Notwendigkeiten, die Ihre Geschlechtsrolle ins Bewußtsein rufen. Hingegen verdeckt die Pille gerade solche außerordentlich wichtigen Phänomene Ihres Periodengeschehens, die ja nur Zeichen Ihrer Ganzheit sind, Spuren zu Ihrer Person, die durch die Homöopathie ihr Wohlbefinden sucht. Denn unsere wohltuenden Arzneien begleiten Ihre Beschwerden von Neumond zu Neumond und von der ersten bis zur letzten Periode.

a) Eine eher schlanke, eckige Frau sollte *Aconit*, eine eher *dickliche*, abgerundete, zu *Hitzen* und *Schweißen* neigende, trotzdem *kälte-* und *zugluftempfindliche* Frau sollte immer

Belladonna D30

1 Gabe in Wasserlösung, in ihrer Handtasche mitführen. Bei einer plötzlicher *Erkältung* wird diese genauso deren Folgen vermeiden wie bei Ihren *plötzlichen*, abwärtsdrängenden Regelkrämpfen, die dem *heftigen, klumpigen*

Blutfluß vorausgehen. Nervenschmerzen schießen *horizontal* durch Ihr Becken, stechen im Rücken, krampfen in den Armen. Die Nächte sind voller Schweiß, Frost, Durst und abgeschlagenem Gähnen. Sie setzen sich auf, stehen auf und *strecken* sich erleichternd *rückwärts*. So plötzlich der Schmerzanfall niederschmettert, so *plötzlich* verschwindet er. Bis die Regel einsetzt und sich die *Blutfülle aktiv* in Ihren Kopf verlagert. *Wellenartig* pochend, bei der leisesten *Erschütterung*. Sie wollen nur im *Dunkeln* liegen, in *Ruhe* gelassen werden, von *Wärme* umhüllt.

b) Eine *aktive Blutfülle* erkennen wir auch bei dieser kräftigen, hitzigen Frau als Ausdruck unbekannter Auslösung und berstender Schmerzen. Zuerst zwängt sie sich in die Brust, ins Kreuz, in den Magen, in die Blase, wo sie kräftiges, hartes *Pulsieren*, *Übelsein*, *Erbrechen* und einen *brennenden Harndrang* hervorruft. Sobald der Blutfluß erscheint, wallt sie zum Kopf, wogt vom *Nacken* aufwärts und bläht das hitzige Gesicht auf. Bis hierher denken wir noch an *Belladonna*, aber diese Frau, die der

Veratrum viride D30

1 Gabe in Wasserlösung, bedarf, unterscheidet sich von derselben nicht nur durch die Elendigkeit und den Blasenreiz, sondern durch pressende Schmerzen *um das ganze Becken herum*, durch eine belegte Zunge, die in ihrer Mitte einen *roten Streifen* aufweist und durch das relativ *gelassene* Verhalten. Es *fehlt* ihr die *Angst*, die Vorgänge könnten im Unheil enden.

c) Noch ein *aktives* Blutgeschehen an einer *hitzigen*, aber *mageren* Frau mit fiebrig *gerötetem* Gesicht. Sie leidet an einem sehr bezeichnenden, *brennenden* Kopfschmerz über dem *linken* Auge *einen Tag vor* ihrem zu frühen, zu starken Blutfluß. Dann erbleicht sie! *Marternde* Regelkrämpfe ziehen aus den Lenden *bis* in die *Oberschenkel*, gleichfalls eher links, *lähmen* Beine und Gemüt, wenn sie nicht schon vorher über

Xanthoxylum D4

1 Gabe in Wasserlösung, beraten wird. Von der Wasserlösung schlucken Sie anfangs alle 5 bis 10 Minuten. Beim Nachlassen der Pein reduzieren Sie die Häufigkeit der Schlucke entsprechend ihrer Intensität.

d) Ein Schmerz, der noch schneller als plötzlich einschießt, ist *wie ein Blitz*! Leuchtet auf, bohrt mal da, mal dort wie ein *scharfes* Messer, schneidet sich vom *Nabel* aus in den Unterleib, *wandert* schnell durch die eher *rechte* Körperhälfte oder erschrickt wie ein *elektrischer Schlag* den Kopf, von wo er sich über den ganzen Körper ausbreitet. Das ist das *neuralgische* Geschehen einer *schlanken, ruhelosen* Frau. Tags ab *14 Uhr* und nachts ab *2 Uhr* windet sie sich in Krämpfen, schlägt dabei die Daumen einwärts und preßt die Finger darüber wie die *Cuprum*-Frau. Bis der *nächtliche*, dicke, *pechschwarze* Blutfluß einsetzt oder ihr zwischen den Koliken

Magnesium phosphoricum D4

1 Gabe alle 10 Minuten, auf die Zunge geschoben wird, *krümmt* sie sich, legt *Wärme* auf den Bauch, jammert und schluchzt mit *heiserer* Stimme. Der Regelfluß bringt aber nur Erlösung, wenn er gut fließt. Ein Stocken würde die Qual verlängern.

Bevor Sie enttäuscht sind, weil Sie nichts all zu Passendes gefunden haben, blättern Sie bitte weiter. Dort finden Sie weitere schmerzliche Kapitel.

NOTIZEN:

Schmerzen vor und während

Bevor wir den Pfad des Schmerzes mit Unlust über das Weh und mit Freude über die Arznei weiter beschreiten, wollen wir uns seine allgemeinen Unarten bewußter machen. Allgemeines ist logisch und damit für die Arzneiwahl nicht ausschlaggebend. Die Wahl entscheidet das Auffallende, Eigenartige, Einmalige, das Unlogische, das Widersprüchliche, welche ausgerechnet *dieser Frau* zu eigen sind, welche nur *diese Vergiftung* durch den Urstoff hervorrufen, was *nur diese Arznei* wiederum heilen kann. Sie wissen, daß es *rote* und *blasse* Menschen gibt. Nicht nur äußerlich („Mein Mann ist zwar schlank, aber nicht blaß. Er ist immer braun gebrannt!"), sondern auch und noch viel mehr von der Art seiner Reaktionen, seiner Antwort auf innere und äußere Reize. Das hängt weitgehend von seinem Vermögen oder Unvermögen ab, Problemen, Konflikten, Verpflichtungen angemessen oder andersartig zu entgegnen.

Verstehen wir demnach *rot* als *Kraft* und *blaß* als *Schwäche*. Wobei ein roter Mensch auch schwach sein kann, und ein blasser Mensch kann kraftvoll, zäh und durchdringend wirken, was sich jedoch eher den Eigenarten als dem Allgemeinverständlichen nähert.

Bei manchen *roten* Menschen verteilt sich das Blut unregelmäßig. Mehr nach oben zum Hirn, zur Brust oder nach unten zum Kreuz, zum Unterleib, zu den Beinen. Wallungen, Fieber, Entzündungen und Schmerzen sind die Folgen. Wo sich die Organe übermäßig mit Blut füllen, stauen sich die Gewebe mit den verständlichen Schmerzen einer Stauung: *Druckgefühl*, Pressen von innen her nach außen bis zum Platzen, Zersprengen; *Gedunsenheit*, Schwellungen mit *kräftig roter, dunkelroter* oder *blauroter* Farbe; *Empfindlichkeit* auf Berührung, bei Bewegung, bei körperlicher und seelischer Erschütterung, einschließlich des Widersprechens; *Schwindel* und *Benommenheit* des Kopfes, Schläfrigkeit, Verwirrung, Verirrung; Herzdruck, Asthma, drückendes Kreuzweh, Schwere und Abwärtsdrängen im Unterleib, Krampfadern wie gequetscht, wie zerschlagen, wie zum Platzen. Wallt das Blut *plötzlich*, nennen wir das eine *aktive Blutfülle*. Hier haben wir mit *Aconit, Belladonna, Veratrum viride, Glonoinum, Lachesis, Ferrum phosphoricum* wertvolle Arzneien. Die *gemächlichen* Wallungen, nicht minder

schmerzhaft, bezeichnen wir als *passive Blutfülle*. Hierfür schätzen wir *Arnica, Gelsemium, Sulfur, Strontium, Opium* als hilfreich.
Die *blassen* Menschen sind die Opfer der tausendfältigen neuralgischen Beschwerden, der Nervenschmerzen: *plötzliches Einschießen, messerscharfes Einschneiden, elektrische Schläge, tiefes Bohren, Krampfen*, vom spastischen Nackenkrampf über den Herzkrampf, Magen-, Darm- und Muskelkrämpfe bis zum Eierstocks- und Unterleibskrampf. Hierunter finden wir auch die sogenannten *Hysterien*, die wir in *echte* und *unechte* einteilen, je nachdem ob sie ihr Gebaren bereuen oder nicht. So vielfältig Verhalten und Schmerzen sich eigenwillig ausdrücken, so vielfältig sind hierfür die Arzneien.

a) Beiden Gattungen von hysterischen Frauen ist ein eigenartiges Phänomen zu eigen: Die *Harnflut*. Das heißt, sie rennen laufend zum Klo und pieseln farblosen Urin in großen Mengen. Das werden Sie immer dann erleben, wenn Schmerzen wie beispielsweise das Kopfweh so angespannt krampft, daß die kleinen Blutgefäße mitkrampfen und dadurch das Wasser im Gewebe nicht mehr abtransportieren können. Gesicht, Hände und Füße sind dabei angeschwollen, gedunsen oder gar aufgequollen. Das haben Sie gewißlich bei migränegeplagten Frauen (und bei sexualneurotischen Männer!) erlebt. Die Harnflut ist dann das erste Anzeichen der Entkrampfung, der Entspannung und der beginnenden Erlösung von dieser entsetzlichen Qual. – Das Gesicht einer dieser *hysterieähnlichen* Frauen läuft infolge gleichzeitiger *passiver* Blutfülle *dunkelrot* an, während es sich aufbläst. So als seien die Blutgefäße am Hals abgeschnürt und ihr Inhalt am Rückfluß aus dem Kopf gehindert. Das Drama beginnt schon vor der Regel mit *krampfendem Nacken* und schwindelndem Pulsieren im Hinterkopf. Eine auffallende *apathische Mattheit* lähmt ihr Verhalten, das durch den Eintritt der Regel nicht schwinden will. Teilnahmslos gegen jegliche äußere Eindrücke vergehen ihre Gedanken mit dem alleinigen Wunsch nach Ruhe, die wir ihr zusammen mit

Gelsemium D6

1 Gabe in Wasserlösung und stündlich 1 Schluck schlürfend, zugestehen werden. Denn sie drängelt danach, sich trotzdem zu bewegen, weil sonst „das Herz stehenbleibt". Und kaum nimmt der Blutfluß seinen Lauf,

krampft es *wehenartig* im Unterleib genauso wie im Kopf. Nur die *Übelkeit* und das *Erbrechen* reißen sie von ihrem Lager hoch, bis sich endlich die erlösende Harnflut anschließt.

b) Die *echte hysterische* Frau bereut zwar ihre Schmerzanfälle, aber nicht deren theatralische Verzierungen, während *hysterieähnlichem* Geranke immer die Reue folgt. Häufig erst, wenn schon genug Wasser den Rhein runtergelaufen ist, dennoch sie kommt. In solchen Gewässern schwimmt dieses *aufgebrachte, redselige* Etwas nicht. Sie ist aus *echtem* Holz geschnitzt. Deshalb orientiert sich ihre Arzneiwahl nicht an den Eigenarten ihres Blutflusses, sondern nur am Wesen ihres Nervengeflechts. Schon vor der Regel beginnt ein *Nervenkopfweh*, das im Nacken seinen *krampfenden* Ursprung nimmt und sich ins Hirn ausbreitet. Dort preßt es *von innen nach außen*, weit über die Schädeldecke hinaus, weil sich das Hirn wie nach durchzechter Nacht größer anfühlt, als die Natur vorgesehen hat. Wenn Sie Ihren Kopf damit identifizieren können, sollten Sie

Cimicifuga D3

1 Gabe stündlich, um die Periode herum anwenden, danach aber regelmäßig täglich 2 Gaben von *D12* zu sich nehmen. Denn sobald der schwächliche Blutfluß *wehenartig* startet, schießen *scharfe* Neuralgien von einem Beckenkamm zum anderen. Darüber verzweifeln Sie, umhüllen Ihre Gedanken mit *dunklen Wolken* und glauben, verrückt zu werden. Das will doch keiner! Obgleich Ihre Familie Sie manchmal zum Mond schießen könnte ... !

c) Die Art der *neuralgischen* Schmerzen dieser gereizten, *verstimmten* Frau sind ganz besonders *krampfig*. Nicht kurz einschießend, sondern anhaltend, was bei einem Krampf eine Unendlichkeit bedeuten kann. Dann verschwinden sie kurz, um gleich wieder ihr Übel aufzunehmen. Von der Gebärmutter aus bohrt sich das Weh runter in die Beine und hoch zur Brust, daß es ihr den Atem verschlägt. Hernach führt der unauffällige Blutfluß eine auffallend krampfige, *erschöpfende Spannung* im *Nacken*, im *Magen*, in der *Blase* und im *Darm* mit sich, falls sie sich nicht vorher schon mit

Caulophyllum D6

1 Gabe in Wasserlösung, danach 3 × 1 Gabe täglich zwischen den Blutungen, entspannt hat. Frühzeitig genommen, verbürgt sich die Arznei für die Vermeidung von schleichenden *rheumatischen* Arthrosen der *kleinen* Finger- und Zehengelenke, die mit Ankündigung der nahenden Wechseljahre das Greifen und Begreifen verunstalten. Geben Sie den Verbiegungen der Gelenke und des Gehirns keine Chance!

d) Es erscheint eine *hellhaarige* Frau mit *blauen* Augenringen in einem *blassem, rotfleckigen* Gesicht, als hätten ihr die Nächte den *Schlaf geraubt*. Bereits *hochgradig erschöpft* ist sie mit einem dusseligen, hohlen, schwindeligen Kopf, bevor der orgastische Terror beginnt. Noch hängt sie *gedankenversunken* unerfreulichen Begebenheiten nach, nimmt um sich herum nichts wahr. Fährt irgendwann *zornig* auf wegen einer Nichtigkeit; oder wegen der beginnenden neuralgischen, *lähmungsartigen* Schmerzen. Doch das Bewegen bestraft sie mit einer ohnmachtsartigen *Übelkeit wie auf hoher See* mit ekelerregendem, galligem *Erbrechen* schon beim bloßen Anblick von Speisen. Der *Magen* hebt und senkt sich mit einem Gefühl, als *rieben* darin *Steine* aneinander. Sie zittert, stöhnt, schluchzt und seufzt nach

Cocculus D4

1 Gabe stündlich, bevor ihr der verfrühte, spärliche oder dunkel klumpige Blutfluß *mitternächtliche* Krämpfe und ein Kopfweh serviert, als würden die Augen herausgerissen. Am Ende ihrer Kräfte sinkt sie auf die Couch nieder, schließt ihre Augen vor der Welt, während die Augäpfel unter den geschlossenen Lidern hin- und herschlottern als Zeichen dafür, daß der innere Kampf ohne Arznei unbeirrt seinen Lauf nimmt. Also beirren wir ihn!

e) Was macht *diese* Frau mit *dieser* Regel so charakteristisch? Das ist es, was wir uns immer wieder fragen müssen. Oder mit *Dorcsi* gesprochen: „Was ist das für ein Mensch mit diesen Schmerzen!" Zu dieser Frau fällt mir die *marternde Heftigkeit* der krampfenden Schmerzen im und *um das Becken herum* ein: Quetschend, *abwärtsdrängend* im kleinen Becken bis in die *Vor-*

derseite der *Oberschenkel*. Viel stärker als es uns bei der *Sepia*-Frau bekannt ist, mit der sie andeutungsweise auch das *Leere-* und *Schwächegefühl* im aufgeblähten *Magen* teilt. Doch schlimmer: Dieser krampft *kolikartig*, was sich auf die Blase und den Rücken ausweitet. Sozusagen ab Gürtellinie bis zu den Knien. Die Zeit vor der Blutung wird überschattet vom *Druck* im Unterleib als *Stauschmerz*, vom Druck im Darm als *Verstopfung* und vom Druck im Gemüt als *Melancholie*. Alles verschlimmert sich bei Eintreten der dunklen Blutung, vor allem wird das *Kreuzweh unerträglich*. Es sei denn, es gehen klumpige Blutgerinnsel ab oder sie greift tatsächlich zu

Viburnum D2

1 Gabe stündlich. Beide bessern ihr Befinden, wobei die Arznei, in der *frischen Luft* einer *ruhigen* Sphäre dargereicht, dauerhafter durchwirkt.

f) Ein echter Putzteufel. Aber nicht aus der Überzeugung heraus, es müsse peinliche Ordnung herrschen … nein! Sie *lenkt sich* ganz einfach *ab*, und da fällt ihr nichts besseres ein, als Haushalt und Familie zu traktieren. Im Sitzen *langweilt* sie *sich*, weiß nicht, was sie mit sich anfangen soll. Geschweige denn mit ihrer Monatsblutung, die mit einem *abgeschlagenen Kreuz* seinen Anfang nimmt, um dann die ganze Zeit über und manchmal noch nachher heftig *krampfartig* zu peinigen. Falls ihr nicht jemand

Helonias D12

2 × 1 Gabe täglich fortlaufend, und eine Menge arzneifreier Zuckerkügelchen anbietet, um ihr mit 10minütiger Auflage die Langeweile zu vertreiben. Mit den Extrakügelchen sichern Sie sich die Aussicht, nicht Opfer ihrer Ablenkungsstrategie zu werden.

g) Eine überaus *fröstelnde*, vor Kälte schaudernde, mit *Gänsehaut* überzogene Frau. Ihre *Sinne* sind so unerträglich *überspannt*, daß alle Eindrücke jeden Gedanken und jede Tätigkeit augenblicklich zum Stillstand bringen. *Pochende, pressende* Kopfschmerzen sind ihr Hauptübel. Besonders falls mal die Sonne strahlt oder das Wetter zum Schlechteren wechselt, bei Gewitter und Föhn. Nach Abwaschen des Gesichts mit kaltem Wasser drängt es sie nach Bewegung in frischer Luft. Aber kaum vom Sitz erhoben, tobt ein *be-*

rauschender Schwindel im Kopf, der einerseits ihren Körper *schwerelos* erfühlen läßt, andererseits *Übelkeit* und erlösendes *Erbrechen* auslöst. Sitzen ist auch nicht das Wahre. Da verstärkt sich wieder das Kopfweh und gelegentlich bohrt sich ein *Ischiasschuß* plötzlich durch die *linke* Pobacke, zum Fußknöchel hinunterschießend. Flach zu liegen mit geschlossenen Augen, mit beruhigender Barockmusik, mit offenem Fenster bei bedecktem Himmel mit trockener Dauerwolkendecke wäre sicherlich die angenehmste Sphäre. Falls sie nicht gerade an *trüben Depressionen* leidet, was bei diesem mit

Asarum D6

1 Gabe alle 2 bis 3 Stunden, danach 2 × 1 Gabe täglich von der *D12*, arzneilich aufzureißendem Teufelskreis nicht zu verdenken wäre.

h) Klar doch, daß eine Frau, die sich unbewußt gegen das Erwachsensein wehrt, mit ihren weiblichen Gesetzen nicht ganz klarkommt. Die Puppen aus der Pubertät haben sich indes zu vielen echten Kinderlein gemausert. Wie eine Glucke beschützt sie dieselben ihrerseits vor den Drohungen der Erwachsenenwelt und vor dem Reiferwerden. Man muß mit ihr liebevoll umgehen können, besonders um die ungewisse Zeit der Regelblutung, die ja meist *verspätet* mit ungeahnten Variablen erscheint, wechselhaft wie ihre Beschwerden, wie ihr Gemüt. Das Nahen des Blutflusses erkennen Sie an einem fest geschnürten Indianer-Kopfband, womit sie ihr *Kopfweh* bändigt, weil Stirn und Schläfen zu *zerspringen* drohen. Damit geht sie ab und zu *frische Luft* schnappen oder kippt, ohne durstig zu sein, ein Gläschen Likör in die Kehle, um den Magen zu stärken oder das abendliche *Frösteln* zu verscheuchen, anstatt sich an

Pulsatilla D12

2 × 1 Gabe täglich fortlaufend, zu laben. Sie vermiede die *kneifende* Schwere im Unterleib, welche die eher dunklen Blutungen begleiten. Aber so recht eindeutig ist *keine Aussage* über Art und Ort der Schmerzen zulässig. Streicheln Sie sie einfach behutsam. Das befreit den Fluß des Blutes, den Stau im Kopf und löscht die wehmütigen Tränen.

i) Eine schlaffe, wassersüchtige, *fette, blaß-gedunsene* Frau mit Pickeln am Haaransatz und auf den Wangen, die ständig an *Kreislaufschwäche, Herzklopfen* und *Atemnot* leidet. Insbesondere wenn sie ein *warmes* Zimmer betritt oder von *schwülem* Wetter eingeengt wird. Ihre allgemeine Abwehrschwäche wird durch rauhes, naßkaltes Wetter, durch *trübes* Herbstwetter und nach langem Ruhen, so um *3 Uhr* und beim *Erwachen* morgens, noch schwacher. Dann plagt sie ein berstendes, bohrendes, *stoßendes Kopfweh*, das durch eine erschöpfende, dunkel *klumpige, wundmachende* Regel unerträglich wird. Kein Wunder, daß sich ihr Gemüt hinter grauen Wolken und trüben Gedanken versteckt, von wo wir sie mit

Ammonium carbonicum D6

1 Gabe alle 2 bis 3 Stunden, danach 2 × 1 Gabe täglich von der *D12*, hervorlocken. — Der *Ammoniak* ist mir als Arznei sehr ans Herz gewachsen, weil ich glaube, mit ihr Anfang der achtziger Jahre meine Mutter vor der schleichenden Erstickung einer schweren asthmatischen Herbstbronchitis bewahrt zu haben. Indem ich zwei Tage und zwei Nächte selten von ihrer Seite wich und sie fast stündlich mit einer Gabe D3 fütterte. Als der Spuk vorbei war, war's nicht nur eine Erlösung, sondern mein Vertrauen in die Homöopathie wurde noch grenzenloser. So habe ich meine Nächsten, einschließlich meiner Freunde, immer zu „Experimenten" benutzt. Erfreulicherweise sind sie letztlich alle geglückt.

NOTIZEN:

Schmerzen während

Inzwischen wissen Sie, daß der Unterleib in engem Zusammenspiel mit Gehirn, Nerven und Herz arbeitet. Denken Sie nur an die Hysterie oder an Ihre Geschlechtsgenossin, die alles, was da unten an Weiblich-Allzuweiblichem vor sich geht, zur Hölle verdammt. Sollten sie jedoch starke Nerven haben und beschwerdefrei sein, lesen Sie trotzdem weiter. Ihre leistungsgestreßte Tochter, Ihre gelegentlich nervenaufreibende Schwiegermutter, und Ihre stets nervenzerrüttete Nachbarin werden es Ihnen danken.

a) Um den Reigen der Arzneien und Frauen verbindlich zu beginnen, möchte ich sagen, daß Neuralgien von großer *Ruhelosigkeit, Ungeduld* und *Reizbarkeit* überschattet sind. Sollten Sie trotz aller Wehen noch bemerken, daß die Schatten größer sind, als die üblicherweise verständnisvoll zu tolerierenden, daß Sie in diesem Sinne einfach unhöflich, kurz und *barsch* antworten, wobei ein boshafter, *unleidlicher* Kontrabaß mitschwingt, dann sollten Sie aus reiner Selbstliebe

Chamomilla D30

1 Gabe bei jeder Zornattacke, zum Ausgleich in Erwägung ziehen. Sicher, wir verstehen, daß die äußerst *überempfindlichen, reißenden* Krämpfe *bis* in die *Oberschenkel* hinab kein Honiglecken sind. Wir verstehen, weil wir wissen, daß Ihre *hitzige Wut* der eigentliche Auslöser Ihres schrillen Gezänks *und* der Regelwehen ist. Jeder hält sich auch ganz brav in seiner Ecke, weil uns aus Gewohnheit bekannt ist, daß Ihren Anfälle nichts Dauerhaftes anhaftet, eher etwas rasch *Vergängliches* innewohnt. Mit der Arznei geht's noch rascher!

b) Diese heiße, *rot gedunsene*, unruhige Frau mit den lebhaften, glänzenden Augen erscheint uns, als habe sie zuviel *Kaffee* getrunken. Das Herz klopft erregt, die Glieder *zittern* zuckend. Mit *lähmiger* Schlaffheit schleppt sie sich einher. Die Blutung erscheint *zu früh*, fließt *zu stark*, anhaltend mit *schwarzen* Klumpen. Ihre Nerven und Sinne sind über die Maßen erregt:

Das Sehen, das Hören, das Riechen, das Tasten, das Fühlen und Denken. Sie weint, lacht, *schwätzt*, jammert und *schimpft*. Ihre *reißenden* Schmerzen bringen sie zur Verzweiflung weil sie fürchtet, *sterben* zu müssen. Sie wird *schläfrig*, legt sich nieder und *kann nicht* einschlafen. Da klopft überraschender Besuch an die Tür. Mit *exaltierten* Gesten öffnet sie, weint mit lebhafter Heiterkeit und bittet mit *ekstatischer* Schusseligkeit die Gäste nach drinnen. Zur allgemeinen Beruhigung wird das schmerzliche Spiel mit dargereichtem

Coffea D6

3 × 1 Gabe täglich, unterbrochen. — Originelle Ideen, sprunghafte Geistesblitze, glasklare Einsichten, geschwätzige Heiterkeit, Lähmigkeit, Schläfrigkeit und Verzweiflung. Das alles verbirgt sich in den Kräften des *Kaffees*. Wenn ich gern eine Tasse davon trinke, sie möglicherweise mit jemand Nettem teile, dann werden seine anregenden Kräfte mobilisiert. Wenn ich ihn trinke, um mich „auf den Beinen zu halten", dann setzt er seine giftigen Kräfte frei. So ist das mit allem, was ich liebe und mißbrauche!

c) Verlassen wir die roten, hysterischen Frauen und beschäftigen uns zwischendurch mit drei blasseren Krampfarzneien. Die erste Art von *neuralgisch einschießendem* Schmerz haben Sie sicherlich schon mal durchgestanden: Es *krampft*, packt zu, preßt und *sticht* wie mit Messern, während Sie sich *krümmen*, *warme* Auflagen machen und

Colocynthis D4

1 Gabe alle 10 Minuten, lutschen. Das sind bittere Schmerzen, so bitter wie das gallige Gemüt, das Ihnen bei *ärgerlicher* Aufregung Koliken, Durchfall und Herzschwäche verschafft. Ärger ist halt ein Bumerang. Gewollt oder ungewollt fliegt er auf uns zurück und zerstört unsere Lust am Leben. Wollen wir das wirklich?

d) Eigentlich ist die Regelblutung nur mittelbarer Anlaß für die Krämpfe einer *blonden, charmanten, hysterischen* Frau. Sie sind vielmehr Ausdruck einer verkrampften Seele, deren *verzogenen*, exzentrischen Wünschen wenig Widerstand entgegnet wurde. Sie bekommt *schrankenlos* alles, was ihr

Starrkopf ersinnt. Wenn nicht, zieht sie mit wildem Blick eine Schau ab, als würde sie geschlachtet. Schreit schrill wie am Spieß und fällt plötzlich mit *blaßblauem* Gesicht *wie tot* um. Die Krämpfe verteilen sich über den ganzen Körper. Dabei schlägt sie die Daumen einwärts und preßt die Finger darüber. Vor der Blutung verbergen die Krampfanfälle sogar den Anschein einer *Epilepsie*. Während des Flusses krampfen vor allem *Finger, Zehen* und die *Magengrube*, worin sich eine *seelische Übelkeit* mit heftigem Erbrechen zusammenballt. Eine Art von *geistiger Unruhe* und

Cuprum D30

1 Gabe in Wasserlösung, unterbrechen ihre Anfälle. Danach braucht sie Zucht, Schranken und Einsicht. Genau wie unsere Kinder. Denn wer nicht „gezüchtigt" wird, wird nicht geliebt!

e) Ganz so dramatisch spielt es sich bei dieser Frau nicht ab. Aber ihre krampfenden Schmerzen sind von sehr auffälliger Natur. Um den *Nabel* herum empfindet sie ein *dauerhaftes* Weh, das sich gelegentlich zu kolikartigen Steigerungen aufschwingt und *fächerförmig* über den ganzen Bauch ausstrahlt. Sitzen beschwert sie. Deshalb steht sie auf, *streckt* ihren Körper *rückwärts*, öffnet die Fenster und *geht* gemächlich auf und ab, während sie die Hände gegen ihren Unterleib *drückt* und dabei

Dioscorea D4

1 Gabe alle 10 Minuten, zu sich nimmt. Auch die *Belladonna*-Frau beugt sich erleichternd zurück. Doch ist sie von Blutfülle im Kopf gezeichnet, die Krämpfe machen Pause, vertragen Wärme, aber keinen Druck. So einfach lernen wir zu unterscheiden, wenn wir die Bilder von Mensch und Arznei spielerisch in uns wachsen lassen. Indem wir in unseren eigenen Schmerz hineinlauschen, ohne uns jämmerlich zu beklagen. Das Klagen hindert uns nämlich an der Auffindung der Arznei und läßt uns somit an der Erlösung nicht teilhaben. Und wer ist es, der nicht erlöst werden will!

f) Begeben wir uns zum Ende hin zu den *bleichsüchtigen* Frauen. Verständlich ist, daß allein ihre Blutarmut eine Menge Kälte, Schwäche und Erschöpfung nach sich zieht. Aber nicht genug des Leids. Der *wehenartige* Regelfluß kommt *zu früh*, es blutet *zu stark*, dunkel, *geronnen*, von *Schleimhautfetzen* durchzogen, stärker im Sitzen und Liegen, schwacher beim Gehen. Mit ihm *schwindelt* der Kopf, *flimmert* die Sicht, treibt sich die Brust und der Bauch auf. Beschwerden, die einem *hämmernden Stirnkopfweh* vorauseilen. Endlich mal wieder eine Frau, die bereitwillig

Cyclamen D12

2 × 1 Gabe fortlaufend, einen *warmen Raum* und menschliche Wärme annimmt, obwohl sie im allgemeinen die Gegenwart von Menschen meidet.

g) Dagegen zuckt diese Frau beleidigt die Achseln, wenn Sie versuchen, sie in ihrem *wechselhaften* Schmerz zu trösten. Sie weiß halt nicht so recht, was sie will. Weder im Essen, noch im Geschlechtlichen. Das drückt sich in den *widersinnigen* Eigenarten ihrer Modalitäten aus, die den wehenartigen, *klumpigen* Blutfluß begleiten: Ihr Kopfschmerz bessert sich beim Bücken, der Knödel im Hals verschwindet beim Schlucken, die wehenartigen, abwärtsdrängenden Magenkrämpfe lindert ein heftiger Gegendruck, die Übelkeit löst sich durch Essen auf, beim Frösteln wird sie rot im Gesicht und hat Durst, ist ihr hitzig, so wird sie blaß und durstlos. Das spricht so sehr wider alle Verstandessinne, daß Sie ihr mit

Ignatia D30

1 Gabe in Wasserlösung, unbeirrt die rechte Linderung verschaffen. Trotzdem bleiben wegen stetem Liebeskummer *wehenartige Seufzer* zurück, die den Äther der häuslichen Gemütlichkeit mit Elegien bedenken. Jetzt bloß nicht lachen! Sie könnte, rasend vor Wut, ins Schluchzen verfallen!

h) Betrachten wir uns noch zwei *blutarme*, blasse, *gedunsene*, schwache Frauen mit *wassersüchtigem* Gewebe, die auf jede geringe *Anstrengung* ihres schweren Körpers und ihres schwerblütigen Gemütes mit Erschöpfung antworten. Die erste Frau *schwitzt* dabei am Oberkörper, insbesondere am *behaarten Kopf* und riecht *säuerlich*. Schon vor dem Regelfluß wallt ihr das gestaute Blut zum Kopf und peinigt sie mit einem *halbseitigen*, drückenden *Kopfweh*. Dann beginnt die Blutung *zu früh*, fließt *zu stark*, *zu lang* und *zu* *oft*. Ihr Gesichtsausdruck erbleicht noch mehr, so daß ihr schwarz wird vor den *blau umrandeten* Augen. Nichtsdestotrotz können wir sie mit

Calcium carbonicum D12

2 × 1 Gabe täglich fortlaufend, mit unserer Zuneigung und einer Wolldecke streicheln. Das macht ihre Schmerzen und ihr Leben erträglicher.

i) Die beiden Frauen unterscheiden sich dadurch, daß wir die vorige mit Lob aufmuntern, mit Zuspruch trösten können. Dafür ist sie äußerst dankbar. Während diese Frau ihre Schwäche als Strafe des Schicksals betrachtet und *Trost* und Aufmunterung als eine *einengende Demütigung* empfindet. Solches Verhalten versteckt sich hinter einer ungesunden Beziehung zu ihren Mitmenschen, was einer mangelnden Beziehung zu ihrer eigenen Seele entspringt. Genauso wenig kommt sie mit den Rhythmen ihrer Weiblichkeit zurecht. Die Regelblutung erscheint zu früh oder zu spät, fließt zu stark oder zu schwach, riecht übel und schwächt. Sie *erbricht* erleichternd, aber im Rücken schießen *stechende* Schmerzen ein, die eines *festen Haltes* und

Kalium carbonicum D12

2 × 1 Gabe täglich fortlaufend, bedürfen, bevor Kreuz und Beine zitternd versagen. Beide Frauen sind höchst empfindlich auf *Kälte*. Sie lieben die *Wärme*, auch die ihrer Nächsten. Jedoch ist dieser *ablehnenden* Frau nicht gut beizukommen, solange sie ihrem Schicksalsglauben nachhängt und die *Schuld* für die mangelnde Beachtung durch die anderen *bei den anderen* sucht. Einsicht ist wahrlich rar. Nicht umsonst ist sie eine Gnade des Himmels!

NOTIZEN:

Schmerzen nachher

Schmerzen nach der Regelblutung muten uns eigentümlich an. Obgleich, nichts gibt's, was es im menschlichen Bereich nicht gäbe. Wenn wir überlegen, muß es sich offenbar um Frauen mit reichlicher, *fehlgeleiteter Blutfülle* handeln, die durch den Blutfluß ihre Stauungen entlasten. Es könnte aber auch sein, daß sie über ihre *leibliche Unerfülltheit* sehr enttäuscht sind. Und in der Enttäuschung staut sich die Seele mit Tränen, nachdem sich Kopf und Unterleib gewissen Täuschungen hingaben. Oder beide Überlegungen kämen in Frage. Oder eines bedingt das andere. Die Schilderungen der Frauen und die Arzneibilder mögen uns Klarheit bescheren.

a) Blutfülle ist ja nur ein physiologischer Begriff, der das Befinden eines Menschen nur ahnen läßt. Zum Beispiel könnte es sich bei dieser *hirnerregten* Frau glatt um eine dauerhaft *erregende Schamröte* handeln. Diese verschafft ihr zwar das Aussehen einer gesunden Schönheit, ist aber das Ergebnis einer *heftig erregten Scham*. Und wo viel Lust ist, da ist viel Leid, und wo viel Leid ist, da ist Vergänglichkeit. Diese Folgerung erlebt sie in ihrem Bewußtsein als *schlechtes Gewissen*, als *Versündigung* an ihrem Schicksal, wehrt sich aber dagegen, solange sie

Lilium D12

2 × 1 Gabe täglich fortlaufend, nicht kennt und leidet deshalb an linksseitigem Vorderkopfweh, bis ihr schwarz wird vor Augen. Bis sie vergeht! Die Arznei wird ihr ein bißchen Unsterblichkeit offenbaren. Ausgefüllt werden muß sie von etwas anderem.

b) Dieser Frau dagegen ist die Schamröte nicht bewußt. Deshalb verhält sie sich unkontrollierter und schaut anders aus. Ihr Gesicht und der Hals sind mit kräftig *roten Flecken* bedeckt, wie eben hingeworfen, wie ausgespuckt unter der Haut. Genauso befleckt ist ihre Seele und ihre Scham, die sie mit *auffälliger Kleidung* bedeckt. So auffällig wie ihr Getue ihre Scham *anbiedert*, aus der bei näherer Betrachtung ein abstoßender, geiler Geruch aufsteigt. Obwohl ihr die Blutwallungen einen dumpfen Kopf bescheren, der seinen Schmerz in einem heftigen *Schlag* gegen die *Schläfen* ausdrückt, als wolle er ihr Gewissen rütteln, bleibt sie beirrt im Bilde von

Crocus D12

2 × 1 Gabe täglich auch zwischen den Regelblutungen, haften. Bis zu einer Verirrung, in der sie sich vormacht, schwanger zu sein. Ausgefüllt zu sein! Die Arznei würde auf jeder Ebene die fehlgeleiteten Kräfte zu einem etwas harmonischeren Miteinander zusammenrücken.

c) Die *lüsternen* Impulse aus dem Unbewußten dieser *kraftvollen* Frau stauen ihren Körper überall und beengen ihren Lebensradius. Ihr geht es nur *wohl, wenn alles fließt*: Der Schweiß aus den Poren, die Exkremente aus dem Südpol, die Gedanken über die Lippen, das Blut aus der Nase oder aus der Scham. Die Regelblutung bedeutet ihr nichts weiter als eine Entstauung. Deshalb leidet sie auch vorher schon an einem hämmernden, *linksseitigen* Kopfweh. Besonders dann, wenn ihr die *erfüllende* Intellektualität, die geistige *Kontrolle* über ihre Impulse verlorengehen: Nachts aus dem *Schlaf* heraus, morgens beim Erwachen, im schmeichelnden Frühjahr oder bei simplen Streicheleinheiten. Da färbt sich ihr Gesicht *tiefrot*, und wir wissen nicht, ob gleich ein Vulkan ausbricht oder ein Schwanken zwischen „soll ich oder soll ich nicht". Oder ob sie lieber mit

Lachesis D12

2 × 1 Gabe täglich fortlaufend, ihre bejahenden Impulse zurückhalten soll. Das ist unvorhersehbar. Je älter sie wird, desto eher straucheln ihre Gefühle. Und irgendwann wird sie sich für die Arznei oder für eine alles beherrschende Kontrolle entscheiden müssen. Das hängt davon ab, ob sie die Schmerzen auf ihre Umwelt ausspeien will oder ob sie schmerzlos weiterleben möchte. Die Entscheidung an sich ist kein Gebot der Schöpfung. Hingegen ihr Wert, ihre Tugend oder Untugend allemal.

NOTIZEN:

Schmerzen vor, während und nachher

Was für eine Frau müssen Sie wohl sein, die so viele Schmerzen erdulden muß. Ausgerechnet um die Regelblutung herum. Es kann doch nur so sein, daß Sie sich gegen die Regeln der Natur wehren. Oder gegen das Bluten. Oder gegen beides. Begegnen wir Ihnen gemeinsam hinter dem Arzneibild! Dann wird uns beiden manches klarer werden.

a) Eine Frau, die so sehnsüchtig ihrer erwachenden *Jugend nachhängt*, dem Erwachen romantischer Gefühle, erhabener Gedanken, redlicher Tugenden, die sich dann in ihren Träumen getäuscht, gekränkt, *gedemütigt* fühlt, muß mit den Jahren ihre Lebenssäfte verlieren. Muß *austrocknen*, blutarm, empfindlich werden. Muß ihren Duft, ihren Geschmack, ihre Würze verlieren. Sie hat die Nase voll (mit Schnupfen), wehrt sich ihrer bloßen Haut (mit Neurodermitis), denn das Bluten raubt ihr die letzten Säfte. Am liebsten würde sie vergessen, wozu sie bestimmt war. Verständlich, daß sich schon bei der nahenden Regel ihre *Melancholie* vertieft, daß ihr *gedankenvoller* Kopf bersten möchte, daß ihr *Magen* sich umstülpt. Mit

Natrium muriaticum D200

1 Gabe monatlich, legen wir ihr lebendige Feuchtigkeit nahe, die von der Trockenheit ihres *Salzes* wonnevoll aufgesogen werden wird. Das wird sie vergessen lassen. Wird sie duftender, geschmackvoller und würziger machen.

b) Nichts wiegt im Leben so schwer wie der Umstand, der durch Mißachtung der Schöpfung hervorgerufen wird. Eine Frau, die sich willentlich oder unwillentlich in einen solchen Umstand hineinmanövriert, muß daran schwer tragen. Alles *hängt* an ihr zentnerschwer: das *Hirn* mit unbesinnlichen Gedanken, der *Hinterkopf* mit berstendem, wallendem Weh, der schlaffe *Magen* mit Übelkeit und Erbrechen, die *Gedärme* mit krampfender Verstopfung, das *Kreuz* zum Auseinanderbrechen, der Unterleib zum Herausfallen. Es ist keine Frage, daß diese Frau einen *Halt* braucht. Sei es ein Korsett oder eine harte Stuhllehne oder einen Menschen zum Anlehnen oder

Sepia D12

2 × 1 Gabe täglich auch zwischen den Regelblutungen, als Angebot. Oder eine Wiese mit duftenden Blumen. Aber derart sich annähernde Intimitäten *lehnt* sie *ab*. Trotzdem möchte sie schwanger werden, möglichst ohne Mann. Die Möglichkeit mag ihr die medizinische Wissenschaft anbieten. Wir bleiben bei unserem Angebot! – Lassen Sie mich bitte erwähnen, daß die Abgrenzung der Schmerzen in zeitliche Unterteilungen nur ein Hilfsmittel für mein Mitteilungsbedürfnis ist. Sehen Sie's nicht zu eng und blättern Sie des öfteren großzügig durch andere Kapitel und durch die Arzneien im „Zweiten Teil". Irgendwo werden Sie sich begegnen. Wenn nicht mit Freuden, so doch mit dem Trost, daß die Arznei Freude verspricht.

NOTIZEN:

Mittelschmerz

Eine recht häufige Klage. Und keiner weiß so recht warum. Es ist so: Kurz vor dem Eisprung steigt das *Östrogen* im Blut. Der Eileiter als Transportröhre des Eies erhöht seine Spannung, streckt sich und macht genügend Platz für eine ungehinderte Passage. Das ist es, was Sie dann während des Eisprungs unangenehm verspüren.

a) Es *sticht* und zwickt, besonders am *rechten* Eierstock. Die Hüllen um die Eizelle sind geschwollen, vielleicht eine *entzündliche* Reaktion auf den Eisprung. Wie dem auch sei, sie fühlen nur die *Empfindlichkeit* der Stiche, wenn Sie *hinfassen*, was Sie in der Folge vermeiden. Dafür aber sollten Sie nach

Apis D4

3 × 1 Gabe täglich oder öfter bei Bedarf, greifen. Ja, ja, die *Biene* hat schon so manches weibliche Wesen übel gestochen. Nicht nur in den Eierstock!

b) Schon wieder *sticht's* und piekst es! Und bei leichter *Berührung* tut es auch weh! Was nun? Ganz einfach. Sie drücken mit der Faust dagegen, und ich garantiere Ihnen, daß durch den *Gegendruck* der Schmerz umgehend nachläßt. Wie bitte? Sie können doch nicht dauernd draufdrücken? Na, dann nehmen Sie einfach

Bryonia D4

3 × 1 Gabe täglich oder öfter, und halten sich ruhig. Denn die *geringste Bewegung* Ihrerseits löst einen *heftigen Stich* aus, der Sie wieder zum Faust-Hinein-Drücken zwingt. Das könnte Sie so *ärgern*, daß zu allem Unglück noch die *Galle* piekst, meckert und überläuft.

c) *Kräftig, laut* und sichtbar *unleidlich* sind Sie. Höchst empfindlich auf Berührung, auf Schmerz. *Krampfend* schneidet sich dieser tief in Ihre *hitzige* Seele, von wo er uns ein *schrilles, unwirsches, hysterisch* verkrampftes Geheule zurückschleudert und um

Chamomilla D30

1 Gabe bei Bedarf, fleht. So wie der *Kamillentee* nur kurzzeitig, angenehm wärmend, anregt, so trägt die *Heftigkeit* des Charakters der Frau und ihrer Schmerzen glücklicherweise etwas *Vorübergehendes* in sich. Unerträglich krampfend im Augenblick eines eventuell auslösenden Ärgers. Aber Ärger vorbei, dann Schmerz vorbei, dann Schrei vorbei. Wie wohltuend!

d) Wie so oft dürften auch bei Ihnen die *Venen* Ihres Unterleibs mit *dunklem* Blut *strotzend überfüllt* sein. Kein Wunder, wenn er sich anfühlt wie zusammengepreßt, *wie gequetscht,* so daß er befreiend nach

Hamamelis D4

3 × 1 Gabe täglich, verlangt. Zeichnen sich auch Ihre Beine mit dunkelblauen *Krampfadern* aus, die auf gleiche Weise schmerzen wie Ihr Unterleib, dann dürfen Sie beruhigt nach Ihrem Heil Ausschau halten. — Möchten Sie noch dazulernen? Dann blättern Sie in den schmerzlichen Kapiteln der Periode. Was es da so alles gibt!

NOTIZEN:

7. Wechseljahre

Hitzewallungen mit Schweiß

Das allmähliche Versiegen der Periode ist etwas Natürliches. Nur ein Teilabschnitt des größeren Ganzen eines schöpferischen Planes. Damit ist die Zeit des Wechsels ein natürlicher Vorgang. Auch wenn Sie diese Umstellung auf jeder Ebene Ihrer Person ergreift. Verständlich! Denn Sie verlieren Ihren besten Freund, die Periode als äußeres Zeichen wohl funktionierender leiblicher Schöpferkraft. Der Plan ist, daß Sie sich in dieser Stufe der Entwicklung über das Leibliche erheben, um Ihr seelisches und geistiges Gefüge zu verfeinern. Das heißt, noch mehr als zuvor wird aus Ihnen als Ehefrau die begleitende Partnerin und aus Ihnen als Mutter die märchenerzählende, wohlbeschützende, ratgebende Großmutter. Betrachten Sie jedoch die zunehmende Anzahl von Fitneß-Zentren, Verjüngungs-Kurheimen, Schönheits-Farmen, von Altersheimen, psychosomatischen Kliniken und sonstigen Verwahrungsanstalten gerade für Ihre Altersgruppe, so scheint von einem Naturprozeß wenig übrig geblieben zu sein. Oder Sie haben ihm zu wenig an Bedeutung übriggelassen. Sollten Sie sich darauf einlassen, verweilen Sie zwangsläufig im Zeitlichen oder hängen Vergangenem nach oder rennen der Vergangenheit hinterher wie jemand, der eben noch auf einen in verkehrter Richtung fahrenden Zug aufspringt. Das muß weh tun! So weh wie die tausendfältigen Leiden, die daraus entstehen, daß Sie die Teilnahme an einer natürlichen Entwicklung verweigern: Depression und Kopfschmerz als *unsichtbarer* Ausdruck seelischer Spannungen, Übergewicht und Freßsucht als *sichtbarer* Ausdruck seelischer Stauungen, Geschwülste und Verlagerungen im Unterleib als *leiblicher* Ausdruck geistiger Vergänglichkeit. Fragen Sie sich, ob Sie das tatsächlich so wollen. Oder ob nicht doch der schöpferische Funke in Ihnen ein warmes, gemütliches Kaminfeuer entzünden möchte.

a) Die meisten Frauen klopfen wegen lästiger Hitzewallungen an die Tür. Die hormonelle Steuerung staut das Gefäßsystem über das Vegetativum. Oder besser über die Seele. Das heißt ohne willkürlichen Einfluß sind sie dem hitzigen Geschehen mit *warmen* oder *kalten* Schweißen machtlos ausgeliefert. Aber Wallungen sind nur ein vordergründiges Spielchen. Sie spiegeln die hintergründige Kraft und Hitzigkeit ihrer geplagten Trägerin wider. Ein Zuviel davon ist immer selbstzerstörerisch. Im Hirn als hastige Erregung, in der Schilddrüse als Überfunktion, im Herzen als *Umklammerung*, in den Gefäßen als Wallung, in der Lunge als Asthma, in der Leber als Druck, in der Gebärmutter als hinabdrängende Stauung und am tiefsten im Schatten der Seele. – So ist das eigentliche Problem dieser Frau die Verschleierung ihrer *Unsicherheiten* durch *Aggressionen*, die sich jetzt als unbegründete *Eifersucht*, als Haß, Mißgunst und Streitsucht austoben. Sie will alle und alles *beherrschen* und doch – schicksalsträchtige Ironie – wird sie von ihrer eigenen *Beengung* beherrscht. Wie von einer *Schlange* allmählich umschlungen, erlebt sie mit *panischer Angst* den *Druck* ihrer Organe von innen, den Druck ihrer Kleider von außen, den Druck ihrer Lebenslage aus beiden Richtungen. Diesen Druck überspielt und entlastet sie mit allem, was *kühl* und *frisch* ist, mit

Lachesis D30

1 Gabe nach jeder Wallung, und mit einer sprunghaften *Schwatzhaftigkeit*. Erleben Sie jetzt im Umkehrbild, wie durch die Entstauung die seelisch-geistigen Säfte *in Fluß kommen* und hören Sie, wie sie *erleichtert* aufatmet.

b) Bei dieser *stämmigen, warmen* Frau *brennt* alles wie Feuer: das schweißüberlaufene Gesicht, die Fußsohlen und alles, was an *Stoffwechselorganen* dazwischen liegt. Entscheidend bei der Arzneiwahl sind auch hier – wie immer – die Frau in der tiefsten Schicht ihrer Not, das Auffällige, Eigenartige und scheinbar Widersprüchliche ihrer Lebenslage, ihres Denkens, ihres Handels, das heißt, ihre Reaktion auf einen äußeren Anlaß, der drinnen das anregt, was vorgegeben ist und ihre Anpassungsfähigkeit entscheidet. Hier ist es eine eher *verwahrloste*, trotz gewisser Pflege stets *schmutzig* erscheinende, manchmal *tiefgründige*, manchmal schwatzhafte, dickliche, meist *lustige*, aber nervenraubende Geschichte-Erzählerin mit prallem Witz. Ihr Hirn ist voller *tausend Ideen*, was „man" verbessern oder ändern könnte und sollte. Sei es im Haus, im Geschäft oder in der Politik. Eine angenehme, warme, gemütliche Gesprächspartnerin. Danach ist jedoch Sendepause. Denn ihr Sprachstil ist der Konditional, und ihre eigentliche Qual ist die *Unfähigkeit*, Ideen in folgerichtiges Handeln *umzusetzen* und die Unverträglichkeit, auf diese Unfähigkeit angesprochen zu werden. Aber ihre heiteren, freizügigen Gesten wie „kein Problem, mein Guter, das machen wir schon!" machen sie sympathisch, *schön*, groß und stark. Daran glaubt sie mit Überzeugung, wenn sie auch manchmal nach

Sulfur D12

2 x 1 Gabe täglich, greifen sollte, um die Wallungen ihrer Ideen und das Feuer ihrer Gemütlichkeit und ihrer Hitzen geradewegs zu löschen. Sie gibt aber vor, gesund zu sein, nörgelt an der Arznei rum, schwätzt rum, aber schluckt sie dann doch. „Es kann ja nichts schaden!"

c) Selbst wenn dieses seltsame Wesen nur wegen ihrer Hitzen käme, wäre sie leicht von der vorigen zu unterscheiden. Sie hat dabei starken *Durst* und *eiskalte* Hände und Füße. Ihre schweißtriefenden Wallungen stauen das Gehirn mit Kopfweh, Benommenheit und Schwindel. Sie überraschen sie meist *nachts* beim Erwachen und *morgens* nach dem Schlaf. Trotz *Frösteligkeit* im Kühlen tröstet sie sich mit reichlich *frischer Luft* und

Crocus D12

2 x 1 Gabe täglich, wobei sie viel *gähnt* und ihren Körper dehnt und streckt. Es braucht aber viel menschliches Geschick, dieser übertrieben *rausgeputzten* Frau zu begegnen, die sich in ihrer Körpersprache seit ihrer Pubertät nicht verändert hat. Leicht *anbiedernd* schwänzelt sie durch die Fußgängerzone, immer im Bewußtsein ihrer drängelnden, unerfüllten *Lüsternheit*, aus der mit *läppischer* Heiterkeit ein *kindisches* Lachen aufsteigt. Das sind die Gebärden, mit denen sie sich von ihren Stauungen befreit. Alle ungeschickt, *unschicklich* und von *derber* Manier wie ihre *schwindelerregenden* Geschichten, in denen sie gelegentlich von sich gibt, daß sie schwanger sei. Nichts zeigt deutlicher ihren Wunsch nach leiblichem Ausgefülltsein und nach seelischer Erfüllung. Auf, auf! Zum Reifen ist es nie zu spät!

d) Sie ist eine *gequälte* Frau. Strotzend gefüllte Blutgefäße färben ihr Gesicht *dunkelrot*. Sie erscheint uns, als trüge sie die *explosive Heftigkeit* eines in Kürze ausbrechenden Vulkans in sich. Solche Menschen dürfen wir auf keinen Fall rütteln. Weder mit Händeschütteln, mit netter Berührung, holperigem Autofahren, noch mit Widersprechen. Die *geringste* Erschütterung *zerreißt* ihre Selbstbeherrschung und die *Explosion* entfesselt sich: Das Blut schießt *rasend* in die äußeren Gefäße. Vor allem in den Kopf, was sie als Hitzewallung empfindet. Der Blutstoß ins Gehirn verursacht einen rasenden, pochenden *Kopfschmerz wie zum Sprengen*. Die kleinste körperliche oder seelische Bewegung von außen oder von innen, verschlimmert diesen explosiv *zersprengenden*, nach

Glonoinum D30

1 Gabe bei jeder Explosion, schreienden Schmerz, der so *unerträglich* quält, daß er nicht selten – ohne depressiven Hintergrund – zum *Selbstmord* führt. – Wenn wir uns an das natürlich Gegebene, an die Eigenschaften, das Verhalten, die Erscheinung, das Milieu des Grundstoffes erinnern, aus der die Arznei hergestellt ist, wie hier das alles *zersprengende Nitroglyzerin*, wird deren bildhafte Darstellung fast zu einer Spielerei. Und Lernen soll ein Spiel sein!

e) Bis hierher haben wir gemeinsam das Schicksal jener Frauen mit Hitzen und *warmen Schweißen* erleben dürfen. Haben Sie darunter nichts aufgespürt, was Ihnen ähnlicherweise zur Heilung entgegenkäme oder sind die Wege Ihrer Erkenntnisversuche wegen der Hitzen fehlgeleitet, dann versuchen Sie erst mal, mit der bewährten Vagusnerven-Arznei

Jaborandi D12

2 × 1 Gabe täglich, ihre schweißüberlaufenden Wallungen und den überlaufenden *Speichel* im Mund einzudämmen. Jetzt ist der Kopf schon klarer!

f) Betrachten wir uns von nun an bis zum Ende des Kapitels jene Frauenbilder, deren Hitzen von *kalten Schweißen* begleitet sind. Die Kälte ist immer ein schlechteres Omen, aber nicht hoffnungslos. Es bedeutet eben, daß die Abwehrkräfte verringert sind in gleichem Maße, wie dem Herzen die

Wärme der Seele fehlt. Eine *beklagenswerte* Folgerung. Wie die Klagen jener entweder noch *roten, kräftigen* oder schon *blassen, gelblich welken, erschöpften,* aber in beiden Stadien *verwahrlosten* Frau. Die Hitzen überfallen sie tags und nachts mit Rinnsalen von kühlem Schweiß. Die Fenster bleiben jedoch geschlossen, da sie die frische Luft schlecht verträgt. Die kleinen Blutgefäße unter der Haut sind brüchig und ausgefranste *Blutungen* unterlaufen dieselbige ohne Anlaß und beim geringsten Stoß. Außerdem *juckt* die Haut an verschiedenen Stellen mit oder ohne Ausschlag, besonders *nachts.* Kommt eine Feuchtwetterfront, klagen sie über *Rheuma* der kleinen und großen Gelenke und die Hände *zittern* schwächlich in feinschlägigem Rhythmus. Es wäre nicht unklug, wenn sie diese Schmerzen mit

Acidum sulfuricum D12

2 × 1 Gabe täglich, besänftigte, anstatt sich mit *Alkohol* zuzuschütten. Denn diese Arznei ist am häufigsten angezeigt für solch tiefgreifende Not, für solch verwahrloste Verlassenheit, Verzweiflung und Trostlosigkeit. Die biergedunsene Tippelmadam aus dem Stadtpark ist eine ihrer Erscheinungen. Wo immer diese Frau in ihrem Schicksal sich aufhalten mag, durch die Arznei erleben wir ihre Rückführung zu einer ursprünglich sinnhaften Daseinsbestimmung.

g) Früher war sie eine jugendliche, *attraktive,* theatralische Schönheit. Diese benutzte sie wie *Fangarme* eines *Tintenfisches,* um damit ihre Opfer festzuhalten. Opfer, die sie zu einer falsch verstandenen Emanzipation, zu einer rücksichtslosen „Selbstverwirklichung" mißbrauchte, ausnutzte und zermanschte. Eher ließ sie sich die Arme abhacken, als ihre Beute der Freiheit preiszugeben. Das hat viele Kämpfe bewirkt, das hat viele Arme gekostet, viele Enttäuschungen über ihre getäuschte Selbstsucht. Der Kampf und die Uneinsicht in ihre Selbsttäuschungen haben aus ihr eine still weinerliche, tief seufzende, schwer *depressive,* äußerlich eine *wäßrig-weich* auslaufende, innen eine *derbe* Frau gemacht. Sie klagt, wenn überhaupt, über ihre *frostigen* Hitzen. Den sichtbaren Rest ihrer Beschwerden, aus dem wir das Unsichtbare erahnen, möchte sie *verschweigen.* Es braucht viel einfühlendes Geschick, in ihre *schweigenumhüllte* Welt einzudringen. Die homöopathische Methode der Begegnung kommt uns aber zu Hilfe. Dadurch erfahren wir von den schweißtriefenden, *klebrigen* Wallungen, die aus dem *abwärtsdrängenden* Unterleib aufwärts steigen. Behäbig schlendert sie zur Balkontür, aber die entgegenschlagende *Schwüle* oder *Kühle* scheucht sie zurück. Die Hände und Füße seien manchmal kalt, manchmal brennend heiß oder nur die Hände seien kalt und die Füße heiß oder umgekehrt, was uns ihre *Wechselhaftigkeit* andeutet. Das birgt bekanntlich immer *Unberechenbares* in sich. Aufgebrachte, *launenhafte* Auswüchse, die ihrer *stämmigen* Haltung Gewicht verleihen, sind der Schrecken ihrer nächsten Umgebung, vor allem ihrer Familie, wo sie vorderhand noch Hoheitsrechte genießt, weil diese nicht mehr widerspricht. Hinter der Hand speien die Betroffenen ihren Verdruß offen aus, vor allem denen gegenüber, die zuhören können. Fragen über die Familie beantwortet sie dagegen mit nichtssagendem Achselzucken, aber in ihrem Gesichtsausdruck prägt sich eine *träge Gleichgültigkeit*. „Die Bande hat mich genug Opfer gekostet!" Nicht wissend, daß sie selbst inzwischen zum *Opfer* ihrer Beutesucht geworden ist. Dazwischen seufzt sie, was Zweifel und nahende Verzweiflung bedeutet. Dazwischen lächelt sie müde mit kleinen, *lebendigen* Augen, was Hoffnung bedeutet. Hoffnung auf eine Arznei wie

Sepia D12

2 × 1 Gabe täglich, und auf einen Ausweg aus ihrer Verlassenheit. Ihre *ablehnende* Grundhaltung offenbart, wie *empfindlich* sie ist auf äußere und innere *Berührung*. Verrät aber auch, daß sie gegebenenfalls *blitzschnell* zu reagieren vermag. Das innere *Gestautsein* der Organe wie Herzdruck, Hochdruck, Leberdruck bestätigen ihre Berührungsempfindlichkeit. Obwohl sie Anlehnung sucht, wird sie von ihrer Ablehnung beherrscht. Das ist der Preis für einen jetzt opferlosen Kampf, weil die Beute, die Nächsten, sich zurückgezogen haben. Das Brandmal des Gewissens ist eine schweigende Markierung, sowohl zum Schatten ihrer Seele als auch zum Licht hin, das schon manchen erleuchtet und nach Hause geleuchtet hat. Entscheidend ist das Zugreifen, meine Damen! Dazu muß man seinen Hintern eventuell wieder erheben!

h) Aber wo kein Schatten war, wird's auch kein Licht geben! Bis Sie Ihren Schatten begegnen können, um das Licht zu entdecken, hier noch zwei Hilfen, wenn *vergehende* Kreislaufstörungen der Selbstbegegnung hinderlich sind. Erinnern Sie sich an Ihre erste, über die Lunge gezogene Zigarette? *Gestehen Sie's, kotzübel* war Ihnen! So wie jetzt auch: Plötzlich steigen heiße Wallungen aus dem Bauch auf mit drehendem *Schwindel*, tödlicher *Übelkeit*, vermehrtem Speichel und würgendem *Erbrechen*. Nicht nur der Schweiß, der ganze Körper ist *kalt*. Aber das Gefühl der *inneren Hitze* verbietet die äußere Wärme. Nur *liegen* möchten Sie, denn sobald Sie die Augen öffnen, beginnt das Karussell aufs neue. Wenn Sie jetzt

Tabacum D30

1 Gabe öfters bis zur Besserung, einnehmen, wird der erschöpfende *Durchfall* zurückgehalten, damit Sie nicht ganz und gar im Verlust Ihrer Säfte vergehen.

i) Eigentlich habe ich Ihnen das Übel dramatisch genug geschildert. Kaum zu glauben, daß es noch übler werden könnte. Wenn ja, dann greifen Sie stattdessen zu

Cytisus D12

1 Gabe alle 10 Minuten anfangs, später 2 × 1 Gabe täglich. Von der vorigen Arznei unterscheiden Sie diese dadurch, daß Ihr Gesicht *trocken brennt* wie Feuer.

NOTIZEN:

Hitzewallungen ohne Schweiß

Weshalb Wallungen mal mit mal ohne Schweiß peinigen, erklärt sich nur die Homöopathie, weil sie den Menschen hinter der leidenden Frau aufzeichnet. Die Wissenschaft weiß nur von einem *hormonellen Ungleichgewicht* zu berichten. Doch welche Erscheinungen sich dadurch bedingen, bleibt ein Geheimnis. Allein dieser Grund müßte in einem besorgten Arzt Bedenken aufwerfen, wenn er jeder klimakterischen Frau pauschalartig Hormone rezeptiert, deren Wirkungsweise ohnehin noch nicht vollständig geklärt ist. Zum Glück werden die Risiken der Hormontherapie von ernsthaften Ärzten viel höher eingeschätzt, als von jenen albernen Krisemachern, die einer verweigerten Hormonbehandlung die „Osteoporose" als Schreckgespenst an die Wand malen. Welch ärztliche Verdummung durch gewisse krankmachende Massenmedien wie „Gesundheitsmagazin Praxis". Welch menschliche Irreführung unserer weiblichen Patienten, die einfach nur kritisch sein wollen. Sie verlieren nichts, wenn Sie solchen Ärzten untreu werden. Bleiben Sie standhaft und sich selbst treu!

a) Zur besseren Selbstkenntnis, zur intensiveren Begegnung mit sich selbst und Ihrer Schwiegermutter darf ich wieder einige Bilder malen. Die erste Frau ist gekennzeichnet durch die *Reizung* ihres Gehirns und ihres Südpols. Stets *geschäftig* und *rastlos* wie eine *Biene*. Vor allem *nach* dem *Schlaf* und *nachmittags* scheinen die Hitzen plötzlich aus der Scheide aufzuwallen, sind vorwiegend *trocken* und *brennen* so *heiß* wie der Stich einer *Biene*. Es scheint, als habe eine solche ihr ins Hirn und in die Scham gestochen, so geschwollen *sticht* es, so heftig brennt dort die Lust. Nicht ohne Grund wird sie die „feurige Witwe" genannt, auch bei noch vorhandenem Ehemann, dessen gelegentliches Verlangen sie mit wechselhaften Launen ziemlich tyrannisiert. Trotz so viel Hitze und Brand verspürt sie *kein* Verlangen nach frischem Wasser. Nur die frische *Kühle* einer Dusche und

Apis D30

1 Gabe nach jeder Wallung, können ihre aufsteigende Hitzen und ihre Lust besänftigen. Dann wird das, was wallt, geballt und was hastet, rastet. Das schützt sie vor zunehmender Verwirrung der Gedanken, Verirrung der Gefühle und vor der Eintrübung ihres Bewußtseins.

b) Die Wallungen dieser *hitzigen* Frau sind so andauernd, daß ihr *aufgedunsenes* Gesicht wie ein *rotes Gemälde* aussieht. Eigentlich sind es die *gichtigen* Wallungen ihres Stoffwechsels, die ihre kräftige, laute Erscheinung erklären, in der das Blut kocht, ohne verdampfen zu können. Doch trotz aller Hitze ist sie *empfindlich* auf *Kälte* und *Zugluft*, verschafft sich aber mit

Sanguinaria D12

2 × 1 Gabe täglich, und *frischer* Luft Linderung. Auch für ihr *rechtsseitig hämmerndes* Kopfweh, für ihren brennenden *Heuschnupfen* im Frühjahr und ihren trocken *scharrenden* Kehlkopfhusten im Herbst.

c) Immer noch *zart* und durchscheinend, *rot* wenn erregt und *leichenblaß* wenn erschöpft, mimosenhaft *überempfindlich*, von tausend *Ängsten* geplagt ist dieses ästhetisch wohlgeformte, stets *jugendlich* erscheinende Gesicht. Wenn sie schon beim Ansehen *errötet*, wieviel mehr bei der erregenden Auseinandersetzung mit ihren Wechseljahren. Die Hitzen steigen, so scheint es ihr, aus den *Handflächen* und *Fußsohlen* aufwärts, nicht ohne dem Herzen einen Teil der Erregung abzugeben. Alles geschieht plötzlich wie das *Zünden* des *Phosphors* am Streichholz, plötzlich wie das *Erlöschen* eines Strohfeuers, was dieses schönheitsliebende, menschenliebende, *begeisterungsfähige* Wesen mit

Phosphorus D12

2 × 1 Gabe täglich, auszugleichen sucht. So wird sich außer dem Feuer in den Adern des Herzens, des Gehirns, auch der Brand im Magen, im Darm, im After und das Brennen in der Wirbelsäule beruhigen.

d) Erinnern Sie sich an das *unruhige, depressive* Mädchen, deren erste Periode – wie so vieles andere – *zu spät* kam, weil die zentrale Schaltstation der Hormone, die *Hypophyse* — wie so manches andere —, noch nicht gereift war? Sie kämpfte mit ihrer *Fettsucht* oder verfiel in *Magersucht*, wußte nicht ob sie Männlein oder Weiblein war, seufzte, zauderte, verzweifelte *geschwätzig* in *schwarzen Wolken* voller Lebensüberdruß. Dann kamen die Jahre der *neuralgisch krampfenden*, spärlichen Periode, die sich mit neuralgischem *Rheuma* sonstwo im Körper und mit *Krampfkopfweh* im Nacken abwechselten. Nichts hat sich indes geändert. Sie ist immer noch entweder eine dünne Bohnenstange oder ein strammes *Mannweib*. So oder so, sie malt fernerhin alles in den *schwärzesten* Farben, meint sie sei *unheilbar krank*, würde *verrückt*. Denn ihrer Verwirrung, aber nicht

Cimicifuga D12

2 × 1 Gabe täglich, ist sie sich *bewußt*, die ihr den Zugang zur bisher mangelnden Reife in jeder Schicht eröffnen würde. Dann könnte sie rasten und schlafen.

e) Wenn diese *rote, warme* Frau auf uns zukommt, denken wir unwillkürlich an die Kraft, die sich hinter solchen Fassaden verbirgt. Falsch gedacht! Sie ist durch und durch *schwach*. Weniger von ihren Hitzen im Gesicht und Kopf geplagt, als von drückenden, reißenden, dröhnenden *Knochen-Kopfschmerzen* überall am Schädel. Schon morgens beim *Erwachen* beginnen sie, steigern und schwächen sich über den Tag im *Sonnenverlauf* wie bei der *Sanguinaria*-Frau. Doch abends kommt nicht die Erleichterung. Kaum im Bett *liegend*, kochen die Schädelknochen, so daß sie halb sitzend einschläft, um gegen *3 Uhr* mit neuer Qual zu erwachen. Dabei fühlt sie einen *torkelnden Schwindel*, als sei sie *betrunken*, wie auf einem *Karussell*. Sie mag zwar *Bier*, aber *verträgt nicht* die geringste Menge. Alles schlägt ihr auf den Kopf, wie anderen auf den Magen: Angst, Ärger, Aufregung, Alkohol, Schreck und die *drückenden* Sorgen. Sie schreit nach frischer Luft, oh nein! Schon wieder falsch gedacht! Sie holt sich

Strontium carbonicum D12

2 × 1 Gabe täglich, und einen *warmen Schal*, mit dem sie ihren Kopf umwickelt, trotz dort unangenehm empfundener Hitze. Das ist so auffallend wie ein sonderlicher Schlüssel zu einem sonderlichen Schloß. Schließen wir auf!

f) Ein *kräftiges Rot*, ein voller, *harter Puls*, plötzliche *pulsierende* Hitzen, kennzeichnen diese Frau. Auf daß einem Angst werden könnte wie bei *Aconitum*. Aber gerade diese *Angst fehlt* ihr. Das ist das Brandzeichen für ihren Bedarf an

Veratrum viride D12

2 × 1 Gabe täglich. Bevor sich den Hitzen kalte *Schauer* und *Frost* auf *kalter* Haut und ein eventuell kalter, klebriger Schweiß zugesellen. Wenig bekannt, aber sehr bewährt!

g) Wenn uns diese *kräftige, untersetzte* Frau wegen ihrer Wallungen aufsucht, wiegt sich ihr Gemüt bereits in *tiefster Schwermut*. Wir erfahren nichts von ihr, erahnen nur, daß sie den *Glanz* ihrer frühen Jahre *verloren* hat. Ihr Gesicht ist *blaurot gedunsen*. Und die Antworten auf unser Nachfragen bestätigen die Schriftzüge ihres Ausdrucks: *Druck* im Kopf, im Herzen, in den Gefäßen, in der Leber als Anzeichen ihres Lebensdrucks und ihrer gedrückten Stimmung, die sie wie ein Schwergewicht nach unten, in die Dunkelheit, ziehen. Aus diesen locken wir sie mit

Aurum D12

2 × 1 Gabe täglich, wieder hervor ans Licht. Auf daß ihr Geist und ihr Herz ein bißchen aufpoliert werden, mit denen sie früher so *golden* strahlte.

NOTIZEN:

Blutungen

Blutungen treten in den Wechseljahren als *Zwischenblutungen* unregelmäßiger Perioden auf und nach den Wechseljahren, wenn die Periode schon länger ausgesetzt hat, als *Gebärmutterblutung*. Deshalb darf ich Ihnen auch die blutenden Frauen aus den Kapiteln der *Gebärmutter* und der *Periode* ans Herz legen. Natürlich sollten Sie den Frauenarzt Ihres Vertrauens aufsuchen, denn es könnte ja ein Myom bluten oder Polypen oder der Muttermund oder seltener eine Krebsgeschwulst. Doch allein durch die Beschaffenheit und den Geruch des Blutes können Sie unterscheiden, ob gutartig oder bösartig. Das Gutartige stinkt selten, riecht höchstens auffallend, das Bösartige stinkt immer. Im weiteren helfen Sie durch Ihre genaue, unterscheidende Beobachtung dem Homöopathen Ihres Vertrauens, der Ihrem eventuellen frauenärztlichen Hormon-Freak sicherlich nicht auf die Füße tritt. Nur das Beste darf für Sie gut genug sein!

a) Eine *helle, klumpige, brennende, übelriechende* Blutung, begleitet von Blutwallungen mit *schweißtriefender* Gesichtshitze, die üble *rechtsseitige* Kopfschmerzen verursachen, schreit geradezu nach

Sanguinaria D6

3 × 1 Gabe täglich. Eine aufgedunsene Frau, die ausschaut wie eine Dauer-Tollkirsche, als sei sie *rot angemalt*, wird vorzugsweise davon überfallen. Wegen ihrer Gesichtsröte wird sie gern die chronische Schwester der akuten *Belladonna* genannt. Alles *brennt* gleichermaßen: Die Hände und Füße, der Tränenfluß, der Nasenfluß, der Rachen, der Husten. Ganz besonders *nachts*. Trotz Empfindlichkeit auf *Kälte* und *Zugluft* lindert die *frische* Luft.

b) Die *dunklen* Blutungen sind weitaus häufiger als die hellen. Bei einer solchen, die sich bei der geringsten körperlichen Anstrengung ergießt, sind die *Beine* leicht *aufgequollen*, hinterlassen aber beim Draufdrücken *nicht* die üblichen Dellen. Sie fühlen sich auch *vergrößert* an, größer als die Schwellung aussieht. Blutung und Schwellung, beide verlangen nach

Bovista D6

3 × 1 Gabe täglich. Dann schwillt nicht der ganze Bauch an und das Gehirn eventuell auch nicht. Nur falls sich Kopfschmerzen zugesellen sollten. Auch dann ist's für diese Arznei noch nicht zu spät.

c) Bei diesen *dunklen, klumpigen* Blutungen fällt Ihre Entscheidung nach der Art des Flusses. Dieser kommt und geht nämlich anfallsartig, erscheint *stoßweise*, plötzlich wie *in einem Guß*. Dann ebenso plötzlicher *Stillstand*! Kaum aufgeatmet und leicht bewegt, da gießt es schon wieder *alarmierend* stark. Jetzt sollten Sie nicht mehr zögern,

Erigeron D6

3 × 1 Gabe täglich oder öfter, einzunehmen, bevor Sie aus Schwäche blaß werden. Wo Sie an sich doch ein eher *roter* Mensch sind mit gelegentlichen unangenehmen *Blutwallungen* zum Gesicht. Zusammen mit Innehalten, Stillhalten und Ruhe zwischen den Blutungspausen vermeiden Sie *Kopfweh* und plötzliches, helles *Nasenbluten*. Ein blutendes Loch genügt!

d) Es scheint, als rinnen die letzten Säfte reichlich aus Ihren Adern wie aus Ihrem Leben als äußerst ordentliche Frau. Heftig brennend wie feuriges *Fleischwasser* und *übelriechend* wie verfaulte Fleischsoße. Haben Sie noch nicht genug getan? Hat man Ihre *Gutmütigkeit* noch nicht ans Kreuz genagelt? Treibt Sie immer noch das schlechte Gewissen, nicht genügend, *nicht gewissenhaft genug* Ihren *Pflichten nachgegangen* zu sein? Irgendwann in Ihrem Dasein müssen Sie doch *erschöpfen* von dem zwanghaft ruhelosen Schreibtisch-, Büro- und Haus-Aufräumen, von dem Putzen, Schrubben, Staubsaugen, von Ihrem eigenen nervigen Geschimpfe, das die *pedantische Organisation* Ihres Geschäfts oder die Ihrer Familie begleitet und das deren Personal und Mitglieder zermürbt. Gönnen Sie sich endlich etwas Ausblick auf Stille, Freude, Lust und

Arsenicum album D6

3 × 1 Gabe täglich. Sie haben's reichlich verdient. Dann nähern Sie sich dem langersehnten Nachdenken über den Sinn ihres täglichen Tuns, weil

Sie möchten, daß Ihre Güte, Ihr Verstehen, Ihre Besorgnis nicht falsch verstanden werden und Ihre eigenen Kinder sich nicht ganz allmählich gegen Sie wenden. Auf ähnliche Weise wie Sie sich bisher von Ihrem Innersten mit unsinnigen Beschäftigungen auf Kosten der Familie *abgewendet* haben. Bleibt nur der Strick, das Schießeisen oder Krebs!

e) Übler kann der Blutfluß nicht mehr werden. *Dünnes, wundfressendes,* nach Fäulnis und *Aas* stinkendes, bräunlich-blutiges Sekret rinnt juckend aus der Scheide. Tief drinnen *brennt* der Unterleib. Zögern Sie nicht,

Kreosotum D4

3 × 1 Gabe täglich, einzunehmen und gehen Sie stracks zum Frauenarzt. Der sieht den Muttermund weit *offenstehen,* von *harten Knoten* durchzogen oder gar schon von Gewächsen wie *Blumenkohl* bedeckt *(Scirrhus).* Höchste Zeit!

NOTIZEN:

Nervöse Störungen

Eigentlich gehen diese Störungen über die Erscheinung einer nervösen, *nervigen Unruhe* hinaus. Sie sind eher von guter alter *hysterischer* Natur. Leider haben die großen Verständigen der Medizin den Begriff der Hysterie der Kaugummi-Diagnose „Neuropathie" einverleibt. Bezeichnet doch der alte Begriff den unmittelbaren Bezug zu seelisch-geistigen Störungen, die „aus der Gebärmutter" kommen (griechisch: hysteron). Nur zwei von vielen wichtigen Arzneien, mögen Sie in eine helfende Richtung einweisen.

a) Mit dieser *hektischen* Frau ist ein Gespräch undenkbar. Schon eher ein Monolog ihrerseits mit klagenden, *ruhelosen*, trübsinnigen, verrückten, *ständig wechselnden* Inhalten für die unendlich lauschende Geduld eines stoischen Zuhörers. Ansonsten umhüllen *schwarze Wolken* ihre Gedanken, die sich in ihren Schmerzen niederschlagen: Rheumatisch reißend, wehenartig krampfend, *hin- und herschießend* wie kleine elektrische Stromstöße: Im Kopf, in den Muskelbäuchen des Rückens, im Bauch, *von Hüfte zu Hüfte*. Wechselhaft wie ihr Bemühen um ein beständigeres Handeln. Führen wir uns nochmals klar vor Augen, daß alle ihre Beschwerden, ob Nervenschmerzen, Muskelrheuma, Gelenks- oder Gemütssteife mit Störungen ihres Unterleibes einen unmittelbaren Bezug bilden. Manchmal genügt es dann,

Cimicifuga D12

2 × 1 Gabe täglich, zu verabreichen oder Freiwillige vortreten zu lassen. Dennoch achtsam! Denn die *Widersprüchlichkeit* ihres Charakters ist ein Zeichen ihres Zwanges, jedem und allem widerspenstig zu widersprechen. Und sollte die Unterleibserfüllung doch mal möglich sein, dann wird sie über Herzenge klagen, an einem hysterischen *Erstickungsanfall* fast zugrunde gehen oder *geschwätzig* ihre Ängste berufen, weil sie jetzt *„verrückt* werde, *unheilbar krank"* sei und „irgendetwas geschehen" müsse. Welch ein Drama!

b) Diese *blasse, rheumasteife* Frau ist in der Hauptsache *verkrampft*. Sie wird buchstäblich gequält von *einschießenden* Verkrampfungen der Beckenmuskeln mit Bauch-, Blasen- und Darmkrämpfen oder von anhaltend *wehenartigen Periodenkrämpfen*, wenn das Blut nicht mehr so richtig fließt – bis hin zu dem *spannenden* Hinterkopfweh. Sie wirft sich in überspannte, *ruhelose* Jahre eines Daseinswechsels, den sie mit Aufregungen, nervösem *Arbeitsdrang* und mit versteifendem, verbiegendem *Rheuma der kleinen Gelenke* ausfüllt. Falls sie sich nicht endlich zu

Caulophyllum D12

2 × 1 Gabe täglich, überreden läßt. Diese Arznei ist nämlich ein echter Frauenbegleiter für solche, die *wenig Weibliches* von sich geben. So was verkrampft, erregt und schwächt das Gewebe, das Gemüt und auch die Umwelt.

NOTIZEN:

Müdigkeit

Die ständige Müdigkeit ist nicht nur ein Phänomen von Frauen in den Wechseljahren. Sie ist eher ein altersunabhängiges, zeitgenössisches Sich-Verkriechen-Wollen in der Abkehr von Licht, Lust und Lebendigem, hinein in die Wiege des Dunkels, in die Geborgenheit der Unterwelt, in die Erlösung von all jenen unnützen Kämpfen. „Ich kann nicht mehr und muß doch." Die Sorgfalt für ihre Nächsten treibt unsere Frauen zum Weitermachen an. Wer wagt es schon, sein Köfferchen zu packen, um nur einmal auszuspannen. Weg von allem. Liefe ja die halbe Welt mit Köfferchen durch die Gegend. Trotzdem sie einen Ausbruch verdient hätten, um die schleichende Blutarmut, die erschöpfte Blässe, den drehenden Schwindel, das unwillkürliche Herzklopfen, kurz um die Folgen des Alltags- und nächtlichen Ehe-Verschleißes zu regenerieren, bevor ihnen durch Kurzatmigkeit die Luft und die Pumpe ausgehen. Die körperlichen Beschwerden sind ja nur die Folge der seelischen Belastungen, die meistens nicht mit Worten formuliert werden. Ein bißchen Einfühlen und Rücksichtnehmen seitens selbstsüchtig hernehmender Ehebüffel sind eigentlich bessere Arzneien, als jene, die, hier folgend, beistehen sollen.

a) Das ganze Becken, das Kreuz, die Hüften schmerzen, als sei sie *geprügelt* oder in einem Schraubstock *gequetscht* worden. Na ja, irgendwie hat sie ein Leben lang Prügel bekommen. Und die fast allnächtlichen Luststöße ihres Mannes waren eher Schläge gegen die Gebärmutter. Nun ist sie im wahrsten Sinne des Wortes in ihrer Weiblichkeit *verletzt*. Verletzung und *Arnica* wäre der richtige Schluß daraus. Aber die *„Arnica der Gebärmutter"* ist in viel effektvollerem Maße

Bellis D3

3 × 1 Gabe täglich. Ja, so ist das! Wer halt nicht mit Maßen lieben kann oder nicht darf, braucht das *Maßliebchen* als Arznei. Nicht nur, um die unförmig sichtbaren Knutschflecken, sondern um auch die unsichtbaren Verwundungen einigermaßen auszuheilen.

b) Auch diese völlig erschlaffte, *ausgepumpte*, ständig müde Frau ist durch die fortgesetzte, rücksichtslose *Ausnutzung* ihrer ehelichen Pflichtübungen total *abgenutzt*. Sie *spürt* regelrecht den Inhalt ihres *verlagerten* oder *vorfallenden* Unterleibes, aus dem sich ein massiger, *strähnig weißer* Ausfluß ergießt. Ihre Verdauung dagegen verspürt sie nicht mehr. Sie ist *total verstopft*, hat dicht gemacht. So als könne sie gar nichts mehr verdauen. Ein wenig

Aletris D4

3 × 1 Gabe täglich, kann sie noch auf die Zunge legen. Denn was *China* für den Aufbau des Blutes einer erschöpften Frau bedeutet, bewirkt vergleichsweise diese Arznei für die erschöpften weiblichen Organe. Die Erschlaffung des Gewebes, des Darmes und der Lust führt Sie zu ihrer Wahl.

NOTIZEN:

Geschlechtliche Übererregung

Für die Mehrzahl der Frauen erlischt das geschlechtliche Verlangen in oder nach den Wechseljahren nicht. Im Gegenteil. Mit dem Verlust der Vorsicht oder mit dem Absetzen der Pille drücken so manche ihre Unterleibs-Freiheit eher mit anbiederndem Interesse aus und, falls beantwortet, genießen die Folgen. Nichts dagegen. Aber die Mehrzahl der Frauen gestalten sich ein häßliches Selbstbildnis, das sie obendrein mit Fett überladen. Die ausgewogene Frau mit dem „gewissen Alter" macht sich hübsch für ihren Mann, ihren Partner, ja für ihre Kinder, ihre Nachbarn und für die Leute im Nachmittags-Café. Sie bleibt die bescheidene Frau ohne Ansprüche an ihre Umwelt, aber voller Ansprüche an ihr erfreuliches Eigenbild. Das ist der Sinn der weiblichen Evolution in diesem recht kritischen Lebensabschnitt. Der entgleisten Frau dagegen entgleist das Schöpferische ihrer Seele hinab in einen unbeseelten Unterleib, der obendrein seine leibliche Fruchtbarkeit verloren hat. Nicht nur geschlechtliche Partnerabwehr, Wallungen und Depressionen, auch das Übermaß an koketten Spielchen, alberner Anbiederei und gierigem Befriedigungsdrang brandmarken die Erscheinung solcher Frauen. Einige Brandmarken seien hier aufgezeichnet.

a) Ihr Partner hat sie durch sein Dahinscheiden oder wegen ihrer *Hitzigkeit* oder wegen eigener Probleme seiner Steppenwolf-Jahre allein gelassen. Jedoch wählt sie deshalb — wie so viele andere Frauen — weder die Flucht in kindliches Selbstmitleid, noch den Ausgleich durch pubertären Weltschmerz. Ganz im Gegenteil. Sie nährt den Drang brennender Gelüste. Eitel, eifersüchtig und schwerlich zu erfreuen, jagt sie per Sammelbus durch deutsche Landschaften, kokettiert liebäugelnd in Cafés, demonstriert ihre schwelende Sehnsucht, ihre schwellende Scham auf Tanzparketts, aber tyrannisiert das soeben keimend aufstrebende Verlangen in männlichen Unterhosen. Denn ihre Opfer entführt sie in schwindelnde Höhen wie eine *Bienenkönigin*, um sich dort von deren Unfähigkeit zu befreien. Die *hitzige Enge* männlicher Leidenschaft ist ihr genauso zuwider wie die Hitze der Sonne oder die Beengung eines Raumes. Bald ist sie wieder allein und ihre *geschwätzigen* kleinen Bosheiten verstecken alberne Spitzen und einen *Stachel* wie die *Biene,* deren Gift

Apis D30

1 Gabe bei Bedarf, sie dringend benötigt. Sonst wird sie, einsam sich verzehrend, zurückbleiben. Wird ungeschickt, verwirrt und wird alles, was sie anfaßt, zerbrechen. Seien es Menschen, Lüstlinge oder den koffeinfreien Mélange im Wiener Café.

b) Auch in diesem Alter begegnen wir dieser *hitzigen* Frau in einer immer noch *blühenden* Ausstrahlung. Wenigstens äußerlich. Drinnen hat sich so manches zu ungunsten ihres Wohlbefindens geändert. Das *lüsterne Kribbeln* in ihrer Scham hat sie ein Leben lang begleitet, hat ihr den Kopf in *Schuld* verdreht, die Seele in *Verzweiflung* gestürzt und ihre Sprache in *obszönes Geschwätz* verwandelt. Das *Herz* erträgt das alles nicht mehr: So als *hinge* es an einem *dünnen Faden,* von *elektrischen Stromstößen* gerüttelt, von Blutwallungen gestaut. Bis ihr die nächtlichen Träume ihrer heißen *Leidenschaften* und die erwachende *Gewissensangst* hysterisch die *Kehle abschnüren.* Reichen wir ihr rasch

Lilium D30

1 Gabe bei jeder blutigen und lüsternen Wallung, bevor ihre Lebenslust erstickt. Das *hemmt* die Erregung von Hirn, Blut und Scham, *stärkt* die Nerven ihres Herzens. Dann dürfen sich Hirn, Herz, Lippen und Scham öffnen für das frische Blut einer fruchtbringenden Beseelung.

c) Meist ist sie von einfacher Herkunft. Aber ein Leben lang hat sie sich allem und allen gegenüber *überlegen* gefühlt, „zu Höherem" auserkoren, so daß sie mit dem Anspruch einer *Königin auf hohem Roß* einherschreitet. Manche mögen das. Mit diesen ist sie heiter, *ausgelassen,* singt und pfeift. Aber ihre „Untergebenen", die Gesellschaft, die Familie, die ihre *Selbstsucht* mit anderen Augen sehen, sind ihr ziemlich *egal.* Um die grämt sie sich nicht, versteht sie nicht und wird auch nicht von ihnen verstanden. Für deren gegenteilige Meinungen hat sie nur ein albern ironisches oder *verächtlich* beleidigtes Lächeln über, weil sie ja die große Weisheit gefressen hat, die über alle Argumente erhaben ist. Sie widerspricht nicht, sie wetteifert nicht, das lohnt sich nicht mit diesen Nichtsnützigen. Aber Hochmut kommt vor dem Fall! Meist in diesem Altersabschnitt. Sie verliert ihre Selbstbeherrschung, hinter der sie die ganzen Jahre ihre unerträglich *wollüstigen* Gefühle verbarg, wird aus geringfügigem Anlaß so impulsiv *zornig*, daß sie ohne Kontrolle ihre Nächsten, die noch zu ihr halten, aus Unverständnis, *Verachtung* und Übermut *umbringen* könnte. Die *Mordlust* verwandelt sich mit

Platinum D30

1 Gabe vor solchen Impulsen, zur selbstgestrickten, *tränenreichen Traurigkeit*, in der sie sich verwaist, verlassen und *vereinsamt* fühlt. Zu *feige*, um ihrem Kummer selbsttätig ein Ende zu setzen, nagen *Gewissensbisse* am Abglanz ihres Stolzes, am Geruch ihrer Selbst-Überblähung, an den Folgen ihrer Geringschätzung für andere. Die Arznei wird sie entblähen, so daß ihr Blick von oben runter eine ebenbürtige Horizontale einnehmen kann. Auf dieser Ebene erst wird sie fähig, ihren Mitmenschen in die Augen zu schauen ohne ihr kühles, mondgesteuertes Gehirn, sondern mit den Gaben der Natur, die ihr immer Erleichterung verschafften: Freies Flanieren in frischer, herzquickender Luft, die von *Sonnenschein* erfüllt ist. Warum nicht zugreifen!

d) Wechseljahre und Pubertät haben ja so manche gemeinsame Erscheinungen. Schon damals fiel sie immer in *Ohnmacht*. Damals war es das Unverständnis ihrer allgemeinen *Schwäche*, die *Erregung* ihres erwachenden Geschlechtstriebs und die *Ohnmächtigkeit* mit beiden umzugehen. Dann kamen Jahre des Wettmachens, *gewissenhafter* Eiferung, *rücksichtsloser* Beherrschung ihrer selbst und anderen gegenüber. Darüber ist sie in ihrem Gemüt noch *kälter* geworden, so kalt, daß sie *keinerlei Wärme*, weder das Streicheln sonnigen Wetters, noch das einer wohligen Daunendecke, geschweige dasjenige herzlicher Menschen vertrüge. Heute ist es die Ohnmacht ihrer ausgetrockneten Seele, mit der *Kühle* ihres Verstandes und der *Hitze* ihrer Scham gelassen umzugehen, die mit

Veratrum album D30

1 Gabe bei jedem Gelüste, eine wohltemperiertere Sphäre schafften, um vor den kommenden Jahren ihres Lebens nicht *schwindelig* zu vergehen. Zum Wohl ihrer eigenen Reife, als auch zum Wohl ihrer oft mit ihr umgekippten Sippe.

e) Auch diese *blasse* Frau war als pubertierendes Mädchen schon rasch *erschöpft* über dem ständigen lusterregenden Jucken. Damals blieb ihr noch die Hoffnung auf die erfüllende Zuneigung eines empfindsamen männlichen Geschöpfes. Stattdessen servierte ihr das Schicksal die *Hoffnungslosigkeit* ihrer Sehnsucht, so daß sie sich für die Familie *opferte*, ihre Scham austrocknete und ihre Lust zeitweilig versiegte. Heute, wo die Kinder schon erwachsen sind, schimmert die Hoffnung wieder. Aber auch der *Juckreiz*, peinlich *lüstern*. Hoffen wir, daß

Caladium D30

1 Gabe bei Hoffnungsschimmern, und die dankbare Beachtung ihrer Kinder und das gelegentliche *Liebkosen* eines gereiften Partners den Hunger ihrer Seele stillen wird. Wenn sie einigermaßen satt ist, können wir uns nämlich alle in die Schöpfung hineinfallen lassen, worin mit Wohlgefallen die Seele baumelt.

NOTIZEN:

Zweiter Teil

DIE ARZNEI

(Sinnbild und Wesen)

1. Acidum hydrofluoricum

Die *Flußsäure* zerstört jegliches Gewebe und hinterläßt Narben, Fisteln und Knoten — eine überaktiv zerstörerische Substanz. Was für ein Mensch muß das sein, dem diese Arznei entspricht? Hier sind es hitzige, kräftige Frauen, die morgens noch voller Tatendrang und singenden Gemüts erwachen, um gleich hernach erschöpft vor den Aufgaben des Tages zu resignieren. Das sind die Mütter und Ehefrauen, die morgens so heiter wie Kameldompteure ihre Familie in die Schule, ins Geschäft antreiben, und kaum so geschehen, sich wieder ins Bett verkriechen, um den Morgen mit abgestellter Hausklingel zu verschlafen.

2. Acidum nitricum

Die *Salpetersäure* verätzt, zersetzt, zerstört alles, was an belebter und unbelebter Natur mit ihr in Berührung kommt. In gleichem Maße zersetzen sich die Haut und Schleimhäute dieser schlanken, strähnigen Frau mit dem leicht gedunsenen Gesicht. Und alle Öffnungen ihres Leibes scheiden scharfe, wundmachende Sekrete aus: Tränen, Schnupfen, Speichel, Stuhl, Harn, Ausfluß. Rissige Schrunden kerben den Übergang von Haut und Schleimhaut tief ein, eitern und jucken. Die Schleimhäute verfallen geschwürig mit einem wunden splitterartigen Schmerz. Alles zerfällt in Fäulnis, der sie, im Bestreben sich selbst zu retten, mit eitrigem, gewalttätigen Zorn, mit wundmachenden Schwüren, mit verfaulten Flüchen entgegenspuckt.

3. Acidum sulfuricum

Wenn ein Mensch, der eigentlich dem Bild von *Sulfur* entspricht, in seiner Schwäche äußerlich und charakterlich bis zur Verwahrlosung entgleist, braucht er die *Schwefelsäure*. Sie ist ein Gift für Nerven und Blut. Das Hirn ist gereizt, was Ärger und Hast nach sich zieht. Das Blut wird so zerstört, daß es dünnflüssig aus den Gefäßen der Haut und Schleimhäute sickert. Das verändert den Kreislauf derart, daß es zu kaltschweißigen Hitzewallungen, zu Herzklopfen, Asthma, zu Erbrechen und Durchfall kommt. So begegnen wir einer noch roten, kräftigen oder — wie bei allen Säurebedürftigen — einer schon blassen, gelblich welken, erschöpften Frau. In beiden

Phasen ist sie verwahrlost. Die verschlampte Kleidung und das schwitzig gedunsene Gesicht verraten uns, daß sie dem Alkohol zumindest nicht abhold ist. Mit dessen Konsum begründet sie die Vertreibung ihres Feuchtwetterrheumas, das ständige, kaum sichtbare Zittern der Glieder und die sauren Magenbeschwerden. Die mystische Anziehungskraft solcher Verlangen treibt sie als Gastwirtin oder Bedienung in alkoholträchtiges Kneipenmilieu. Doch im Grunde ist die Anziehung ein Versuch, aus den Lügen, der Verlebtheit und der Verderbtheit ihres Soseins zu entfliehen, die nichts anderes als Verlassenheit, Verzweiflung und Trostlosigkeit nach sich ziehen. Das ist das Schicksal der biergedunsenen Tippelgeschwister aus dem Stadtpark, aber auch das jener durch Sucht verwahrlosten jungen Menschen mit dem sauer durchdringenden, klebrigen Kneipengeruch!

4. Aconitum

Erste Arznei ist der *Sturmhut* bei Fieber und Entzündungen der Gewebe. Alles beginnt mit schwunghafter Plötzlichkeit. Eigentlich nach einem friedlichen, ungestörten Tag. Aber vielleicht sind wir im Sturm ohne Hut spazieren gegangen. Unerwartet plötzlich überfällt uns eine unerklärliche Unruhe, ein Getriebensein, eine Ängstlichkeit, die nach Bewegung verlangen, und rasch im Frost ersticken. Dem Frost folgt die übliche Wärme, stürmisch ansteigend wie der plötzliche heftige Frost. Nur am Beginn der Erscheinungen ist die Arznei wertvoll, wenn Frost und Fieber in einen gesundenden Schlaf übergehen und die Entzündungen sich verteilen sollen. Umgebende Kühle oder ein kühler Umschlag lindern die erste Hitze.

5. Aletris

Zur Arzneiherstellung wird der Wurzelstock des lilienartigen *Bittergrases* verwendet. Die Arznei selbst paßt zu einer völlig schlaffen, ständig müden Frau, die durch die kontinuierliche Ausnutzung ihrer ehelichen Pflichtübungen total abgenutzt ist − nicht nur ihr Unterleib. Den spürt sie nur am meisten. Verlagert oder vorgefallen mit reichlichem, strähnig weißem Ausfluß. Auch ihre Verdauung, so daß sie den Darm gar nicht mehr verspürt, denn sie ist total verstopft. Und keine, noch so verführerische Ablenkung würde erleichternd oder erfreuend wirken. Was *China* dem Aufbau des Blutes bedeutet, kann mit der Wirkung von *Aletris* auf die weiblichen

Organe verglichen werden. Die Erschlaffung des Gewebes, des Darmes und der Lust führt die Wahl der Arznei an.

6. Alumina

Die *Tonerde* muß feucht gehalten werden, solange sie formbar veränderlich sein soll. Sonst trocknet sie aus, wird spröde und reißt. Die entsprechende Frau ist so dürr und blaß, daß die Säfte in ihr schon ausgetrocknet sein müssen. Kümmerlich, dunkel und trocken ist ihre Erscheinung und ihr Wesen, mürrisch und faltig ihr Anblick, hoffnungslos ihr Ausblick. Oben und unten die Lippen verkniffen. Sie möchte nur noch liegen und ruhen, um mit ihrer letzten Kraftreserve ihren Kummer, ihren Stuhl, ihren Harn zurückzuhalten. Aber der stets gelbe, durchsichtige, scharfe Ausfluß fließt in klebrigen Strömen die Oberschenkel hinab. Die Blase, der Stuhlgang drängeln nach außen. Heftig pressen muß sie, bevor ein paar Tröpfchen Harn oder ein wenig tonartiger, klebriger, afterhaftender, klopapierkonsumierender Kot abgeht. Bis sie so geschwächt ist, so verzweifelt über das, was die Menschen gesagt haben, daß sie ernsthaft fürchtet, wahnsinnig zu werden. Manchmal geschieht es schon, daß sie sich körperlich größer vorkommt als andere. Und wenn sie Blut sieht oder ein scharfes Messer packt sie ein zwanghaftes Verlangen, sich selbst oder andere zu erstechen. Erstaunlich häufig, dieses Phänomen impulsiver, aggressiver Zerstörung. Es ist nur so schwer, sich selbst gegenüber offen zu sein.

7. Ambra

Als bewährtes Schlafmittel nach Alltagssorgen ist uns die Ausscheidung des *Pottwals* schon öfter begegnet und hat sich auf manchem Nachttisch eingebürgert. Der Schlaf wird dieser Frau geraubt, weil alle äußeren Eindrücke sie außerordentlich belasten. Vor allem beeinträchtigt sie das Verhalten unwirscher Menschen aus ihrer Umgebung. Sie denkt stundenlang darüber nach, und die Gedanken drehen sich im Kreise, selbst nachts im Bett. Wird sie angesprochen, verliert sie beim Antworten den roten Faden ihrer Gedankengänge. Nichts anderes bräuchte sie, als ein bißchen Aufmerksamkeit und Zuspruch. Vielleicht könnte sie sich dann überwinden, selbst in Gegenwart anderer Stuhl und Harn zu verrichten oder besser abzulassen, was ihr sonst nicht gelingen kann. Aber sie zieht es vor, allein zu sein. Weil keiner da ist? Oder weil sie sich der Begegnung nicht aussetzt? Während sich ihre Gedanken weiter im Kreise drehen, wird ihr Unterleib immer kälter, überempfindlicher, unerträglich juckend. Bis ein wunder Ausfluß ihre Genitalien und ihre nächtlichen Träume zerfrißt.

8. Ammonium carbonicum

Den *Ammoniak* kennen wir vor allem als Riechsalz bei kollapsartigen Zuständen und Ohnmacht mit blaßblauem, kaltschweißigem Gesicht. Es regt dabei das Herz- und Kreislaufzentrum im Gehirn an. Im menschlichen Körper fällt er als Ausscheidungsprodukt über die Niere an, wo es den Harnstoff des Blutes unschädlich macht. Ist diese Fähigkeit gestört oder ist die Kost bei dicklichen Menschen zu eiweißreich, kommt es zu Stoffwechselstörungen mit Fettsucht, Diabetes, usw. Das Zuviel an *Ammoniak* zerstört die roten Blutkörperchen − es blutet bei Infekten mit großer Abwehrschwäche − und wird gleichzeitig über die Lunge ausgeschieden. Daher seine homöotherapeutische Beziehung zu den Atmungsorganen. Jetzt verstehen wir schon besser, weshalb diese fette, schlaffe, wassersüchtige Frau ständig an Kreislaufschwäche, Herzklopfen und Atemnot leidet, besonders beim Eintritt in ein warmes Zimmer oder bei schwülem Wetter. Wir verstehen, daß bei einer korpulenten Frau, die all zu gern Schweineschnitzel, Kotelett und Wurst futtert, Atem und Harn stechend scharf riechen. Ihre allgemeine Schwäche wird durch rauhes, naßkaltes Wetter und nach langem Ruhen, um 3 Uhr und beim Erwachen morgens, noch schwacher. Sie erwacht mit berstendem Kopfweh, was ihr das Leben noch mehr versauert. Indes erlischt ihr Gemüt hinter grauen Wolken und bei trübem Wetter.

9. Apis

Unter den *Bienen* ist die Königin die Herrin über Arbeiterinnen und Drohnen. Wer sie befruchten möchte, muß ihr in schwindelnde Höhen der Sphäre folgen, wodurch sie sich von den Unfähigen befreit. Wenn eine Biene sticht, schwillt unser Gewebe hellrot, heiß und trocken an, juckt und brennt feurig. So begegnen wir einem jungen Mädchen, das sich nach Befruchtung verzehrt und doch alle Liebhaber gegeneinander ausspielt. So begegnen wir der älteren Dame, die, wenn durch Partnerverlust allein gelassen, ihren feurigen Fruchtbarkeitsdrang noch intensiviert, obwohl ihre

Fruchtbarkeit längst dem Zeitlichen übereignet ist. Eitel, eifersüchtig und schwer zu erfreuen, jagt sie durch die Welt, kokettiert mit ihrer Hitze, demonstriert liebäugelnd ihre feurig anschwellende Lust, aber tyrannisiert eventuell aufkeimendes männliches Verlangen. Immer im Begriff, stets im Bewußtsein, ihre unerfüllte Weiblichkeit flanierend zur Schau zu stellen. Ihre Hastigkeit in Bewegung und Geschwätz versteckt meist einen Stachel, kleine kribbelige Bosheiten, nichts sonderlich Abtrünniges. Wird ihr Höhenflug mit Erfüllung gekrönt, ist sie liebevoll, zaudernd und spritzig. Aber die Enge und die Hitze männlicher (oder ihrer eigenen?) Leidenschaft sind ihr zuwider. Deshalb wird sie bald wieder allein sein, sich für neue Da-Capo-Jagd rüsten, bis sie geistesabwesend alles, was sie anfaßt, zerbricht: Menschliche Begegnungen und Küchengeschirr.

10. Argentum

Je schwerer ein Metall, desto tiefgreifender seine zerstörerische wie auch heilbringende Wirkung. Als Silbernitrat *(Argentum nitricum)* ist uns dieses Metall für große Aufregungen bekannt. Das *reine Silber* ist ein Metall des Mondes. Der Nacht, der Kühle, dem Verstand zugetan. Deshalb finden wir bei einer blassen Frau, bei der wir das Metall als Arznei dem Nitrat vorziehen, noch tiefere Störungen im Gehirn, im Nervlichen, im Denken und vielerlei Erregung und Ängste vor allem, was da kommen mag. Zusammenpressende, quetschende Schmerzen und ein Vergrößerungsgefühl begleiten ihre Beschwerden. Sei es der linke Eierstock oder die lähmigen Glieder oder das Kopfweh, das allmählich beginnt und auf dem Höhepunkt der Unerträglichkeit plötzlich verschwindet.

11. Aristolochia

Die *Osterluzei* ist eine zarte, feingliedrige Pflanze, die jedes Frühjahr – beim Erwachen kosmischer Fruchtbarkeit – aus ihrem Wurzelstock neue Triebe mit auffallend duftenden Blüten hervorschießen läßt, um im Herbst samt Stengel wieder zu erlöschen. Das spricht für einen außerordentlich starken Bezug zu den Genitalien und Geschlechtsdrüsen. In der Tat wurde sie schon in den mittelalterlichen Kräutergärten der Klöster gezüchtet, um sie für Geburt und Schwangerschaft, aber auch bei Nierenschaden mit blutigem Harn anzuwenden. – Der Beginn der geschlechtlichen Reife ist das

Frühjahr des Lebens. Das Mädchen schießt schlank aus der Wurzel ihrer Kindheit hervor, auffallend mit Anziehung, Anmut und Liebessehnsüchten ausgerüstet. Sie gedeiht im Sommer ihres Lebens zu einer vornehmen, aristokratischen Erscheinung, um im Herbst ihres Dasein das Sichtbare wieder abzulegen. Dann kriechen ihre Kräfte zurück in die Erde, in die Wurzel, aus der sie geboren wurde. Soweit ist alles in Ordnung. Für manche aber kommt der Herbst schon im Frühjahr. Sie haben keine durchsetzenden Energien, die das Aufblühen benötigt. Sie sind blaß, die erste Regel kommt und kommt nicht, sie werden bleich, pickelsüchtig und blutarm. Sie zieren sich, ziehen sich zurück, fürchten sich vor Menschen. Sie werden fröstelig, gehemmt, traurig, still, müde, schwach. Schlucken ihren Ärger, ihre Eifersucht, ihren Kummer und das Essen in Massen runter und leiden an Fettsucht. Dann kommt die erste Regel spät, kommt immer spät, bleibt schwach, aber bessert all ihre Beschwerden, all ihren Kummer, um nach kurzer Dauer zu versiegen, während das Leid erneut beginnt. Infekte der Luftwege, Kopfweh durch Blutstau bis zu heftigen Gliederschmerzen begleiten die Nächte (zwischen 2 und 4 Uhr) ihres Soseins. Bis sie sich im Herbst ihres Lebens möglicherweise mit Genitalkrebs in die Erde zurückzieht.

12. Arnica

Das *Bergwohlverleih* gedeiht an der Vegetationsgrenze hoch in den Bergen. Es verleiht jenen Wohl, die sich dort verletzen. Seine Verordnung hat sich aber auch auf all diejenigen Menschen erstreckt, die sowohl äußerlich wie innerlich verletzlich sind. In der Frauenheilkunde wirkt es schmerzlindernd und blutstillend bei solchen Frauen, die durch Operation oder bedenkenlos angesetzte Ausschabungen verletzt wurden. Vorher und nachher einzunehmen!

13. Arsenicum album

Arsen, das Gift, das im Mittelalter so vielen den Tod brachte und anderen die Freude darüber schenkte. Eine gehässige Freude über das Mißgeschick eines anderen. Welcher Sarkasmus, welche Zerstörung! Als Heranwachsende und junge Frau, die sich nach dieser Arznei sehnen, sind sie noch wie aus dem Ei gepellt, ordentlich, fleißig, intelligent für sich selbst und verständig, gütig, aufopfernd für andere. Als Ehefrau pflügt sie dann den Acker ihres Lebens, zu dem das verlorene Paradies sie verdammt hat. Pflegt Haus, Mann, Kinder und eventuell Eltern und Schwiegereltern ohne Murren mit äußerster Gewissenhaftigkeit, die manchmal einer zwanghaften Pedanterie nahekommt, mit der sie ihre enormen Lebensunfähigkeiten – Unsicherheiten, Unruhe, Ängste – zu verschleiern sucht. Aus Angst, ihrer Pflicht nicht genüge getan zu haben, etwas übersehen zu haben, stürzt sie sich in tausenderlei sinnige und unsinnige Aktivitäten. Deren Opfer ist meist die Familie, dehnt sich manchmal auf Nachbarn und Verwandte aus. Ihre Kinder schleppt sie von Arzt zu Arzt, notiert sich alle Aussagen genau. Ihren Mann putzt sie in unauffälligem Grau in Grau heraus, vom Scheitel bis zur Sohle, damit die Leute nichts zu bemängeln haben. Den Haushalt bringt sie auf Hochglanz und vergißt, daß es darin ja auch gemütlich sein sollte. Allmählich erschöpft sie immer rascher, ihre Lippen werden immer schmaler, sie fühlt sich sterbenselend. Die letzten Säfte aus Ihrem Blut, aus Ihrem Leben rinnen reichlich brennend aus ihren Körperöffnungen als Erbrechen, Ausfluß, Durchfall. So ist das! Wir müssen erst sterben, um leben zu können, leiblich oder symbolisch. Wie die Saat auf dem Feld, wie Christus am Kreuz, wie das Gift in unseren Adern, wie die Urtinktur der Arznei, bevor sie uns zur Genesung, zur Heilung, zum Heil werden. Da hilft es wenig, die Augen, das Sehen, die Einsicht zu verschließen mit zwanghaft ruhelosem Aufräumen, mit Putzen, Staubsaugen, mit nervigem Geschimpfe die Kinderzimmer auf Sauberkeit und Ordnung zu inspizieren, dem Partner die letzten Reste Unreinheit vom Körper zu schrubben, bevor er mit ihr ins Bett darf, wo sie ohnehin wegen Erschöpfung den Ausblick auf Lust umgehend verschläft. Warme (!) Auflagen gegen die brennenden Schmerzen und die Wärme menschlicher Zuneigung lindern ihr Vergehen, bevor man ihre falsch verstandene Güte samt Lebenslust ans Kreuz nagelt.

14. Asarum

Der *Haselwurz* ist der Osterluzei sehr ähnlich. Beide gehören zur gleichen Familie der *Aristolochiazäen*. Die Vergiftung mit dieser Pflanze reizt vor allem Hirn, Nerven und Sinne des Menschen. Das Hirn, von pulsierendem Kopfweh gequält, ist so schwindelig berauscht, daß er glaubt beim Gehen schwerelos zu schweben. Die Nerven so gereizt, daß das Kratzen auf Seide, Glas, Pappe oder Styropor, ja selbst der bloße Gedanke daran, einen

Schauer durch den ganzen Körper jagt. – Nicht viel anders begegnet uns eine überaus fröstelnde Frau mit pochenden, pressenden Kopfschmerzen, vor allem vor und bei ihrer Periode, schlimmer durch Sonne, Wetterwechsel zum Schlechteren, bei Gewitter, bei Föhn. Sie wäscht ihr Gesicht mit kaltem Wasser ab und verlangt nach frischer Luft. Sobald sie sich bewegt, wird sie von einem Schwindel berauscht, der einerseits ihren Körper schwerelos erfühlen läßt, andererseits Übelkeit und erlösendes Erbrechen auslöst. Im Sitzen verstärkt sich wieder das Kopfweh und plötzlich schießt der linke Ischias zum Fußknöchel hinunter. Schmerzen und Schwindel verleiden ihr letztlich die Lebenslust, so daß sie sich in der Dunkelheit der Melancholie versteckt.

15. Aurum

Gold ist der Inbegriff der Macht. Als schwerstes Schwermetall ist es durch die Schwerkraft, durch den niederziehenden Einfluß seiner Schwere zwangsläufig mit den Kräften der Erde zutiefst verbunden. Sein Besitz ist ebenso erdenverbunden. Er fesselt den Geist an irdene Belange und hindert die Seele, sich zu höheren Lebenswerten aufzuschwingen, um wahrlich frei zu werden. Das ist der Preis der Macht! Am Anfang allerdings glänzt das Gold mehr, als es wiegen mag. Glänzende Leistung, strahlender Erfolg, brillanter Sieg, ehrenvolle Auszeichnungen, rühmende Weltbeziehungen auf der ganzen Linie für eine rote, hitzige, kräftige, untersetzte Frau. Im Sport, im Beruf, im Hause. Mit Hast jettet sie durch die Welt, durchs Geschäft, durch den Haushalt. Alle klatschen Beifall, wagen nicht zu widersprechen. Kennen ihre Ordnungssucht, ihre Reizbarkeit, ihre Tadelsucht, ihre Kritiksucht, ihre Streitsucht, ihren Jähzorn. Sie hat prinzipiell immer recht und wird das mit einem Donner-und-Hagel-Redeschwall voll perfektionierter Argumente belegen. Menschliche Begegnungen haben in solchen Höhen keinen Platz. Dennoch braucht sie die Gesellschaft, die Gruppe, die Familie, um ihrer Macht die rechte Geltung zu verschaffen. Sie hat jedoch vergessen, daß Schwere in solchen Höhen leicht überlastig wird. Sie kippt, zweifelt, mißtraut und fällt tief. Der Leichtmut des Erfolgs wird zur Schwermut des Mißerfolgs. Besonders während der Periode, die ihre weibliche Geschlechtsrolle in den Vordergrund schiebt. Schwer ist auch die Überlast des Gewichtes, die Last des Herzen, der Hochdruck, der Druck auf der Leber, das Gewicht in den Knochen. Die Schwermut tobt sich vorwiegend im Leiblichen aus. Während sich ihr Gewissen mit aggressiven Selbstvorwürfen damit beschäftigt, vielleicht doch an der Abkehr von Menschen, an der Abwendung ihrer Nächsten, ihrer Freunde mitschuldig zu sein, die sie bisher skrupellos in ihre Machtvorstellungen einhäkelte. Doch als Mensch, der nicht zurückschaut, tadelt sie ihre Freunde für ihre Verlassenheit. Sie selbst dagegen stagniert im Heute, neigt sich tiefer und tiefer der schwermütigen Dunkelheit der Erde, die sie schließlich aufnimmt, nachdem die Folter ihres Gewissens sie veranlaßte, selbstmörderisch aus irgendeiner Höhe in die Tiefe zu springen. Welch ironischer Abstieg. Zum zweiten und letzten Mal aus einer Höhe hinab! Ob sie den langen Winter, die Kälte und die Nacht vertragen wird?

16. Barium carbonicum

Barium ein lebloses, reaktionsloses, undurchlässiges Schwermetall. Allein daraus wird uns verständlich, daß an dieser schüchternen, schamvollen, hinwegscheuenden Frau alles verlangsamt, schwerfällig und undurchlässig ist: Der Geist, die Seele, die Arbeit der Gefäße und der Drüsen. Wie beim Metall geht nur noch wenig rein und wenig kommt raus. Schon als Kind wie ein Greis aussehend, kann man sie heute noch als kindische, greisenartige Frau tröstend an der Hand nehmen. In ihrer frühkindlichen Entwicklung ist etwas gehemmt worden oder stehengeblieben, was seine Prägungen als tiefgreifende allgemeine Organschwäche, als Leistungsunvermögen und als mangelndes Selbstvertrauen in ihrem Schicksal hinterlassen hat. Trotzdem kann eine warmherzige Umgebung zusammen mit der Arznei die Verhärtung der Drüsen, der Gefäße und die verblödende Starre des Gehirns zu aller Zufriedenheit elastisch erhalten.

17. Belladonna

Zweite Arznei bei Fieber und Entzündungen ist die *Tollkirsche*, wenn wir zur Mitternacht hin mit kirschrot glühendem Kopf und hohem Fieber schweißtriefend unter der Bettdecke liegen und trotzdem frieren. Jegliche Annäherung gutmeinender Angehöriger wie auch die Berührung der Entzündungen sind uns zuwider. Besonders wenn rotstreifige Malereien an Form gewinnen, wenn der Kopf und die Gewebe pochende, klopfende, pulsierende Schmerzimpulse von sich geben. Nur ein warmer Umschlag, eine warme Umgebung, ein wärmendes Federbett können die rotglänzende Entzündung, das schweißige Fieber, die dampfende Hitze besänftigen.

18. Bellis

Menschen mit leicht verletzlichen Gliedern oder mit Knutschflecken beim leichtesten Nuckeln und Kabbeln ist ein leicht verletzliches Inneres vorgegeben und das *Maßliebchen* mitgegeben. Ohne Maßen zu lieben, kann den Hals unschön verzieren, die Brust prellen, die Hüfte stoßen und den Unterleib quetschen. Bleibt zurück ein fader Nachgeschmack, Ärger mit den Nächsten, ein sich verhärtendes Gewebe, eine sich verhärtende Umgebung und ein typisches schmerzliches Gefühl „wie gequetscht".

19. Borax

Wir kennen *Bor* zur Waschung von Wunden. Homöopathisch hat es sich als Arznei für Entzündungen im weiblichen Unterleib bewährt. Einerseits bei klarem, fast durchsichtigem oder kleisterartigem, hühnereiweißähnlichem Ausfluß, wobei die Scheide als kochend empfunden wird, so als ob heißes Wasser aus ihr hinausflösse. Andererseits für chronische Entzündungen des umgebenden Gewebes der Gebärmutter (Endometriose).

20. Bovista

Wenn wir uns einer intimen Naturbeobachtung hingeben, entdecken wir – kindhaft – immer Ähnlichkeiten mit den Wirkungen der Arznei oder mit den Erscheinungen des betroffenen Menschen. Der *Riesenbovist* wächst als ein aufgeblasener Pilz in unseren Wiesen. Spielerisch kickten wir als Kinder zu gern auf ihn ein. Eine dunkelbraune Wolke von Sporen wirbelte hervor. So sehe ich hier das Ähnliche in der dunklen Blutung aus dem weiblichen Genitale, sei es als Periode oder Zwischenblutung, die sich bei der geringsten körperlichen Anstrengung ergießt. Der Körper, vor allem die Beine, sind leicht aufgequollen und ein Gefühl der Vergrößerung, größer als die Schwellung selbst, schleicht sich ein. Die gleiche Empfindung gesellt sich zu den eventuellen Kopfschmerzen. Durch solche Ähnlichkeiten fällt es uns leichter, die Arznei in uns aufzunehmen.

21. Bryonia

Eine ganz andere Arznei für Fieber und (seröse) Entzündungen der Gewebe ist die empfindliche, krautige, zerbrechliche *Zaunrübe*. Nach dem anfänglichen Frost steigt das Fieber gemächlich. Die Gewebe, vor allem rechts, schwellen hart an, stechen heftig bei geringster Berührung und Bewegung. Und trotzdem drückt die Geplagte mit beiden Händen dem Schmerz entgegen. Denn der milde Gegendruck mit lauwarmen Kompressen und die Arznei verhindern die Ausbreitung gleichgearteter stechender Schmerzen im Hinterkopf, begleitet von einem Schwindel, der das Heben des Kopfes vom Kissen unmöglich macht.

22. Caladium

Das *Schweigrohr* ist eigentlich eine Arznei, die durch Heiserkeit oder Asthma das Sprachrohr und durch Impotenz das Zeugnisrohr des Mannes zum Schweigen zwingen. Warum sollte sie nicht auch das Empfängnisrohr der weiblichen Welt schweigen lassen? Warum nicht! Aber wenn dem so ist, dann schleicht sich dafür eine Qual in Form eines wollüstigen Juckens ein, das so sehr zum Kratzen reizt, bis diese blasse, erschöpfte Frau zu onanieren beginnt. Wir Männer müssen verstehen lernen, daß eine solche Frau – wie so unzählige – sowohl arbeitsmäßig am Tag als auch pflichterfüllend im Ehebett völlig überlastet und geschafft ist. Nach der Arbeit am Tag braucht sie nichts anderes als gestreichelt, geliebkost, geachtet zu werden. Das ist alles!

23. Calcium carbonicum

Der *Kalk*, den *Hahnemann* für die homöopathische Arznei verwendete, ist aus dem Innersten der Austernschale gewonnen. Wie sehr die schwabbelige Auster einer Schale bedarf, ist uns vertraut. Wie sehr die schutzlose Seele einer Schale bedarf, müssen wir uns wieder ins Gedächtnis rufen. *Kalk* steht – wie alle *Kalksalze* und *Kieselerde (Silicea)* – symbolisch für „Halt". Versuchen wir zu verstehen, was *Calcium* für entgleiste Menschen bedeutet, die durch den Verlust des Haltes der Haltlosigkeit ausgeliefert sind: Das Fundament wird zur Basislosigkeit, der Schutz zur Schutzlosigkeit, das Skelett zur Gliederschwäche, der Rückhalt zur Abmagerung oder

Fettsucht, die Stütze zum In-Sich-Zusammenfallen, die Festigkeit zur Empfindlichkeit, der Zusammenhalt zur Zerstörung; die Wärme zur Lebenskälte, die Stärke zur Schwäche, der Mut zur Minderwertigkeit, die Sicherheit zur Unsicherheit, die Hoffnung zur Lebens- und Todesangst, die Zuversicht zur Sehnsucht, das Kopfhoch zur Kopflosigkeit und das Maß aller Dinge zur Maßlosigkeit. − So setzen sich die Beschwerden dieser runden, gewebeschwachen, aber doch liebevollen, gehemmten Frau mit der deutschen Einheitslöckchenfrisur bis in die Gelenke, bis in die Knochen fest. Ihre Entwicklung auf jedem menschlichen Niveau kam immer etwas später: Das Laufen, Sprechen, Zahnen und die Pubertät. Aber auch das Denkvermögen und die Gefühlswelt. Langsam, behäbig, aber gemütlich! Langsam wie ihre Beschwerden kommen, sich festsetzen und nicht mehr weichen wollen. Vor allem bei naßkaltem Wetter, vor und nach oder zwischen den zu langen, zu starken Perioden. Darüber wird sie sauer wie ihr Magen, ihr Stuhl, ihr Schweiß, ihre kalten, feuchten Füße. Darüber fröstelt sie, wickelt einen Schal um die großen Lymphdrüsen am Hals, braucht drei Lagen knielanger, wollener Unterhosen und dicke Wollsocken, mit denen sie nachts unter der Daunendecke die Füße warmhält. Regelmäßig, wie alles nach festgefahrener Regel abläuft.

24. Calcium fluoratum

Sehr ähnlich der Flußsäure ist der *Flußspat*, was das Menschenbild betrifft. Aber weniger rasch erschöpfbare, dennoch hitzige und derbe Frauen. So derb wie ihre Narben, Brustknoten, Fisteln. So sprunghaft, elastisch, beweglich ihr Körper, so unelastisch ist ihr Wesen. So treiben sie täglich aufs Neue ihre nächsten Lieben oder ihre Mitarbeiter zur Hergabe ihrer letzten Reserven an. Am Abend werfen sie Parties, bereiten ihr Pferd wie Besessene durchs Gestrüpp der Haine und Fluren oder joggen mit strähnigem Laufschritt durch benzinduftende Großstadtstraßen, um erst dann sich so richtig entspannt zu fühlen. „Was machen wir jetzt?", pflegt ihre erwartungsvolle Dauerfrage zu sein. Ein Genuß für den phlegmatischen Nachbarn, der sich nachdenklich tatenlos an den derben gärtnerischen Taten der Nachbarin ergötzt, eine Abscheu für den trübsinnig untätigen, kopfhängerischen Morgenmuffel.

25. Calcium phosphoricum

In diesen *Kalk* bringt der *Phosphor* erhebliche Lockerung. Das zeigt uns die Frau, die diese Arznei nötig hat, schon rein äußerlich: Sie ist schlanker, beweglicher, aber auch ruheloser und zerbrechlicher. Je nachdem wieviel Standhaftigkeit im Körper, im Willen, im Gefühl sich mit noch vorhandener oder schon mangelnder Beweglichkeit ergänzen, werden die Ausmaße ihrer Beschwerden denen der *Calcium-carbonicum*-Frau ähnlich sein. Schleicht sich die rasche geistige und körperliche Erschöpfbarkeit zu häufig ein, so verändert sich das noch Bewegliche zur Starre hin, zur Hemmung im Gehirn und zur allgemeinen Abdichtung nach innen und nach außen.

26. Cantharis

Wenn ein Mensch von der *Spanischen Fliege* gestochen wird oder mit einem *Canthariden*-Pflaster auf der Haut sich das Rheuma aus den Knochen zieht, dann eilen Hitze, Feuer und Blut zu einer immensen Blase zusammen. Doch nicht genug! Jene Frau, die sie als Arznei nötig hat, ist ein zorniges, Tobsucht verhaltendes, weibliches Ungeheuer. Sobald sie sich erregt, sollten alle Reißaus nehmen. Ihr Gesicht wird so hitzig geschwollen und gedunsen wie ihre Scham. Augen quellen glänzend aus dem Kopf, Blut quillt in den Kopf und aus der Scheide. Sie wimmert und klagt, schreit und schlägt oder, wenn's ganz toll wird, beißt sie die unschuldigen Umstehenden und bellt sie an wie ein wütender Hund. Schuld dran allein ist ihre heftig krampfende, sexuelle Erregung mit schneidenden, brennenden Schmerzen. Sie kann sich nicht wehren gegen ihr peinigendes Drängen, gegen den quälenden Harndrang. Ihre Seele verzweifelt und verbrennt in der Onanie. Bevor sie im Wahn aufgeht und sich mit Leuten unterhält, die schon lange gestorben sind.

27. Carbo vegetabilis

Die *Holzkohle* im Kamin brennt nur, solange wir ihr Luft zufächeln. Wenn nicht, dann glimmt sie, langsam auskühlend, vor sich hin. So ist es auch mit der Frau, die ihrer als Arznei bedarf. Ihr Geschehen ist von Vergehen überschattet. Die Ursache ist ein Mangel an Sauerstoff zum Verbrennen des Abfalls ihrer Stoffwechselprodukte. Oder besser: Ihr geht die Luft aus! Ein Leben lang hat sie sich mit Lügengeschichten unerreichte Illusionen zum Überleben aufgebaut. Wie sollte sie noch frei atmen können! Erschöpft sinkt sie im Sessel nach unten, während ihre Beschwerden glühend heiß vor sich hinglimmen, am schlimmsten vor der Periode. Fächeln wir ihr etwas Luft zu, dann kann sich ihr Feuer wieder entzünden, im Stoffwechsel genauso wie in der Tiefe ihrer schwarzen Seele, wo das Heimweh nagt als Sehnsucht nach dem Schoß der Urmutter Erde, in deren tiefem Innern die *Kohle* zu Hause ist.

28. Caulophyllum

Die Frau, die *Frauenwurz* braucht, ist blaß, verkrampft und steif. Der Volksname verrät uns ihre Beziehung zu den weiblichen Organen und Abläufen. Beginnend vom sehr reichlichen, schwächenden Ausfluß kleiner Mädchen, über die einschießenden Verkrampfungen der Beckenmuskeln vor der Periode, bei der Geburt, über die spannenden Hinterkopfschmerzen, die Bauch-, Blasen- und Darmkrämpfe bei der Periode oder anhaltend wehenartigen Periodenkrämpfe, wenn die Blutung nicht richtig fließt, zu den scharfen rheumaartigen Eierstockneuralgien bis hin zu überspannten, ruhelosen Wechseljahren mit Aufregungen, nervösem Arbeitsdrang und mit versteifendem, verbiegendem Rheuma der kleinen Gelenke. Ein echter Frauenbegleiter für solche, die wenig Weibliches von sich geben. Denn das Wenige verkrampft, erregt und schwächt: Ihr Gewebe, ihr Gemüt und ihre Umwelt.

29. Causticum

Der *Ätzkalk* ätzt. Was ätzt, das brennt. Was brennt, wird mit Wasser gelöscht. Genauso versucht diese abgehärmte, tief in der Seele verätzte Frau mit kühlen Gewässern ihren brennenden Durst und ihre ätzenden Absonderungen zu löschen. Doch die ätzend brennenden Schmerzen vergehen nur kurzzeitig. Alles an ihr empfindet sie wie zu trocken, wie zu kurz: Die halb geöffnet über den Augen hängenden Oberlider, die Gelenke in ihren Beugen, der Rücken, den sie, laut gähnend, nach hinten streckt und ihr Leben, das sich zwar ruhelos, aber bein- und rückenlähmig dahinschleppt. Regen, Feuchtigkeit und die lebendigen Wasser unserer gesunden Seele erfrischen sie. Sie machen ihre Einsicht, ihre Aussicht, ihren Unterleib und ihre

Gelenke wieder geschmeidig. Jetzt darf sie sich der Lust auf Süßes wieder hingeben, die sie zuvor verachtend zur Seite schob.

30. Chamomilla

Wer hätte gedacht, daß die zarte, stille, unscheinbare *Kamille* in aufgeschlossener homöopathischer Form so kräftig laut und sichtbar unleidlich sein kann. Höchst empfindlich auf Berührung, seien es Geräusche oder Schmerz. Tief dringen sie krampfend in ihre hitzige Seele und schleudern uns ein schrilles, unwirsches, verkrampftes Geheule entgegen. So wie der Kamillentee nur kurzzeitig, angenehm wärmend, anregt, so trägt die Heftigkeit des Charakters der Frau und ihrer Schmerzen glücklicherweise etwas Vorübergehendes in sich. Unerträglich krampfend im Unterleib für den Augenblick eines eventuell auslösenden Ärgers. Und sei es der simple Ärger über eine ungelegene Periode. Dennoch, Ärger vorbei, dann Schmerz vorbei, dann Schrei vorbei. Wie wohltuend!

31. Cimicifuga

Wanzenkraut, Frauenkraut oder im Englischen *schwarze Schlangenwurzel* (black snake-root), nennt der Volksmund die widersprüchlichste aller Frauen. Nur gelegentliche Pinselstriche ihrer Art und Beschwerden ergeben am Ende vielleicht ein Bild. Denn ein Gespräch ist undenkbar. Eher ein Monolog ihrerseits mit jammernden, unzufriedenen, trübsinnigen, verrückten, ständig wechselnden Inhalten und die unendlich lauschende Geduld eines stoischen Zuhörers erlauben ihr, sich auszuleben. Ansonsten umhüllen schwarze Wolken ihre Gedanken, die sich in ihren Schmerzen austoben: Rheumatisch reißend, wehenartig krampfend, hin und her schießend wie kleine elektrische Stromstöße. Nicht nur unter der linken Brust, sondern überall: Im Kopf, in den Muskelbäuchen des Rückens, im Bauch, um die Hüften herum. Mal da, mal dort, so wechselhaft wie ihr Bemühen, ihrem wechselhaften Handeln einen beständigen Ausdruck zu verleihen. Wir sollten uns von Anfang an klar vor Augen halten, daß alle ihre Beschwerden, ob Nervenschmerzen, Muskelrheuma, Gelenks- oder Gemütssteife mit Störungen ihres Unterleibes einen geradlinigen oder sich abwechselnden Zusammenhang bilden. Störungen im Unterleib sind das Ergebnis der Unerfülltheit ihrer weiblichen Sehnsüchte wie bei vielen Frauen.

Manchmal genügt es dann, Freiwillige vortreten zu lassen. Aber hier ist die Widersprüchlichkeit ihres Unwesens ein Zeichen ihres Zwanges, jedem und allem widerspenstig zu widersprechen. Und sollte die Unterleibserfüllung doch mal möglich sein, dann wird sie über Herzenge klagen, an einem hysterischen Erstickungsanfall fast zugrunde gehen oder geschwätzig ihre Ängste berufen, weil sie jetzt verrückt werde, unheilbar krank sei und irgendetwas geschehen müsse. Welch ein Drama!

32. Cocculus

Die Früchte der *Kockelskörner*, einer mittelasiatischen Schlingpflanze, wirken giftig auf alles, was in unserem Körper mit Nervengewebe zu tun hat. Entsprechend erscheint uns im Spiegelbild die bedürftige Frau so schusselig, daß man glaubt, sie sei heillos verliebt. Sie hampelt sich durch die Ecken der Wohnung, kocht Kaffee zur Erwartung des Geliebten, läßt die Tasse fallen, stellt Blumen in die Vase, läßt Blumen und Vase fallen. Dann klingelt es an der Tür. Noch nicht feierlich umgezogen. Sie stolpert schwindelnd über den Flur. Die Tür geht nicht auf. Zugeschlossen. Endlose Schlüsselsuche. Dieses Brett vor dem Kopf! Endlich der Schlüssel. Zurückhasten, zittern, aufschließen, keiner mehr da! Selbst dem Liebhaber riß die Geduld. Sollte die Tür für Partner mal offen sein, dann kriegt sie vor lauter Aufregung die Periode zu früh, begleitet von eitrigem Weißfluß, der mit Blutwasser der Erregung endet. Völlig aufgelöst, nervenzerrüttet, fällt sie zu Bett, bar jeder Lust und schläft sich dank der Arznei endlich aus.

33. Coffea

Die Wirkung des *Coffeins* ist eigentlich weltweit bekannt. Es erregt die Nerven, reizt die Sinne, schärft die Einfälle. Dem Zuviel folgt der Ausfall: Unruhe, Herzklopfen, Zittern, Zucken, Schwäche, Lähmigkeit, Schläfrigkeit ohne schlafen zu können. So erleben wir eine Frau mit äußerster Schmerzempfänglichkeit während der Periode. Dabei klagt sie, weint, lacht, schwätzt, jammert und schimpft. Je stärker die reißenden, neuralgischen Schmerzen, desto mehr verzweifelt sie, weil sie fürchtet, der Tod stehe unmittelbar bevor. Bei überraschenden Regungen ihres Gemütes weint sie mit freudigem Strahlen, redet mit lebhaften Gesten, springt von

Thema zu Thema und schusselt durch die Gegend. Das alles verbirgt sich in den Kräften des Kaffees.

34. Colocynthis

Die *Koloquinte* oder *Bittergurke* kriecht wie alle Gurken auf dem Boden entlang und verweigert jegliche Halterung, an der sie sich hochschlingen könnte. Ihre bittere Frucht ist oval mit einem dicken Saftbauch. Das gibt uns bereits einen Eindruck von der Frau, die sie als Arznei begierig wegen ihrer eher rechtsseitigen, kolikartigen, zupackenden, pressenden, stechenden Schmerzen im Bauch lutscht, während sie sich krümmt und warme Auflagen macht. Alles ist bitter an ihr, vor allem das gallige Gemüt, was ihr Koliken und Durchfall verschafft. Bitterlich ist auch der Ischias, wenn er schneidend einschießt wie mit einem scharfen Messer. Noch bitterer ist das wassersüchtige, vom Ärger geschädigte Herz, was das Bild der saftfließenden Gurke abrundet.

35. Conium

Eine Sonderstellung nimmt der *Schierling* unter den Frauenarzneien ein. *Sokrates* trank ihn als Urtinktur, verschied, und er blieb auf ewig eine Männersache. Nehmen wir an, es sei das männliche Element im Gefüge des Weibes, das Härte mit Verzicht kombiniert. Härte der Gewebe, wie Brustknoten, Gebärmutter-Geschwülste, usw. und Verzicht auf die Lust geschlechtlicher Vergnügen. Das macht hart! Der Erfolg solcher Lebensweise ist nicht gerade weiche Weiblichkeit.

36. Crocus

Die weiche, feurige, luftige Blüte des *Safrans* springt kurzerhand aus ihrer Knolle hervor, ungeschützt nur von wenigen zarten, leicht verletzlichen Blättern umgeben. Zur Herstellung der Arznei werden die Narben der eben geöffneten Blüte benutzt. Sie wird also ihrer Geschlechtsteile entledigt, die eben ihre Aktivität aufnehmen wollten. Welche Erregung! So ähnlich fühlen wir uns dieser feurig erregten, fröhlich belebten, nach würzig-sinnlicher Sittlichkeit duftenden Dame ausgesetzt. Als sei sie eben aus der Wurzel ihrer Kindheit unverblümt in die lebhafteste Geschlechtstätigkeit übergesiedelt. Gereift ohne den umhüllenden Schutz, der zunächst mal die Atemfläche bietet für alles, was außer Geschlechtlichkeit auch noch lebendige Anziehungskräfte besitzt. Das verrät die alberne Sprache ihrer Seele, die sich in einer erotisch anbiedernden Körpersprache ausdrückt mit feurigroten Hals- und Gesichtsflecken bei der kleinsten schamhaften Erregung, mit geilem, wiehernden Lachen, das unmittelbar aus der unerfüllten, abstoßend geil riechenden Schamgegend hervorquillt, die mit aktiver männlicher Tat zu erfüllen wäre. Aber die Erfüllung bleibt aus. Keiner wagt es, obwohl ihr viel sommerliches Licht und männliche Wärme zuströmen. Vielleicht erblüht sie wie die Blume erst im Herbst ihrer Jahre, wo sie, falls immer noch nicht erfüllt, die Leere in ihrem Bauch körperlich verspürt. Bis sie eventuell sich einbildet, darin Lebendiges zu fühlen oder gar auf läppische kichernde Weise ernsthaft glaubt, schwanger zu sein.

37. Croton

Eine bewährte Arznei ist die aus den Samen des *Purgierbaumes* hergestellte Potenzierung für allerlei Hautreizungen wie Schrunden der Brustwarzen oder eitrig juckender, brennender Bläschen-Ausschlag an der Scheide, die sich mit Wärme (!) lindern lassen. Dabei sind die Hautnerven sehr gereizt. Bei der schrundigen oder stillenden Brustwarze strahlt ein Nervenziehen bis hin zu den Schultern. Manchmal wechseln die Haut- und Nervenbeschwerden mit einem schleimigen, gelbgrünen Durchfall ab, der sich nach geringstem Essen und Trinken gußartig entleert. Daß die entsprechende Frau nicht gerade frohlockt, sondern traurig-ängstlich murrt, ist selbstverständlich.

38. Cuprum

Das metallische *Kupfer* ist dem menschlichen Organismus ein lebenswichtiges Element. Ein Zuviel davon reizt das Gehirn und das vegetative Nervensystem, was eine allgemeine Krampfbereitschaft erklärt. So erleben wir eine blonde, charmante, hysterische Frau oder in der Gegenphase – beim Zuwenig – eine bläulich-blasse, eingefallene, wassersüchtige Frau, deren Stoffwechsel, deren Sauerstoffaustausch durch ein erschlafftes Gefäßsystem verlangsamt ist. Die Krämpfe nehmen ihren Ursprung in einer verkrampften, egozentrischen und exzentrische Seele, der in ihrem Leben wenig Widerstand entgegengesetzt wurde. Das muß den Körper in gleichem

Maße widerspenstig verkrampfen. So hören wir schrille Schreie wie die eines Epileptikers vor seinem Anfall, der dann plötzlich mit blaßblauem Gesicht wie tot umfällt. Die Krämpfe verteilen sich über den ganzen Körper, vor allem aber in den Fingern, den Zehen und im Magen mit Übelkeit und heftigem Erbrechen. Eine geistige Ruhelosigkeit füllt die Zeit zwischen den einzelnen Krampfattacken. Erkennen Sie in derlei Verhalten andeutungsweise unsere Kinder und alten Leute?

39. Cyclamen

Wer hätte gedacht, daß das wunderschöne, zarte, bescheidene *Alpenveilchen* derart das Blut, das Hirn und die Nerven zerstört. Als Arznei heilt sie eine bleichsüchtige Frau, die durch ihre Blutarmut kalt, schwach und erschöpft ist. Während des wehenartigen Regelflusses leidet sie an Schwindel und Flimmern vor den Augen, die ein hämmerndes Stirnkopfweh einleiten. Auch ihr Heuschnupfen kennt die flimmernden Sichtausfälle und den pulsierenden Vorderkopf. Bei beiden Zuständen verlangt sie nach Ruhe in einem warmen Raum. Dennoch sollten Menschen in der Nähe sein.

40. Cytisus

Die Blüten und jungen Blätter des sommergrünen *Goldregens* vergiften den Menschen auf die gleiche Weise wie das Nikotin (siehe *Tabacum*). Zur Unterscheidung von letzterem hat sich die Natur ausgedacht, das Gesicht trocken brennen zu lassen. Ansonsten ist außen alles kalt und vergehend.

41. Dioscorea

Die knollige *Yamswurzel* diente den Indianern als unentbehrliche Nahrungsgrundlage. Ein Zuviel davon reizt das vegetative Nervensystem mit kolikartigen Beschwerden, insbesondere im Bauchraum. Das kommt daher, daß die glatte Muskulatur der hohlen Organe unseres Körpers wie Gefäße und Verdauungskanal krampfen. Bei unserer, dieser Vergiftung ähnlichen Frau erleben wir einen dauerhaften Schmerz um den Nabel herum, der sich gelegentlich steigert und fächerförmig in den Bauch ausstrahlt. Dabei beugt sie ihren Körper rückwärts, drückt dem Schmerz entgegen, braucht frische Luft und leichte Bewegung. Ob die *Yamswurzel* eventuell der Auslöser dafür war, daß die Indianer immer so eindrucksvoll aufrecht einherschritten?

42. Dulcamara

Das *Bittersüß* ist ein Nachtschattengewächs. Es gedeiht im stets bewegten Wasser zwischen Schilf und Ufergesträuch, dem es sich federnd anschmiegt. Übertragen wir nun sinnbildlich die Eigenarten der Pflanze auf diejenigen des Menschen, dann begegnen wir bei warmer trockener Witterung im Park, im Café einer rundlichen, schwer beweglichen, wassersüchtigen Dame, die neben ihrer Handtasche ein zusammenlegbares Sitzkissen mit sich rumträgt. Mit zarter Sorgfältigkeit klappt sie es auf, bevor sie sich auf einer Bank, einem Caféstuhl niederläßt. Diese Vorsicht hat sie die Erfahrung gelehrt. Denn ohne wärmende Maßnahme unterkühlt sie sich die Bronchien, den Po, die Blase, den Darm und holt sich einen Herpes. Oder einen Hautausschlag oder Rheuma, die mit dem Asthma Ping-Pong spielen. Kühles Wasser, stets in Bewegung sind die geliebten Kriterien der Pflanze und die verhaßten Kriterien der zugehörigen Frau. Obwohl ihr Bewegung gut täte, besonders in den feuchten Herbsttagen, bei noch warmer Tageszeit und schon kühlen Abenden, wenn sich das Wetter ungewohnt rasch abkühlt. Dann ist die Haut aber nicht mehr Meister ihrer ausscheidenden Funktionen, die Gifte stauen sich nach innen, in den Nerven, in den Gelenken, in den Bronchien, in denen sie „Lähmigkeit" bewirken als atmungslähmendes Asthma und bewegungslähmende Arthrosen.

43. Erigeron

Das kanadische *Berufskraut* wächst in Europa als Unkraut. Es folgt menschlichen Siedlungen und läßt sich in deren Randgebieten nieder. Nie innerhalb! Das bedeutet für uns, daß es als Arznei uns begleitend zur Seite steht. Eine Fundgrube für Ähnlichkeiten mit Menschen, die dieser Arznei hoffend entgegenblicken. Es müssen Frauen sein, die ungern in menschlicher Gemeinschaft leben oder dazu nicht fähig sind, aber trotzdem deren Nähe brauchen. Doch genug. Die Arznei ist auch ohne Personenbezug äußerst bewährt bei hellen oder dunklen Blutungen, wobei ihre Wahl sich nach der Art des Blutens richtet: Anfallsartig, stoßweise, plötzlich wie in einem Guß. Danach ebenso plötzlich Pause! Aber bei leichtester Bewegung gießt es schon wieder alarmierend stark. Obwohl an sich ein eher roter Mensch mit gelegentlichen unangenehmen, aktiven Blutwallungen zum Gesicht, wird sie aus Schwäche plötzlich blaß.

44. Ferrum

Jeder weiß, wenn er wegen Blutarmut *Eisen*-Präparate gespritzt bekommt, dann glüht der Kopf wie eine rote Birne. Genauso hektisch erregt wie die Blutgefäße erscheint uns das blasse, ewig errötende, blonde, dünne Wesen mit den blutroten Lippen. Die Blutarmut ist in ihr hellhäutiges Gesicht geschrieben, das Herzklopfen hebt den spärlichen Busen, das Erröten senkt müde, aber nicht beschämt das Haupt. Die Schwäche kann auch die wäßrigen, scharfen Absonderungen nicht zurückhalten. So als wäre ihr Wille zur Stärke noch mangelhaft ausgeprägt. Noch, denn Chancen hat sie genug. Wie das bröckelige Eisenerz, das dennoch zu Stahl verwandelt werden kann.

45. Ferrum jodatum

Diese Verbindung aus *Eisen* und *Jod* ergibt im Arzneibild ein Mischgemälde beider Elemente. Sie hat sich vorwiegend bewährt für blutarme Frauen mit Gefäß-, Hormon- und Unterleibsbeschwerden. Dort plagt ein schmerzhafter Abwärtsdruck mit Ausstrahlung auf den Darm. Die geplagte Frau hat das Gefühl, die Gebärmutter sei so weit nach unten abgesunken, daß sie beim Sitzen spüren kann, wie sie hochgestoßen wird. Das ist auffällig! Ein starker eitriger Ausfluß kann die Beschwerden begleiten.

46. Fraxinus

Die *amerikanische Esche* ist eine hervorragende Organarznei bei herabdrängenden Verlagerungen der Gebärmutter infolge erschlaffter Bänder oder wegen eines Myoms. Die Beckenorgane können entzündlich angeschoppt sein, schmerzen und sich schwer anfühlen. Eine ausgezeichnete Alternative, wenn Sie Operation und Pessar vorzugsweise ablehnen möchten.

47. Gelsemium

Den *wilden Jasmin* kennen wir als Hilfe gegen zittrige Aufregung, wenn wir mit tiefrotem Gesicht auf ein unangenehmes Ereignis zusteuern müssen. Als solches betrachten Schüler wenigstens ihre Prüfungen. Wir Älteren werden dann auf andere Art im Leben geprüft. Zu ihm als Arznei paßt das Gesicht einer dunkelrot gedunsenen, blutgestauten Frau mit krampfendem Nackenkopfweh und schwindelndem Pulsieren im Hinterkopf. Wie gelähmt, teilnahmslos, matt und dennoch innerlich zittrig, als vergehe ihr Herz, sehnt sie sich nach Ruhe. Doch wird ihr diese nicht gegönnt. Das Herzstolpern, die Übelkeit und das Erbrechen zwingen sie aus ihrer Ruhe, bis endlich eine Flut von farblosem Harn einsetzt, was die Erlösung von allen Übeln ankündigt.

48. Glonoinum

Ein aus *Stickstoff* bestehender Alkohol ist das *Nitroglyzerin*. Ein unansehnlicher, unauffälliger Stoff, der eine „gefesselte Explosion" in sich trägt. Bei der geringsten Erschütterung zersetzt er sich in Gas und zerreißt alles. Jetzt wird uns verständlich, warum seine vergiftende Heftigkeit die Wirkung von *Belladonna* übertrifft. Die Explosion wird entfesselt und mit rasender Geschwindigkeit schießt das Blut in die äußeren, sich strotzend füllenden Blutgefäße. Gesicht und Haut nehmen eine intensive dunkelrote Färbung an. Das Hirn, der Kopfschmerz fühlen sich wie zum Sprengen an. Jede kleinste Erschütterung, leiblich oder seelisch, von außen oder von innen, verschlimmert diesen explosiv zersprengenden Schmerz, der so unerträglich ist, daß er nicht selten zum Selbstmord führt.

49. Graphites

Gehen wir der Verwandlungsfähigkeit des *Kohlenstoffs* entgegen. Die Erdoberfläche ist die Scheide seiner Belebtheit oder Unbelebtheit. Unterirdisch ist das Leben gewichen. Es mangelt an Licht und Luft (Sauerstoff), die das Lebendige nähren. Also finden wir den Kohlenstoff dort nur in erstarrten Formen als *Diamant*, als *Graphit*, als *Kohle*. Ihre Kraft aber haben sie aus Licht und Luft über die Pflanzensäfte ins Unterirdische mitgenommen. Der Diamant hat das Licht eingefangen, in sich bewahrt, ist klar geblieben. Der *Graphit* hat sich etwas Bewegliches, etwas Flüssiges, etwas Verwandlungsfähiges aufgehoben, ist grau geworden. Die Kohle hat die Luft in sich gefangen und erstickt, mit der sie überirdisch zum Feuer entflammt, hat aber das Licht verloren, ist schwarz. Alle drei sind reine Formen des

Kohlenstoffs! *Graphit* wird in der Industrie als Gleitmittel, als Geschmeidig-Macher verwendet und meist mit dem ihm verwandten *Petroleum* als Schmierstoffe. Als Arznei glättet sie die trockenen, rissigen, honigfarbenen Ekzeme und Schrunden der Haut einer schwerfälligen, wassergestauten Frau, die sich über alles sorgt und alles von der grauen, ungeschmeidigen Seite des Lebens sieht — auch ihre „Krankheit". Aber die Chance, ein lichterfüllter Diamant zu werden, ist auch ihr ins Schicksal gelegt.

50. Hamamelis

Der *virginische Zauberstrauch* lebt die Wirkung seiner Vergiftung in den Venen aus, indem er dunkelrote Blutungen verursacht. Eigentlich kann es aus jeder Körperöffnung bluten, denn die Venen bilden ja ein Organsystem. Eines ist jedoch auffällig: Die blutenden Teile (Nase, Scheide, Blase, After, Hämorrhoiden oder Krampfadern) schmerzen so, als seien sie gequetscht. So als hätte sich die zugehörige Frau das betreffende Teil in der Tür gequetscht und nicht wie üblich darin den Finger. Das Blut rinnt langsam, aber stetig aus seiner Höhle, was unheimlich schwächt, obwohl die Müdigkeit in keinem Vergleich zum Blutverlust steht. Dazu plagt sie ein bolzenartig einhämmerndes Kopfweh von einer Schläfe zur anderen, das die Augen aus dem Kopfe treibt, Ohrenklingen und ein schwimmendes Gefühl des Leibes. Das drückt das Gemüt. Aber erstaunlicherweise überkommt sie keine Angst, was gewiß verständlich wäre.

51. Helonias

Der *flammende Stern*, eine Lilie wie *Aletris* und *Lilium tigrinum*, deren herausragende Blüte sinnbildlich immer etwas mit vorrangig beherrschender Geschlechtlichkeit zu tun hat. So sehen wir die entsprechende Frau ständig irgendwo am Werkeln, um sich von ihrem Südpol abzulenken. Den ganzen Tag. Doch kaum daß sie sich entkräftet niedersetzt, packt sie die große Schwäche, ein müdes Rückenweh und matte Glieder. Kaum daß wir anfangen sie zu bedauern, sie inständig bitten mehr auszuruhen, da ist sie schon wieder auf dem Sprung, mit dem Staubsauger die Milben aus den Matratzen zu verscheuchen. Bewegung ist halt das einzig bessernde Moment in ihrem ausgewrungenen Schmerz, in dem sie ihren Unterleib wund und ganz bewußt organisch fühlt wie ein schleppendes, geschwüriges Gewicht. Daraus ergießt sich ein Ausfluß, der sie bis zur Blutarmut schwächt. Aber die Arznei hilft auch jener durch ihren Luxus träge gewordenen, stets erschöpften Dame, die uns, stets hypochondrisch klagend, so lange nervt, bis ihre Bridge-Damen erscheinen, denen sie heiteren Gemüts entgegenstrahlt. Die Clubdamen verschaffen ihr die nötige Ablenkung von ihren Schmerzen und von ihrer Langeweile.

52. Hepar sulfuris

Entzündete Gewebe, seien sie eitrig oder katarrhalisch, die allmählich „reif" werden und sich lösen, bedürfen der von *Hahnemann* selbst hergestellten *Kalkschwefelblüte*. Sämiger, milder, gelbgrüner Eiter oder gleichartiges Sekret entleeren sich aus den Entzündungsbuchten. Warme, feuchte Auflagen, Wickel oder Dampfbäder beschleunigen die Heilung. Aber auch Menschen, die sich an schönen, sonnigen, kühlen Tagen unterkühlen, bedürfen der Arznei, um die folgenden Entzündungen überhaupt zu vermeiden. Die Arznei in D200 hat sich als wirkungsvoller erwiesen, als die bisher proklamierte D12. So ändert sich der Gebrauch durch die Erfahrung.

53. Hydrastis

Die *kanadische Gelbwurz* ist eine tiefgreifende Arznei für Haut- und Schleimhautprozesse. Die Absonderungen sind reichlich, gelbgrün, dick, zäh, klebrig, schleimig und häufig blutig. Sie schwächen den Körper so sehr, daß der Appetit vergeht. Die blasse, kalte und trockene Frau hat ohnedies nicht viel Reserve und magert ab. Ihre Reizschwelle ist so niedrig, daß sie mit Ärger oder gar mit Boshaftigkeiten gegen ihre Umwelt reagiert. Trotzdem sehnt sie sich nach äußerer und innerer Wärme.

54. Hydrophobinum

Die *Tollwut*-Nosode, auch *Lyssinum* genannt, stellte zuerst *Hering* aus dem Speichel eines tollwütigen Hundes her. Es ist leicht vorstellbar, daß die entsprechende Frau ein tolles, wütendes Weib ist. Alles an ihr ist von Krämpfen begleitet, sobald sie Wasser fließen hört oder wenn glänzende, sich widerspiegelnde Gegenstände ihren Blick fangen oder wenn grelles Licht aufleuchtet. Fließendes Wasser erregt heftig ihr Geschlecht. Aber so sehnsüchtig wollüstig sie sich die Fortpflanzungsübungen eines Partners wünscht, so sehr krampft ihr dabei Schlund, Blase, Darm und Scheide. Außerdem genügt die leiseste Berührung des Partners, um auch im Hirn tollwütige Krämpfe auszulösen. Immer ist ihr nach Wassertrinken zumute, obwohl ihr das Schlund- und Speiseröhrenkrämpfe verursacht. Allein Kakao verträgt sie.

55. Ignatia

Wer kennt nicht jene der *Ignazbohne* ähnliche, widersprüchliche Wesensart unserer zarten, feinfühligen Heranwachsenden, die durch schulischen Leistungsdruck und ständig wechselnde Verliebtheit ihre Nerven verlieren. Die eben noch Lust auf frische Milch empfinden und sich für saure Gurken entscheiden, die sie aber doch nicht essen. Oder jene „höhere Tochter", die soeben in Wien ihr Kunststudium beendet hat, wo sie sich in den tollen Taxifahrer verliebt hat, der sie öfter zur Oper fuhr. Und die nun, wieder zu Hause, über ihrem Liebesschmerz zusammenbricht. Oder jene überspannte Mitvierzigerin aus gutem Ehehause, die sich mit ihren übertünchten 45 Jahren in den charmanten Nachbarsjungen verliebt. Den sie sich heute noch ins Bett wünscht und den sie morgen deswegen verachtet. Milch oder Gurke! Sie weiß es halt nicht, versteckt sich mit seufzendem Busen hinter einem verschleierten, leidenden Blick. Tränen unterdrückend, bettelt dieser Blick nach Trost und Beachtung, die sie – falls sie rüberkommen – entschieden von sich weist. Wehe, Sie widersprechen ihren Gefühlen, weisen sie zurecht, von wegen „was sich gehört" oder nicht gehört. Da rasselt es haufenweise Myriaden hysterischer Tränen und erschallt giggelndes Lachen. Bis sie – im Gegensatz zur echten Hysterie – ihre albernen Reaktionen bedauert, langsam aus dem lauten oder stillen Gram hervorkriecht und sich kurzerhand aufs Neue verliebt. Uff, da soll einer noch Schritt halten können. Same procedure as last time, old fellow!

56. Ipecacuanha

Die brasilianische *Brechwurz* ist eine höchst bewährte Arznei bei hellroten Blutungen, wenn diese von einer leichten Übelkeit begleitet sind, die Zunge aber nicht belegt, sondern absolut rein ist. Zu leichtfertig wird diese Arznei beim Bluten vergessen, weil wir sie eigentlich nur für das „Erbrechen bei sauberer Zunge" erlernt haben.

57. Jaborandi

Die getrockneten Blätter des brasilianischen Strauchs *Pernambuco* enthält vor allem *Pilocarpin*. Daraus bestehen die Tropfen, die der Augenarzt zum Weitstellen der Pupillen in den Augensack träufelt. Jeder hat das schon mal miterlebt. Die Substanz reizt nur das vegetative Nervensystem, so daß sich die glatte Muskulatur zusammenzieht. Dieser Vorgang verursacht schweißüberlaufende Hitzewallungen und überlaufenden Speichelfluß, so daß sie als Arznei bei all jenen Erkrankungen bewährte Verwendung findet, die von solchen Plagen begleitet werden.

58. Jodum

Warum ist das Weibliche mit so viel Zerstörung behaftet? Weil es das einzig tatsächlich körperlich schöpferische Wesen ist! Wo viel Licht ist, ist viel Schatten. So ist es auch mit der *Jod*-bedürftigen Frau, die von Gebären und Sterben begleitet wird. Und das Gebären ist gleichzeitig der Tod. Alles was in dieser Frau übermäßig wächst, die Drüsen (Schilddrüse, Bauchspeicheldrüse, Eierstock oder Busen), ist mit dem Absterben, dem Schwinden der umgebenden Gewebe verbunden. Bis zur totalen Abmagerung, dem eigenen Tod. Ein rasches Geschehen aus einer hektischen, ängstlichen, besorgniserregenden Unruhe heraus, die dem Leben nachrennt, um es nur ein einziges Mal am Zipfel zu erwischen. Dann atmet sie (falls kein Heuschnupfen und Asthma) für die Dauer einer einzigen Lebenspause. Das ist das Eigentliche im wuseligen Halogen *Jod*, das Wesentliche im hastenden Pendant Mensch.

59. Kalium bichromicum

Die *Pottasche* wirkt zersetzend auf die Schleimhäute. Das ist uns aus Industrievergiftungen an Menschen bekannt. Eine Frau, die ihrer als Arznei bedarf, zeigt zähe, gelbe, klebrige Absonderungen aus Nase, Bronchien und Scheide. Der Schleim hat etwas Gummiartiges an sich, der regelrechte Fäden zieht. Sie selbst ist beeindruckend dick, hellhaarig, hellhäutig und mit Sicherheit „hat sie's an der Galle" – oder hat keine mehr. Aber dann meckert die Leber. Wenn die Absonderungen ins Stocken geraten, bilden sich leicht Geschwüre, die so glattrandig aussehen, als seien sie mit einer Metallform ausgestanzt.

60. Kalium carbonicum

Jeder Mensch ist schwach. Und jeder von uns antwortet auf seine Schwäche mit einer ihm eigenen Art. Die Frau, die *Kaliumlauge* als Arznei benötigt, leidet unter dieser Schwäche in vielfältiger Weise: Im Hirn, Herz, Magen und Unterleib. Vor allem ist es ihre intellektuelle Schwäche, die ihr frühzeitig bewußt wird, die sie für den Lebenskampf unfähig und von anderen abhängig macht. Die Schwäche beantwortet sie mit Auflehnung, Reizbarkeit und Zorn, die in sich wieder die heftige Ablehnung jener Menschen einbeziehen, die ihr helfen, ihr zusprechen und sie trösten wollen. Trost engt sie ein, legt sie in Ketten, weshalb sie bei menschlicher Berührung (und bei Geräuschen) zusammenzuckt. So wird sie zum Opfer ihrer Auflehnung mit dem Preis der Einsamkeit. Aber vor nichts hat sie mehr Angst als vor dem Verlassensein, dem Alleinsein, denn sie braucht ja die Menschen wegen ihrer Schwäche. Dennoch, trotz reizbarer Verbitterung fühlt sie in ihrer Antwort keine eigene Schuld. Eigensinnig widerspricht sie, mißachtet gesellschaftliche Normen, aber läßt Kritik und Widerspruch anderer gelten, aus Angst, verlassen zu werden. Das Bild der Zerrissenheit einer ursprünglich rein geistig schwachen Frau, die sich gegen ihre natürliche Abhängigkeit auflehnt, sich ob ihrer Besorgnis aufregt, sich über ihre Furcht erzürnt. Ein zwiespältiger Kampf der Seele, der dann in den beweglich lebendigen Teilen des Leibes, im Nervensystem, im Herz- und Gefäßsystem, im Verdauungstrakt und im Sitz der Fruchtbarkeit seinen Tribut verlangt.

61. Kalium sulfuricum

Eine Frau, die das *Kaliumsulfat* als Arznei braucht, ähnelt dem Temperament der *Pulsatilla*-Frau. Nur mit dem Unterschied, daß ihre Störungen tiefer liegen und sich intensiver ausdrücken. Das Gewebe ist schlaffer, die Haut trockener, rauher, schilfert gelbe Schuppen ab. Entsprechend ist sie selbst behäbiger, langsamer von Begriff, lustloser. Ist die *Pulsatilla*-Frau manchmal halsstarrig, so ist diese schon *starrköpfig*. Ihre Schleimhaut-Absonderungen wird sie eher bemerken, da sie zäh, schleimig, gelblich verändert sind und so schnell chronisch werden wie die ewige „Rotznase" damals als Kind. – *Kalium* ist ein Mineral und wirkt als solches immer tiefer im Menschen als eine Pflanze. Ein Mineral versinnbildlicht das Statische, die

Haltung unseres Seins, die Pflanze vermittelt das Dynamische, die Bewegung unseres Werdens. Das heißt, wenn Sie mit der Pflanze *Pulsatilla* nicht mehr zurechtkommen, folgt sehr gut das Mineralische dieser Arznei.

62. Kreosotum

Der *Buchenholzteer* enthält Phenole, Benzole und Kohlenstoff-Gruppen (siehe *Graphit* und *Petroleum*). Deren Eigenschaften sollten wir zu verstehen trachten, um nicht nur diese daraus gewonnene Arznei, sondern auch ähnliche Arzneien wie *Guajacum* (für Rheuma), *Kresolum* (für Lähmungen) und *Acidum carbolicum* (für eitrige Insektenstiche und schorfige Wunden) besser in uns aufnehmen zu können. Wo der *Teer* als Asphalt die Erde bedeckt, stirbt alles Lebendige ab. Wo er als Arznei heilend eingreift, da brennt tief der verwundete Schoß und die mit Blutstreifen durchsetzten, dünnen Ausscheidungen verbreiten einen aashaften Geruch, der Auflösung, Verfall und Zerstörung ankündigt. Wo Aas ist, sind die Geier nicht weit. So denken wir. Nichtsdestotrotz riecht diese eher oberflächlich heitere Frau, so zerstörerisch auch das Geschehen an ihr sein mag, weder das Aas noch sieht sie die Geier. Der alles zerfressende Krebs ist nicht weit. Aber dem Teer werden auch lebensbejahende, sinnlich duftende, heitere Farben, Parfums entlockt, sowie künstlicher Zucker und künstliche Heilmittel. Welche Chancen birgt doch die Arznei!

63. Lac defloratum

Ein Mensch, der die *entrahmte Kuhmilch* als Arznei braucht, verträgt sie auch nicht in ihrer ursprünglichen Form. So einfach ist die Folgerung nicht immer. Aber hier ist die Ursubstanz, die zur Arzneiherstellung verwendet wird, im allgemeinen kein Gift. Trotzdem ist sie für solche, die Milch nicht ausstehen können, schon von Übel. Denn ihr Genuß verursacht eine tödliche Übelkeit mit Stirnkopfschmerzen und Erbrechen. Wenn nur der Darm sich reinigte! Aber nein, er bleibt hartnäckig verstopft. Vermutlich sind es Hormone in der Milch, die für ihre potenzierte Heilwirkung verantwortlich sind. Denn alles verschlimmert sich vor und bei der Periode; aber auch morgens, kaum die Augen geöffnet, wenn die nächtlich ruhenden Hormone wieder in Gang kommen. Bei allem Elend schwindet noch der Busen und hängt schlaff wie geschafft über dem schwächlichen Brustkorb.

64. Lachesis

Septisches Fieber, das steigt und fällt wie das Barometer im April, und harte entzündliche, eher linksseitige Schwellungen, die erst dunkelrot, dann blaurot und äußerst berührungs- und wärmeempfindlich werden, nach Kälte und frischer Luft schreien, beruhigt das Gift der *Buschmeisterschlange*. Dabei erklärt ein ungewöhnlicher, jämmerlich klagender Redeschwall das Fieber, das entzündete Gewebe zur katastrophalen Lebenskrise. Eine Blutvergiftung kann die Bewegungen der Zunge doppelzüngig verändern. Ist der Redeschwall eher ein tägliches Dilemma für die Umwelt, so gehört er zu einer recht spritzigen, hitzigen, schwitzigen, jungunternehmerisch strammen, kräftigen Mitdreißigerin oder der klug verhaltenen, stets erfinderischen, erzieherisch führenden Super-Mutter *(Jascha's)* oder der schweißtriefenden, rot angelaufenen, selbst im Winter offenblusigen, wechseljahregeplagten Anfangfünzigerin, die ihren Alltag mit Sensationsnachrichten aus aller Welt, aus Politik und Nachbarschaft ausfüllt. Wehe dem, der dem scharfen Verstand, den durchdringenden Blicken und der mit Spott gewürzten Zunge dieser allgegenwärtigen Dame widerspricht. Das rächt sie mit Eifersucht, Gehässigkeit, geheimen Intrigen oder mit einfühlendem Verständnis. Je nachdem, ob ihr partnerliches Zusammenleben zur harmonisierenden Besänftigung ihrer Überkraft beiträgt. Mutig ran, ihr mit Perseuskraft getränkten Männer! Eine Schlange schlägt ihre Beute nur aus der Entfernung! Ihr nahe, ist sie einem liebevollen Streicheln sehr zugetan.

65. Lilium

Dort, wo im Pflanzenreich eine Blüte so auffallend ihre Erscheinung und eine erhabene Haltung betont wie die *Lilie* (hier: die *Türkenbundlilie*), dürfen wir überzeugt sein, daß die entsprechende Frau alle verfügbaren Energien aus der Natur — besonders aus der männlichen — auf sich zieht und sich vorwiegend nach außen hin geistig auslebt. Eine feierliche Erhabenheit, ein edles Hoheitsgefühl strahlt auf ihre Umgebung aus. Ein feierlich anziehender Genuß für den Edel-Macho, eine Abscheu für den empfindsamen, romantischen Liebhaber. Letzterer allein weiß, daß Damen, die ihrer blühenden Schönheit und ihrer „Vergeistigung" oder eher Intellektualität wegen leben, liebesunfähig sind, weil Schönheit und Geist von heftiger geschlechtlicher Erregung begleitet werden. Sie ist aber nie eine reine Wollust, sondern verbindet sich stets verhalten unterdrückt mit zermürbenden Gewissensbissen, so niederschmetternd wie ihre Schmerzen. Also: Wollen schon, aber nicht können. Ein eigenartiges Phänomen, denken wir. Doch halt! Ist Lust nicht die Schwester des Schmerzes? Ist der Schmerz nicht die trübselig finstere Tapete eines wollüstig erleuchteten Raumes? Gewiß, aber für die Lilien-Dame beinhaltet Lust gleichzeitig Schmerz. So sind alle ihre scharfen, krampfenden, berstenden, nach „unten" drängenden Schmerzen immer mit einer geschlechtlichen Erregung verbunden und mit einer Schamröte in den schmerzenden Teilen, die sich organisch als Blutfülle erklären läßt. Nur allzu verständlich, daß die Beschwerden einer solchen, von Gesundheit scheinbar strotzenden Frau sich vorwiegend in der Genitalsphäre festsetzen: Als Gebärmutterleiden, als Eierstockneuralgie, als Unfruchtbarkeit, aber auch als Kopfschmerz, vor allem nach der Periode, und – wie bei allen hysterischen Frauen – als Herzschmerzen. Nachdem sie von Leidenschaften und lüsternen Begierden nur noch träumt, treiben sie die Gewissensbisse ihrer Intellektualität in hypochondrische Wahnvorstellungen, in die sie ihr „schwerkrankes" Herz und ihre verhaltenen obszönen Sehnsüchte mit hinübernimmt. Bis sie darüber verzweifelt.

66. Lycopodium

Der *Bärlapp* windet sich, kriechend sich ausbreitend, auf dem Boden (englisch: ground-pine = Boden-Pinie), während er seine Blütenstengel geradewegs nach oben reckt. Wie die *Magnesium-* und *Veratrum*-Frau gehört auch die *Lycopodium*-Bedürftige zu den „Kriechern" der Sonderklasse. Nach oben selbstredend! Nach unten tritt sie. Wie der Stengel erscheint sie uns groß, hager, schmalbrüstig, dunkelhaarig. Sie hat sich auf dem Boden gequält, ist dabei vorgealtert und faltig geworden. Ihre stirngerunzelte Nase verrät ihre ständige Besorgtheit, die dunkel glänzenden, lebhaften Augen geben ihr Bedürfnis nach Kontrolle preis. Der unförmig geblähte Bauch läßt uns rückschließen, daß auch ihr Hirn ziemlich aufgebläht ist. So sitzt sie auch vor uns. Aufrecht nimmt sie den Sessel bis zur Rückenlehne ein, die Hände halten sich an den Armlehnen fest, die Beine sind übereinander geschlagen. Die stolze Kampfstellung einer jungen Intellektuellen, die nicht viel von Haushalt, Kinderkriegen und Modeboutiquen hält! Sie zieht es vor, ihren Frauenkreis aufzusuchen, wo sich ihr scharfsinniger Verstand besserwisserisch über Probleme der Kindererziehung auslassen kann. Dafür hat sie mit Mühe, Eifer und Gewissen viele Bücher gelesen, um auch ja die beste zu sein. Ihr eigentliches Lebensdrama ist – wie bei der *Silicea*-Frau – das frühzeitige Erkennen ihrer minderwertigen Schwäche, die sie mit Einsatz, Ehrgeiz und Erfolg zu verschleiern sucht. Sie baut sich, ohne Rücksicht auf ihre Umgebung, ein wackeliges Gerüst aus Wissen ohne Weisheit. Ständig ist sie bemüht, es selbstkritisch zu kontrollieren, es streitbar zu verteidigen. Wenn es aber brenzlig wird, zu widersprüchlich, zu müßig, ihre Ansicht starrköpfig zu vertreten, dann versucht sie sich aus der Affäre zu ziehen und nimmt feige Reißaus; aus Angst, ihre Unsicherheiten könnten entlarvt werden, denen sie mit Stolz und Feigheit die Stirn bietet. In einem Menschen, der so sehr mit der Wirkung, Würde und Weihe seiner eigenen Person beschäftigt ist, haben Gefühle für andere Menschen keinen Platz! Für eine solche Frau sind Mann, Kinder und Weiblichkeit Störfaktoren auf der Leiter zu ihrer sozialen Anerkennung. Weshalb sie und ihr unerfüllter, aufgeblähter Störfaktor Bauch sich auf Reisen ohne Anhang am wohlsten fühlt. Dort legt sie ihre Kontrolle und Kleider ab, um nicht „außer Kontrolle" zu geraten. Eventuell verbringt sie die Nächte, aufrecht diskutierend, mit einem Kurschatten im Bett. Der ist sehr beeindruckt, überwindet sich zu einer lang ersehnten Lobpreisung, und ihre Augen schwimmen in Tränen der Dankbarkeit. Wieder zu Hause, schlüpft sie unter die Maske der alten Besserwisserin, und läßt die Familie nach ihrer Pfeife tanzen (beachte: Die allgegenwärtige Schwiegermutter!). Wie bei der *Sepia*-Frau: Keiner darf ohne Erlaubnis Gassi gehen! Mit finsterer Miene beklagt sie sich über alles, sucht im Haushalt regelrecht Anlässe, um ihre Streitsucht, schulmeisterlich fluchend, auszuleben. Aber die Natur rächt sich: Die Periode ist wie eine monströse, gespenstische Aussicht. Muß die auch immer wiederkommen und sie an ihre Geschlechtsrolle erinnern! Nie habe ich eine Frau vor ihrer Periode so mürrisch gereizt erlebt wie diese. Nie hat eine Frau bei der Periode so viel gekrampft und geweint wie diese. Irgendwann wird sich in diesem Weinen vielleicht der Beginn einer Einsicht verbergen, daß die Schachpartie gegen sich selbst für sie ungünstig endete. Vielleicht verbirgt sich im Weinen endlich der Beginn einer Reife, hin zum verantwortlichen Erwachsenwerden. Denn im bisherigen Bild erkennen wir eigentlich eher unsere Kinder und kindisch gebliebenen Männer! Sonst könnten ihre Ängste im Traum und im Wahn wieder aufmarschieren!

67. Magnesium carbonicum

In jedem Bestandteil der Schöpfung ist etwas Schöpferisches und etwas Vernichtendes. Das Schöpferische ist das eigentlich Bestimmende, das Vorherrschende, dem Licht, dem Tag zugehörig. Das Vernichtende dient dem eigenen Überleben bei Gefahr, dem Ausleben der Urtriebe, dem tierischen Instinkt, gehört zur Finsternis, zur Nacht. Selten ist mir ein anderes Element in seinen Gegensätzen so extrem begegnet wie *Magnesium*. Hier wandeln Aufbau und Zerstörung gefährlich dicht nebeneinander her. Seine schöpferische Kraft macht Gesteine (Dolomit) aus, das Meerwasser, das Grün unserer Erdkruste zwischen Wurzeln und Blüten, die pflanzlichen Samen, die menschlichen Keimdrüsen und Spermien. Seine zerstörende Kraft macht – nicht zuletzt durch menschliches Zutun – Brandbomben, Feuerwerke, Blitze und Asbest aus. Nur mit diesem Wissen können wir den *Magnesium*-bedürftigen Menschen verstehen. So wie Magnesium immer nur Bestandteil einer bestimmten Form ist, ist der Mensch in keine offenbare äußere Form zu pressen. Er kann mager oder rund, groß oder zierlich, hell oder dunkel erscheinen. Entscheidend ist sein Temperament, wenn er der schöpferischen Seite entglitten ist. Eine nervig gespannte Ruhelosigkeit ergreift ihn und macht auf ihn aufmerksam, weil das Nervige sich leicht überträgt. Das verbraucht rasch wie ein Blitz, schmerzt wie ein Blitzschlag. Reizbar, aggressiv, impulsiv, explosiv. Hitzig rot im Gesicht. Launisch überraschend wie ein Feuerwerk. Dann sauer beleidigt nach erloschenem Feuer. Riecht sauer, redet sauer, schmeckt sauer. Dann zieht er sich, von Heftigkeit erschöpft, in die Nacht zurück und dichtet sich ab wie Asbestfaser. Nichts kann mehr nach außen. Aber drinnen toben die Schmerzen, je tiefer in der Nacht, desto verkrampfter, scharfer, stechender, einschießender, blitzartiger: Im Kopf, im Samenstrang, im weiblichen Schoß, wenn etwas heraus will (z. B. Periode) und nicht kann. Nur die Träume beleben seinen Schlaf mit lauten Reden, durchdringenden Aufschreien. Immer wieder steht er auf, hat das Gefühl, ein Verbrechen begangen zu haben, geht auf und ab, sucht Wärme. Äußerlich und innerlich. Beim morgendlichen Erwachen ist er erschöpfter als beim abendlichen Sich-Zurückziehen, schweigt mürrisch, verweigert das Frühstück und versauert auch seiner Umgebung den eben erwachenden Tag. — Das sind die Frauen, die weder als Kind noch als Ehefrau eine heimische Behaglichkeit erleben durften, deren Existenz verpulvert wurde, um nur einmal kurz aufzuleuchten wie ein Feuerwerk, vielleicht bei der Hochzeit, bei den Geburten, bei den neuerlichen Versprechungen ihres Mannes. Um dann, verbrannt, erloschen, verascht und „verarscht" als teilnahmslose Schattenfrau ihres fremdgehenden Mannes sich mit den Schatten des Todes zu befreunden. Da liegt sie wie im Koma, erschöpft, gelassen, mit halboffenen Lidern und rollenden Augen und sehnt sich nach dem schmerzfreien Licht der Erlösung.

68. Magnesium phosphoricum

Das Alkalimetall *Magnesium* mit *Phosphor* zum *Magnesiumphosphat* vermengt, hat als Arznei einen guten Ruf bei neuralgischen Schmerzen. Blitzartig schießen sie ein wie ein elektrischer Schlag, bohren wie mit scharfen Messern, schneiden vom Nabel aus in den Unterleib, wandern rasch durch den Körper. Es ist eher eine schlanke, ruhelose Frau, die solchem Geschehen ausgeliefert ist. Tags ab 14 Uhr und nachts ab 2 Uhr windet sie sich in Krämpfen, krümmt sich, legt Wärme auf den Bauch oder reibt ihn besänftigend. Während sie jammert und schluchzt, geht sie beruhigend auf und ab.

69. Mater perlarum

Selten erleben wir heute Frauen, die sich so vernachlässigen, daß sie um die Hilfe von *Perlmutt* bäten. Wenn schon, dann ist die Tatsache, daß sie seit Ewigkeiten einen Ausfluß aus dem Ohr, aus der Scheide haben, mehr ein Besitzstand als eine Störung. Aber es stinkt halt! Selbst für so was Vergammeltes hat die Homöopathie in dieser Arznei noch eine wohltuende Reserve. Sie ist auf jeden Fall einen Versuch wert.

70. Mercurius corrosivus

Wer das *Quecksilberchlorid* braucht, entspricht der Person des *Quecksilbers*, wie bei *Mercurius solubilis* beschrieben. Es wirkt aber rascher vergiftend. Das heißt umgekehrt, die Beschwerden der bedürftigen Frau sind akuter und noch tiefergreifend. Ihre Schleimhäute (Atmung, Verdauung, Harn und Genitale) verwesen zu dünn-eitrig zerfressenden Absonderungen und zu faulig stinkenden Geschwüren. In der Tat, hier riecht es schon fast nach Syphilis.

71. Mercurius solubilis

Eine Entzündungsarznei letzter Wahl ist das von *Hahnemann* selbst hergestellte *lösliche Quecksilber*, auch als *Mercurius vivus* bekannt. Die Eiterung der entzündeten Gewebe beginnt mit klopfenden Schmerzen und kurzen Frostschauern, die vor allem nachts über den Rücken wallen. Trotz Frost und trotz Empfindlichkeit für Kälte und naßkaltes Wetter besänftigt äußere Kühle die heftig bohrenden, tief brennenden Schmerzen. Dahinter steht eine Frau, die mit allen Fasern ihres Lebens die Zerstörung symbolisiert. *Quecksilber* im Urzustand ist eine nicht mit der Hand faßbare, unruhige Substanz, die sich nach allen Seiten hin ausdehnt. Der Laie kennt sie als Bestand des alten Fieberthermometers. Wenn es zerbrach, rollten die Quecksilberkügelchen rasch über den Boden, teilten sich bei Berührung bis sie als winzige Perlen in einer Bodenritze verschwanden. So ist es mit der zugehörigen Frau. Nicht faßbar, keine ausgeprägte Form, kein Rückgrat (Rückenmarksschwund). Nach allen Seiten gut machen wollen, recht machen wollen, gestaltlos zerfließend, bloß keine Schande (Syphilisarznei), was sagen da die Leute! Ernst, angstvoll, unruhig, ständig auf den Beinen. Ständig darauf bedacht, über Dritte zu erfahren, was die Nachbarn über sie und ihre Familie denken! Äußerst anstrengendes, erschöpfendes, hirnerweichendes Leben. Das Gedächtnis kann das alles gar nicht verarbeiten, zuordnen. Es streikt, setzt aus. Sie kapituliert, wird gleichgültig, fixiert mit ihren leeren Augen den Ansprechpartner starr, gedankenlos, abwesend. Sie lebt im Vorzimmer des Todes, worin sie nächtens brennend, wund gemacht leidet, um beim morgendlichen Erwachen stumpfsinnig dem neuen Lebenstag entgegenzustarren. Ein zerstörendes Vergehen am Leben, das den Tod zeitlebens mit sich schleppt.

72. Millefolium

Wer kennt nicht die *Schafgarbe*! Bewährt als Arznei bei einer plötzlichen, hellroten, aktiven, flüssigen Blutung. Sie ist leicht von den anderen Blutungsarzneien zu unterscheiden, da sie, trotz heftiger Hartnäckigkeit, schmerzlos und völlig ohne Angst verläuft. Sie wirkt besonders rasch, wenn die geplagte Frau rot und kräftig ist, eine Frau, deren Blut des öfteren unangenehm in verkehrte Richtungen wallt. Wie beispielsweise zum Kopf mit Kopfweh „zum-an-die-Wand-hauen", mit Nasenbluten oder zum Unterleib mit platzender Blutfülle der Beckenorgane, die sich über den Darm, die Blase oder über die Gebärmutter Entlastung verschafft.

73. Natrium muriaticum

Bei der *Salz*-bedürftigen Frau ist das Salz, das lebendige Feuchtigkeit anzieht, verloren gegangen. Die vielen Jahre unerfüllter idealistischer Sehnsucht aus der Zeit des Heranwachsens, der Adoleszenz, haben die Haut, das Gewebe und die Seele ausgetrocknet, haben unüberwindliche Knoten und Narben hinterlassen. Am Geschehen des Vergangenen, das die Erfüllung der Sehnsüchte verhinderte, ihr das Salz und die Würze des Lebens zerfraßen, hängen ihre trüben Gedanken und drehen sich selbst im Bett im Kreise. Das waren Enttäuschungen, die den Selbsttäuschungen folgten, das waren Demütigungen, die der Demut folgten, das waren Kümmernisse, die das Kümmerlichsein bewirkten. Nie jemals vergessend, trägt sie das Wasser auf das alte Mühlenrad, bis sie, völlig ausgelaugt, nicht mal mehr weinen kann.

74. Natrium sulfuricum

Das *Glaubersalz* kennen wir alle. Es reinigt den Darm, indem es Wasser aus dem Gewebe zieht und mit großem Getöse die alten, vertrockneten Kotbrocken nach außen befördert. So erscheint auch unsere Frau. Außen wäßrig schwach, innen trocken, fröstelnd. So gern möchte sie sich öffnen und ablassen. Aber da gab es nur Nebel, Regen, Herbst und Grau-in-Grau in ihrem Leben, auf die sie jetzt höchst empfindlich reagiert und sich noch mehr abschließt: Mit Unbeweglichkeit (Rheuma), mit Asthma, mit Ausschlag. Was von innen auf „normalem Wege" (Mund, After, Blase) nicht heraus kann, bahnt sich einen anderen Weg und tobt sich willkürlich an den schwächsten Stellen unseres Körpers aus! So ist ihre krankhafte Entgleisung ein verhaltener Schrei nach Erlösung. Der Schrei (und der Ausschlag) dieser Frau ist so alt, daß er seibert, von gelben Verkrustungen zurückgehalten wird, einreißt und sich über den Damm und After frißt. Wenn sie das

Glück hat, noch ein bißchen wärmende Sonne, ein bißchen sonnige menschliche Zuneigung erfahren zu dürfen, wird sie aufatmen können, sich wieder bewegen und auch den verstopfenden Mist ihres Lebens nach dem Frühstück als Stuhl absetzen können.

75. Nux vomica

Dem einen juckt das Fell, der andern juckt der Busen. Beiden ist des öfteren zum „Kotzen" wegen ihrer seltsam mürrischen, nörgelnden Art, die eher männliche Züge trägt. Beide lechzen nach der *Brechnuß*, um ihren Ärger aus dem Magen dem regelnden Verstand zu übergeben, bevor sie sich selbst übergeben. Irgendwo sind sie selbst mitschuldig, nicht nur die Unvollkommenheit des Daseins oder „der Andere". Denn sie führen ein Leben im großen Durcheinander. Äußerlich genauso wie in dem, was sie an stofflicher und geistiger Nahrung, an stofflichen und geistigen Getränken in sich stopfen. „Auch haben!" deklamiert ihr kindisches Gehabe. Und wenn nicht, ist der Teufel los. Alle sind schuld, alle haben Schuld ... außer ihm. Da muß ja das Fell, müssen die Hämorrhoiden jucken! Dann kratzen sie sich die Haut auf, den Hintern wund und kratzen an der Seele der andern. Die verschrumpelten Früchte ihrer Handlungen als grob geschnittene Familienmanagerin oder erfolglose Kleinunternehmerin werden den andern ins Körbchen gelegt. – Sollte die Arznei nicht mehr wirken, dann hilft vielleicht noch, wenn Sie ihm oder ihr die ganze Flasche an den Kopf werfen. Dazu rufen Sie „heiliges Donnerwetter, halt's Maul!" Wenn das nicht erleichtert, erlöst es zumindest Sie selbst aus Ihrer allzu verständlichen Anspannung.

76. Origanum

Ein Gewürz, das die Frauen entdeckt haben, ist der *Majoran*. Italienische Frauen – und inzwischen auch deutsche – streuen es massenweise auf die Pizza ihrer Männer, um deren Geilheit zu zügeln. Im Umkehrschluß der Natur brauchen jene traurigen Jungfrauen und partnerlosen Geschöpfe, die sich mit übersteigert lüsterner Heiterkeit nach Heirat oder Männern sehnen, dieses Gewürz als Arznei, um ihre Sehnsüchte zu besänftigen. Denn nachts leiden sie unter heftigen, wollüstigen Träumen, denen zwangsläufig die einsame Tat der Onanie folgt. Tagsüber rinnt ihnen ein wäßriger, lüsterner Ausfluß aus der Höhle der Unerfülltheit. Andere Mittel der Verwirklichungen, wie beispielhafte Andeutungen aus den Träumen, kommen als Heilmittel wenig in Betracht, da sie nur kurzzeitig Erholung verschaffen.

77. Palladium

Das Schwermetall *Palladium* steht im periodischen System neben *Platin* (siehe dort). Außerdem kommt es in Platinerzen vor. Diese nahe Verwandtschaft entscheidet das Verhalten derjenigen Frau, die seiner als Arznei bedarf. Es fehlt ihr jedoch die vornehme Zurückhaltung, der kühle Intellekt und das „Leck-mich-Gehabe". Eine verletzliche, freche, lautstarke, aber auch hochfahrende, leicht verletzte, schmollende, nachtragende Gesellschafterin mit einem Anspruch auf schmeichelnden Beifall. Verstecken sich darin nicht auch unsere anspruchsvollen Kinder und mittelpunktssüchtigen Heranwachsenden?

78. Petroleum

Um die heilenden, homöopathisch vergeistigten Kräfte des *Erdöls* verstehen zu können, müssen wir zunächst der Verwandlungsfähigkeit des *Kohlenstoffs* entgegengehen. Die Erdoberfläche ist sozusagen die Scheidefläche seiner Aktivitäten. Drunter sind die Lebensmöglichkeiten gewichen. Es fehlen Licht und Luft (Sauerstoff) als Träger des Lebendigen. Also finden wir ihn nur in erstarrter Form als *Diamant*, als *Graphit*, als *Kohle*. Ihre Kraft aber haben sie, bevor sie erstarrten, aus dem Licht und der Luft über der Erde genommen. Der Diamant hat das Licht eingefangen, in sich bewahrt, ist klar geblieben. Der Graphit hat sich etwas Bewegliches, etwas Flüssiges, etwas Verwandlungsfähiges aufgehoben, ist grau geworden. Die Kohle hat die Luft in sich gefangen, mit der sie überirdisch zum Feuer entflammt, hat aber das Licht total verloren, ist rabenschwarz. – Das verbindende Elixier zwischen Überirdischem und Unterirdischem ist der Säftestrom in den Pflanzen, der die Erdoberfläche in beide Richtungen durchstößt. – Über der Erde verwandelt sich der Kohlenstoff mit Licht und Luft ohne menschliches Zutun zum diamantenähnlichen Zucker (Stärke), zu prachtvollen Blüten mit Düften, Farben, Pollen, Nektar, zu heilenden Naturkräften. Mit menschlichem Zutun, durch Trockendestillation der Kohle, werden die *Teere* hergestellt. Aus ihnen entstehen nicht nur der lebenstötende *Asphalt*, sondern auch synthetische Süßstoffe (Zucker), Riechstoffe (Düfte, Parfum), Farben (Teerfarben) und synthetische Heilmittel (Chemotherapie). So hat der menschliche Geist in Anlehnung an den Kreislauf der Natur die erstarrten Kräfte wieder lebendig gemacht. — Die Verwandlungsfähigkeit bleibt aber auch in der unbelebten unterirdischen Natur erhalten. Hier finden wir das *Erdöl* als „flüssig gewordene Kohle" wieder. Etwas Flüssiges, Bewegliches ist wie im *Graphit* erhalten geblieben. Auch das *Petroleum* wird durch die Kraft des menschlichen Geistes in Salben und Kosmetika zu „Lebendigem" verarbeitet, ebenso wie (zusammen mit *Graphit*) zu Schmierölen der Industrie, um die Beweglichkeit der Maschinen zu fördern und zu Benzin (englisch: petrole), das durch Explosion Motoren antreibt. *Petroleum* ist also ein Reizstoff, der zur Fortbewegung anspornt, solange die Maschinen warm gehalten werden. — Verstehen wir jetzt erst den dieser Arznei bedürftigen Menschen, dessen Haut und Schleimhäute mit Ekzemen und Absonderungen gereizt sind, die im Winter erstarren, trocken und rissig bluten mit dünnen, wäßrigen, übelriechenden Absonderungen. Ein Mensch, dem die Bewegung einerseits gut tut, der stundenlang spazieren geht, dem aber das zu Heftige, zu Stürmische, zu Stampfende andererseits einen unerträglichen Auf-und-Ab-Schwindel wie bei hohem Seegang mit würgendem Erbrechen verursacht. Die dünne, abgemagerte, blonde Frau ist entsprechend im Gemüt „beweglich": Redselig, leicht erregt, streitsüchtig und leicht beleidigt mit dem unwiderstehlichen Verlangen, den Beleidigenden umzubringen. Da sie das vernünftigerweise nicht tun wird, zerstört sie sich selbst, kratzt sich bis aufs Blut, erblindet beim Kopfschmerz, fühlt ihren Körper zerspringen, fühlt ihn doppelt, schwindelt und verliert sich in Orten und Straßen, die ihr sehr wohl bekannt sein müßten. Bis sie ihren Geist wieder der Dunkelheit übergibt. Apathisch unbeweglich und abwesend.

79. Phellandrium

Stinkende Entzündungen, Schrunden, Risse, Zerstörung. Knoten und wundig geschwollene Brüste ruft der *Wasserfenchel* als Gift hervor. So die Frau in ihrem Kranksein. Die Milchgänge sind entzündet, die Nippel eingezogen und heftig stechende Schmerzen schießen durch die Nerven bis hin zum Rücken.

80. Phosphorus

Der *Phosphor* ist das Symbol des Lichtes. Selbst im Dunkeln leuchtet er. Genauso jene hellhaarige, schlanke Frau, die durch ihr sonniges Wesen, durch ihre wärmende Intelligenz, durch ihre zugeneigten, strahlenden Augen die Welt etwas farbenprächtiger gestaltet. Ihre Sinne auf empfindlichste Empfangsstufe gestellt, saugt sie alle Eindrücke außerordentlich empfindsam in sich auf und gibt sie als Liebkosung an uns zurück. Ihr Milieu ist die Kunst und die geistige Schöpfung. Hier kann sie ihren Sinn für Schönheit, Herzlichkeit und Harmonie ausleben, kann ihre übernatürliche Wahrnehmung und Phantasie gestalterisch zum Ausdruck bringen. Sie liebt die Welt, die Menschen, ihren Schöpfer mit großer, wahrer, mitfühlender Zuneigung. Mit einer Art leidenschaftlichem Übersinn verbindet sie sich mit ihnen zu einer allumfassenden kosmischen Liebe voll leuchtender Begeisterung. Aber ihre Überempfindlichkeit macht sie unsicher, schüchtern, ängstlich vor dem Alleinsein. Das lähmt ihre Gefühle. Bis sie verschleißt, erschöpft, ihre Rolle nicht mehr spielen darf. Sie zieht sich zurück, meditiert, wird empfindungslos und weint bitterlich. Nicht, daß sie sich verlassen fühlte. Das schlösse Klagen über andere mit ein. Sie beschuldigt niemanden wegen seiner Fehler. Es ist eher das Verhalten der Welt und ihre überempfindliche Reaktion auf solches Verhalten, das sie traurig macht. Doch deswegen lehnt sie die Welt nicht ab. Wir können jederzeit verzeihend auf sie zugehen, sie trösten und streicheln, um ihr das Feuer in den Adern, in der Seele und im Geist aufs Neue anzufachen, damit sie für uns alle wieder phosphoreszierend leuchten darf. – Erste Arznei bei allen aktiven, hellroten Blutungen, gleichgültig aus welcher Körperöffnung, mit oder ohne sichtbaren Grund! Erste Arznei bei Angst vor Gewittern als dem Symbol des blitzartigen Strohfeuers, das sie zu verbrennen droht.

81. Phytolacca

Wer die *Kermesbeere* benennt, denkt an die zerstörerischsten nächtlichen Rheumaschmerzen. Rheuma ist aber nur eine klinische Benennung für den krankhaften Ausdruck unseres empfindsamsten Gewebes: Der Nerven. Nervenschmerzen, ob Entzündung der Schleimhäute oder sonstiger Gewebe (Brustknoten, Nerven, usw.). Es schmerzt nachts, wie alles was der destruktiven Anlage angehört. Meiden Sie feuchte Kälte, das Frühjahr, den Herbst. Sie decken schmerzhaft auf, was zu anderen Zeiten nur im Verborgenen schlummert.

82. Platinum

Kein edleres Metall als *Platin*. Ein kühler Glanz wie der kalte Schein des Mondes, dem es zugeordnet wird. Nur im Lichterglanz der Nächte kommt sein edler Wert zur Geltung. So die Frau. Eine schicke Erscheinung. Dunkle Haare, ebenfarbener Teint, schlank, oben kräftig, unten knabenhaftes Becken. Das Ganze eingehüllt in den letzten Modeschrei. Damit verhüllt sie die Zwiespältigkeit ihrer Empfindungen. Denn so sehr selbstgefällig und hochnäsig sie ihre Abscheu über andere Menschen nach außen trägt, so sehr leidet sie drinnen an ihrer heftigen Geschlechtserregung. So sehr, daß sie selbst über ihre lüsternen Phantasien erschrickt, sich entsetzt und sich verteufelt. Bevor die Scham unerträglich anschwillt, bevor die schmerzende Hitze dem Feuer wollüstiger Begierde Platz macht, glänzt sie in der Gesellschaft. Eine Dame zum Ausführen, die durch ihr Erscheinen beeindruckt. Geformt nach den Regeln der Fitneß-Mühlen, gekleidet nach dem „dernier cri" von Morgen, mondkühles Gesicht mit dezenter Maskerade, „cool" im Auftritt mit dem gewissen Etwas an herabblickendem, erregten Stolz, das geschlechtliches Verlangen und Ablehnen fließend miteinander verknüpft.

83. Plumbum

Das *Blei* ist allgegenwärtig. In Atemhöhe und Flughöhe. Es ist ein ausgesprochenes Zellgift. Das zeigt sich zuerst an den Nerven, die Gefäße, Muskeln und Eingeweide versorgen. Alles krampft, alles schwindet. Nicht nur die Unterhaut, die Muskeln, das Lebensgefühl, auch die Gebärmutter, die Periode, die Lust. Der Magen ist eingezogen, der Darm verstopft, der After zieht sich schmerzhaft zusammen. Blei dichtet nach innen und auch nach außen ab, so daß kein Austausch, keine Beziehung, kein Gedeihen mehr möglich ist. Wie beim Röntgen! Unbemerkt werden die Schwermetalle ganz allmählich zu unserem Schicksal. Die Häßlichkeit dieses Metalls drückt sich im Menschen oberflächlich durch ein schmutziges Gesicht unter fettigen Haaren aus.

84. Pulsatilla

Wer kennt nicht die wunderschöne, lieblich zarte Anemone, die frühjahrserwachend unsere heimischen Wiesen zieren. *Kuhschelle, Windblume, Venusträne* sind nur einige ihrer Volksnamen, die alle ihre tiefe Bedeutung haben. So ist die zugehörige Frau lieblich, zerbrechlich, schwach. Sie möchte gern nur lieb und stark sein. Die Schwächen sind ihr bewußt. Jeder Mensch versucht auf seine ihm eigene Art, seine Schwächen auszugleichen. Auch dieses Wesen bleibt nicht davor verschont. Sie sucht sich oder vielmehr sehnt sich nach liebevoller Zuneigung, nach stärkerem Schutz und tatkräftiger Hilfestellung. Erfüllen sich ihre Wünsche, wird sie ein angenehmes erfülltes Wesen. Bleibt es bei den Wunschvorstellungen, wird sie ihre Schwäche mit extremer Sorgfalt und Gewissenhaftigkeit ihrer Familie gegenüber ausgleichen. Andererseits nagen die unerfüllten Sehnsüchte nach Anerkennung, Zuneigung. Sie hat Angst, nicht angenommen zu werden, nicht genug geliebt zu werden, fühlt sich verlassen, wird mißtrauisch, eifersüchtig, keck und selbstsüchtig. Sie weiß, sie fordert zu viel, ohne so richtig geben zu können. Sie weint viel und ihre Scheide weint mit. Das macht sie traurig, Selbstvorwürfe und Gewissensbisse schleichen sich ein. Klagen, Halsstarrigkeit und Launen begleiten die sehnsüchtige Suche nach der verlorenen heiligen Kindheit. Bis sie verzweifelt an den Menschen, an sich, an ihrer Seligkeit. Bis sie entweder inbrünstig wie eine Madonnenstatue betet oder sich still und leise im dunklen See ertränkt. Von diesem Schicksalsweg kann man sie aber immer wieder leicht zum Besseren ablenken, indem wir ihr gut zusprechen und sie trösten. Das läßt sie gern mit sich geschehen, das streichelt ihre Seele.

85. Ranunculus bulbosus

Wir kennen den *knolligen Hahnenfuß* als homöopathisch wirkungsvolle Arznei bei der Rippenneuralgie oder gleichermaßen bei herpesartigem Ausschlag in der Rippengegend (z. B. Gürtelrose). Auch den Nervenschmerz der weiblichen Brust kann diese Arznei heilen, wenn er entlang der Rippen sticht, als wäre diese gebrochen, so daß sie die Atmung, die Bewegungen des Oberkörpers und die der Arme behindert.

86. Rhododendron

Die sibirische *goldgelbe Alpenrose* ist eine bewährte Arznei für Zysten mit wäßrigem, leicht schleimigem Inhalt, solange sie noch weich sind. Bekannt geworden ist sie uns bereits als Arznei für Vorwetterrheuma oder Barometerrheuma. Das heißt, die Rheumatiker (vorwiegend sind die kleinen Gelenke befallen) sagen Regen, Gewitter, Föhn und Sturm voraus, da sich ihre Schmerzen dann verschlimmern. Den Bewegungen des Wetters kommt die Bewegung der Gelenke lindernd entgegen.

87. Sabal

Eine superbewährte Arznei ist die Frucht der *Sägepalme* für weiche Drüsen, die entweder schwellen oder schrumpfen. Sei es nun die Brust mit erschlafften oder übermäßigem Busen oder die männliche Vorsteherdrüse, wenn sie es dem zugehörigen Mann nicht mehr erlaubt, über die Mauer zu pinkeln.

88. Sabina

Eine schöne Pflanze bringt uns Vorteile, eine unförmige wirkt auf uns nachteilig. Der *Sadebaum*, eine Zypresse, hat etwas Unförmiges, ein Baum, an dem man sich höchstens erhängen kann, falls man es wünscht. Er ist der Unterwelt geweiht, dem Vergänglichen, dem Sterblichen. So ist die daraus gewonnene Arznei zur Beseitigung der Empfängnis, der Frucht, des keimenden Lebens bestimmt. Ihr Bezug zum weiblichen Organismus wird uns öfter begegnen. Äußerlich sichtbar wird das drohende Absterben durch passive, hellrote Blutung angezeigt. Es ist so: Zuerst fließt das Blut gemächlich, aber anhaltend flüssig. Dann wird plötzlich ein Klumpen sichtbar, der nach seinem Abgang rasch fließendes Blut nach sich zieht. Bei geringster Bewegung fließt es stärker, bei ununterbrochenem Umhergehen rinnt es weniger. Dabei schießt vom Kreuzbein zum Schambein ein wehenartiger, abwärtspressender Schmerz über die Leisten bis in die Oberschenkel. Das Gesicht wird blasser mit blau umrandeten, glanzlosen Augen. Dann wallt Hitze zum Kopf, das Herz pocht bei der geringsten Bewegung. Der Rest wird immer frösteliger, die Gelenke reißen rheumatisch. Das sind unvergeßliche Widersprüche und Erscheinungen.

89. Sanguinaria

Zinnoberrot ist der Saft der Wurzel und orangerot der Saft der Stengel. Das gab der kanadischen *Blutwurz* ihren Volksnamen. Eine Arznei für Frauen mit schweißtriefenden Blut- und Hitzewallungen, die üble rechtsseitige Kopfschmerzen und helle, klumpige, brennende, übelriechende Blutungen aus allen möglichen Körperöffnungen verursachen. Das aufgedunsene Gesicht schaut dabei andauernd aus wie eine Tollkirsche, als sei es rot angemalt. Sie wird deshalb die chronische Schwester der akuten *Belladonna* genannt. Alles brennt: Die Hände und Füße, der Tränenfluß, der Nasenfluß, der Rachen, der Husten. Ganz besonders nachts. Die frische Luft lindert trotz Empfindlichkeit auf Kälte und Zugluft.

90. Sanicula

Diese Arznei wird aus einer *Mineralwasser*-Quelle in Nordamerika gewonnen. Sie enthält viele verschiedene Mineralien, die nach Verdampfung des Wassers zur homöopathischen Arznei aufbereitet werden. Jedes Mineral hat aber sein eigenes Bild, so daß das Ergebnis ein Wirrwarr von Symptomen darstellt. Das ist auch gleichzeitig der Leitgedanke, der rote Faden, der sich durch das Bild dieser Frau zieht: Ständige Veränderung mit ziellosem Beschäftigungsdrang. Tatsächlich hat sie vieles mit der *Silicea*-Frau gemein, aber alles ist noch labiler, noch gereizter, noch unsteter. Querköpfige Launen wechseln mit ausgelassenem Lachen, ruheloses Herumirren in der Wohnung, in den Gedanken wechseln mit stumpfsinniger Verzweiflung. Ständig auf der Suche nach etwas, woran sie sich festhalten kann. Aber Menschen wehrt sie ab, sobald ihr deren stützende Berührung nahekommt. Das erinnert uns an das Verhalten mancher unserer Kinder. Das heißt, sie kann nicht auf festem Boden reifen. Sie läuft aus, wäßrig, wund, auszehrend und verbreitet einen strengen Geruch nach Fischlake. Dem haltlos vorfallenden Schoß muß sie mit den Händen als Ersatzhalt entgegendrücken. Ob sie je erwachsen werden wird?

91. Secale

Das *Mutterkorn*, im Getreide versteckt, ist uns als Gefäß- und Krampfgift bekannt geworden. Dieser Angriff auf die Hüllen unsere Lebenssäfte muß tief zerstörend wirken. In dieser Weise stellt sich die Erscheinung einer Frau dar, die seiner als Mensch und Arzneibild entspricht: Ausgezehrt mit einem verkniffenen, faltigen, eingesunkenen Gesicht. Es fällt nicht schwer sich vorzustellen, daß die unteren Lippen gleichermaßen verkniffen und faltig verkrampft sind wie die oberen. Krämpfe und Zuckungen begleiten den Tag und die Nacht: An den Lippen, den Fingern, den Zehen, den Gefäßen, den Gedanken, den Gefühlen. Da fröstelt es drinnen. Und dennoch, alles was Wärme bedeutet ist ihr (wie der ähnlichen *Veratrum-album*-Frau) zuwider. Die Haut kribbelt als marschierten Schwadronen von Ameisen zum Appell auf. Stellenweise brennt sie, als fielen glühende Funken auf sie nieder. Welch auffallende Widersprüchlichkeit von Empfindungen. Widersprüchlich, widerspenstig und widerwärtig wie ihr Leben. Alles geht in Zerstörung über, vor allem die Gefäße, so daß sie das Blut als Sinnbild des lebendigen Lebenswassers nicht mehr zurückhalten kann. Weder im schwindeligen Gehirn, noch bei der Periode, noch in den dünnen, bräunlichen, aufzehrenden Absonderungen.

92. Senecio

Um die Frau kennenzulernen, die den *Baldgreis* als Arznei schätzen lernt, brauchen wir uns nur die Pflanze anzuschauen. Sie ist ein Unkraut von unverwüstlicher Natur, das sich allen Wettern, Temperaturschwankungen und Jahreszeiten widersetzt. Sie gedeiht in menschlicher Umgebung, mitten drin und nährt sich von dessen Abfällen. Kaum, daß sie ihre unscheinbare Blüte entfaltet, ist sie schon befruchtet und stürzt sich in ihre Samenbildung, die sie dem Wind übergibt. Selbst als ausgerupftes Kraut läßt sie noch schnell ihre Samenkrone reifen. Die Schnelligkeit und das gewaltsame Durchdrücken ihrer Fortpflanzung hat ihr den Volksnamen verpaßt: „Bald ein Greis". Ist es nun genügend verständlich, daß wie alles an dieser unausrottbaren Pflanze auch die ihrer bedürftige, hartnäckig willensbetonte Frau nach Fortpflanzung strebt? Und das obendrein eher aus einem ernsthaften Nützlichkeitssinn als mit heiterer Lust. Trotzdem produziert sie anregende und beunruhigende geschlechtliche Energien. Doch die dafür nötigen Utensilien sind häßlich verbogen, der Naturrhythmus der Regel ist zu früh, zu stark, setzt aus oder bleibt aus.

93. Sepia

Der Volksmund nennt diesen Tintenfisch die *Seekatze*. Geschmeidig, wendig, flink wie eine Katze beim Angriff auf Opfer und beim Rückzug von Gefahr. Zehn Fangarme greifen blitzschnell nach ihrer Beute. Reicht der Rückzug per Wasserstoß nicht aus, stößt sie einen dunkelbraunen Farbstoff aus. Der verdüstert die Umgebung, in der Verdüsterung ergreift sie die Flucht. Zur Tarnung wechselt sie ständig die Farbe, gräbt sich in den Sand bis auf die großen, dunklen Augen, die alles kontrollieren. Äußerlich weich und zerfließend, innen einen harten Kalkschild als Stütze, den man in Kanarienkäfigen wiederfindet, gleichermaßen wie im Bild der äußerlich wäßrigen, weichen, zerfließenden, innerlich aber derben Frau. Ständig ist sie im Begriff ein Opfer zu suchen, stets auf dem Sprung, ihre Seele zu verschleiern, sich ins Dunkel der Nacht oder der Melancholie zurückzuziehen, in der sie dennoch auf der Lauer liegt und Kontrolle ausübt. Ihre selten sich hingebende Scham macht aus ihr jene recht kumpelhaft intelligente, ihre Jungfräulichkeit lange bewahrende Heranwachsende; oder jene charmante Karriere-Macherin, die Männer und deren höfliche Aufmerksamkeiten verachtet; oder jene in sich melancholisch hängende, in ihrem Opfermut enttäuschte, gleichgültig gewordene Hausfrau; oder jene sich der Familie noch opfernde, für Ideale kämpfende, alles ziemlich besserwissende Öko-Mutter. Ein ganzes, langes Schicksal liegt hinter ihr, das mit der Empfängnis ihrer Mutter als Vergewaltigung begann. Nun rächt sie sich, emanzipiert sich, wird leicht männlich mit breiten Schultern und schlankem Becken und sucht männliche Opfer. Ein anziehender weiblicher Macho! Aber im Laufe ihrer Feldzüge trocknet sie aus: Die Haut bis zum Ekzem, die Schleimhäute bis zur Schrumpfung, die Seele bis in die finsterste Ecke. Dort sitzt sie in melancholischer Schwärze, kratzt sich den verwundeten, wunden Schoß, kratzt an ihrer herben Seele, kratzt ihrem Mann die Augen aus, der allezeit „Meldung machen" muß. Als pflichtbewußte Familien- oder Filialleiterin hat sie sich abgeschafft bis zum Wrack. So gern würde sie mal Ferien machen, um endlich von ihrer Familie, für die sie sich aufopfert, und von ihrer düsteren Maskierung befreit zu sein. Einen Arzt wird sie selten aufsuchen, und wenn, dann wegen irgendwelcher vorgeschobener Lappalien. Sie kennt sich selbst wenig, möchte aber angehört und „anders" werden. Hören wir zu, und alles offenbart sich im Unausgesprochenen! Danach schicken wir sie allein an die Ostsee. Dort fühlt sie sich wohl, und die Familie hat auch mal Ferien.

94. Silicea

Im *Kieselerde*-bedürftigen Menschen kristallisiert ein Gefängnis aus *Quarz*, das Rundes, Pralles und Warmes ausgeschlossen hat. So erleben wir eine dünne, fröstelnde Frau, die mit ihrem Frost Lebendiges verscheucht. Scheuheit ist in all ihrer Art sich zu geben. Ein Verlust wärmender, weicher Empfindungen für sich selbst und für andere. Viel Verhärtung muß tief drinnen wohnen, um harten Knoten außen im Busen zu erlauben, sich zu verklumpen, um harte, dünn eitrige, ätzende Fisteln ihren Gang finden zu lassen. Eine ständig bewußt erlebte menschliche Unvollkommenheit gestaltet ihr Schicksal. Ihre Haltung verbiegt und beugt sich, sie wird haltlos, bis sie knickt. Die Arznei wird zu ihrem Strohhalm, der aufrichtet, immer in Gefahr, leicht wieder zu brechen.

95. Stannum

Das *Zinn* ist ein graues, glanzloses, unansehnliches, leicht verformbares Metall, womit, als Trinkbecher und Schnickschnack verarbeitet, das Bürgertum gern seine Wohnzimmerregalwände schmückt. Widerlich süßlich das Ganze. So riechen und schmecken auch die reichlichen, gelblichen Absonderungen aus Nebenhöhlen, Lunge, Scham und Darm einer blassen, glanzlos abgehärmten, unansehnlichen Frau, die dieser Arznei bedarf. Alle metallischen Arzneien wirken zerstörend auf die Nerven, bedingen sowohl große Schwäche (Sammlerschwäche!) als auch unerträgliche Unruhe. So fällt sie auf, daß sie sich bei jeder Gelegenheit auf einen Stuhl, in einen Sessel fallen läßt, aus dem sie sich ruckartig wieder erhebt, so ruhelos gereizt ist sie. Trotz des üblen Rückenwehs, der blei- oder besser zinnschweren Glieder, der wunden, stimmschwachen Brust, trotz der durchhängenden Eingeweide, der krampfenden Galle, dem grünlichen Erbrechen, dem grünlichen Durchfall, trotz der vorfallenden Unterleibsorgane. Die Bewegung tut gut, lenkt ab, aber nicht von der Schwäche, so daß sie rasch wieder zusammenknickt und nur liegen möchte. Alle Beschwerden werden begleitet von einem drückenden, bohrenden, stechenden, pochenden Kopfweh, mal rechts mal links, mal vorn, mal seitlich, mal hinten, aber immer mit dem

Gefühl eines spannenden Bandes, mit Übelkeit, Würgen und galligem Erbrechen, mit Haarausfall und äußerst berührungsempfindlichen Haarwurzeln. Alle Beschwerden beginnen schon beim morgendlichen Erwachen, nehmen mit der Sonne zu und mit der Sonne wieder ab und bessern sich durch Druck, Gegendruck und festes Einbinden. Das gibt der Schwäche ein bißchen Halt. Das gibt dem *Zinn* ein bißchen Glanz.

96. Staphisagria

Der Volksmund nennt dieses Hahnenfußgewächs *Stephanskörner* oder *Läusepfeffer*, das einerseits zur Betäubung der Fische (zum Fischfang per Hand), andererseits gegen Läuse seine Verwendung fand. Bei der zugehörigen Frau ist die Laus nicht im behaarten Kopf, sondern über die Leber gelaufen. Ein empfindliches, zorniges Wesen, widerstandslos gegen schlechte Nachrichten, verstimmende Ereignisse und unangenehmes Verhalten ihrer Mitmenschen. Sie kann aber den Zorn, den Unmut, die Enttäuschung, die Schimpfe ihres Mannes nicht ausleben und verdrängt dieselben ins Unbewußte. Dort schüren sie Wut und Entrüstung und hemmen ihre geistig-seelische und geschlechtliche Entwicklung zum ursprünglichsten aller Frauen. Nicht nur eitrige Ekzeme im behaarten Kopf, hinterm Ohr und an den Augenlidern, Gerstenkörner, früher Zahnverfall und Bauchschmerz nach Ärger, sondern auch Pilze und Trichomonaden überwuchern die minderbemittelte Scheide, jucken und kribbeln und stechen wollüstig. So sehr, daß sie sich zur partnerschaftlichen Befriedigung ihrer geschlechtlichen Erregung zwingt. Der Arme! Jetzt muß er mit zum Frauenarzt!

97. Strontium carbonicum

Das *Strontium* gehört zur Gruppe der *Erdalkalimetalle* zwischen *Calcium* und *Barium*. Sie werden so genannt, weil sie mit Wasser in einer explosiven Reaktion eine *Base* (Lauge) bilden. Die Base ist das Gegenteil der Säure. Entscheidend für unser Verständnis ist einerseits die Plazierung zwischen den beiden anderen Elementen. Zu *Calcium*, dessen Funktion im Körper es übernehmen kann, zu *Barium*, dessen Giftwirkung als auch Heilwirkung im Körper es vorbereiten kann. Zum anderen ist es körperfremd. Das heißt, es hat im lebenden Organismus keinerlei Funktion. Was wiederum bedeutet, daß es dort höchst zerstörerisch wirkt. Genauso ist auch die Qualität der Beschwerden jener roten, explosiv hitzigen Frau. Jedoch, im Gegensatz zu den meisten roten Bildern, ist sie durch und durch schwach. Hitzige Blutwallungen strömen ihr ins Gesicht, in den Kopf und verursachen einen drückenden, reißenden, dröhnenden Kopfschmerz überall. Die Knochen schmerzen bei leichtester Berührung. Die Plage paßt sich dem Verlauf der Sonne an, verschlimmert sich im Liegen und gegen 3 Uhr morgens. Ein Taumel im Kopf begleitet den Verlauf, so als sei sie betrunken. Sie mag zwar Bier, aber verträgt nicht die geringste Menge Alkohol. Alles schlägt ihr auf den Kopf, wie anderen auf den Magen: Angst, Ärger, Aufregung, Alkohol, Schreck und drückende Sorgen. Trotz Hitze im Kopf wickelt sie ihn in einen warmen Schal und geht an die frische Luft. Das ist auffallend und erleichtert unsere Wahl!

98. Sulfur

Der *Schwefel* findet sich überall auf und in der Erde. Wenn er auch stinkt, so ist er doch die „Königin" unter allen Arzneien. Ebenso häufig finden wir jene Menschen, die ihn als Arznei nötig haben, die eher stinken und sich trotzdem als „königlich" befinden. Wie das eben geschlechtlich erwachende Mädchen mit den breiten, hängenden Schultern, das sich wie ein Elefant durch die naserümpfende Menge stemmt. Später hat sie sich eher zu einer stämmigen, rundlich busen- und bauchlastigen Gesamterscheinung gemausert. Wo sie auftritt, ist die bisherige Sphäre dahin. Mit ihrer Gegenwart und ihren verfilzt stinkenden Schweißfüßen nimmt sie den Raum völlig in Anspruch. Obwohl auch manchmal von schlanker Gestalt, treffen wir sie als hitzige Frau in all ihrer feurigen, brennenden Kraft, in ihrer Verbindlichkeit und in ihrer mit prallem Humor erfüllten Heiterkeit. Als Bäuerin, als Marktschreierin, als taub gewordene Disko-Matrone, als überaktive Managerin eines Unternehmens oder einer Familie, was für ihren zielstrebigen Besitzstand so ziemlich das gleiche ist. Nicht nur die Worte aus ihrem Mund, auch das was da hineingeschoben wird, unterliegt dem Übermaß. Wundert es uns, daß das Feuer der Nahrungsverbrennung geschürt werden muß, um mit der Entgiftung nachzukommen. So schmort sie brennend in ihrer eigenen Stoffwechselsoße, die aus allen Poren quillt. Besonders dort, wo sie aus Gründen der Scham sich nicht öffentlich aufzudecken wagt. Von dort wallt uns die hitzige Feuchtigkeit säuerlich oder gar übelriechend entgegen. Obendrein wissen alle, daß sie sich nicht gern wäscht. Es nützt halt wenig. Kaum der kühlen Dusche entstiegen, verbreitet sie wie eh und je ihre alles ergreifende Ausdünstung. Genauso verbreitet sie ihre beachtenswerten Ideen, ihre Phantasien, ihren Erfinderreichtum am Kochtopf, im Haushalt, im Geschäft. Aber die Suppe endet im Chaos, die Ideen in der Mülltonne, die Erfindungen auf dem Schreibtisch anderer. „Kein Problem, das machen wir schon!" Schon mal gehört? Sie braucht halt nur einen, der's auch macht!

99. Tabacum

Der *Tabak* hat eine rote Blüte, was für seine Herzwirkung spricht, und weiche Blätter, was seine Lungenwirkung andeutet. Wer sich an den Genuß der ersten Zigaretten erinnert, weiß was das Nikotin an der glatten Muskulatur bewirkt: Plötzlich heiße Wallungen aus dem Magen mit Drehschwindel, Sterbenselendigkeit und Würgeerbrechen. Die innere Hitze kann dem kaltschweißigen Körper nicht entgegenwirken, verbietet aber auch eine warme Zudecke. Nur Liegen in frischer Luft lindert. Sobald sich die Augen öffnen, beginnt das Karussell aufs Neue mit erschöpfendem Durchfall dazu. Rauchen Sie immer noch?

100. Tarantula hispanica

Alle Spinnengifte sind Nervengifte. So auch das der *spanischen Wolfsspinne*, die mit der *kubanischen* (für Karbunkel) nicht zu verwechseln ist. Die Häufigkeit des Gebrauchs seiner homöopathischen Aufbereitung ist erstaunlich. Das dem Biß ähnliche schmerzliche Krankheitsbild gehört hier zu einer hitzigen, hageren, spinnenfingerartigen Frau. Es muß aber nicht immer Hirnanfälle, Veitstanz oder reuevolle Zornesausbrüche aufweisen, um zu ihrer Verordnung zu führen. Es genügt schon, wenn beispielsweise die heiße trockene Scham juckt und zuckt vor und noch stärker nach der Periode. Aber nur, solange die Dame nicht beachtet wird. Worauf sie sich zurückzieht, Musik anstellt und lustvoll sich verzehrend onaniert.

101. Thlaspi arvense

Das wohlbekannte *Hirtentäschelkraut* ist eine bewährte hilfreiche Arznei für blutigen Ausfluß nach der Periode, der sich mit stinkendem, dunklem

Blut ergießt, das aus der Unterhose nicht mehr auszuwaschen ist. Er erscheint weniger häufig auch vor der Periode.

102. Thuja

Die *Zypresse*, der *Zedernbaum* ist im Orient und Okzident zu Hause. Als *Lebensbaum* bezeichnet und verehrt, hat er zwangsläufig mit den Geheimnissen des Lebens zu tun, die den Tod für sich in Anspruch nehmen. So neigt er sich nach Westen, dem vorübergehenden Erlöschen des Lichtes, während alle anderen Bäume sich dem Sonnenaufgang zuwenden. So pflanzt man ihn gern auf Friedhöfen als immergrüner Wächter neben den Toten. So war er das Geheimnis der ägyptischen Einbalsamierung, um Gewebe aufzulösen und Hohlräume auszufüllen. Der Baum und seine Knospen sind von ovaler Gestalt. Der entsprechende Mensch ist ebenso oval entrundet wie eine Ellipse. Ein kurzer Nacken, ein massiger Stamm auf dünnen Beinen. Meist dunkle Haare, dunkler Teint wie die Zeder. Aber seine Haut ist wächsern blaß, fettig glänzend. Bedeckt mit braunen Flecken und Warzen, die oval wie Feigen oder rissig eingekerbt wie Blumenkohl aussehen und nach vergammeltem Käse, nach vergammelten Fischen stinken. Bedeckt mit öligem Schweiß an den unbedeckten Körperstellen, der durchdringend süßlich oder streng nach Knoblauch riecht. *Thujon* ist griechisch und heißt „Düfte". – Das sind die Frauen mit dem dunklen Damenbart, mit den groben, dunkelhaarigen Unterarmen und Beinen. Sie gehen gern – geheimnisvolle Anziehung – auf den Friedhof, nicht nur die Älteren, auch die Jüngeren, weil „es da so ruhig" ist. Aber nicht im Herbst und bei zunehmendem Mond. Da ist die Feuchtigkeit der Luft zu hoch. Und da ihr das Wasser eh schon bis zum Halse steht, fehlt nur ein Tropfen, um das Lebensfaß zum Überlaufen zu bringen. Das bringt sie aus der Fassung. So lange hat sie ihr ICH gepflegt, ihre Öffnung zum DU, ihre Reifung zur Liebesfähigkeit verhindert, daß ihre Gefühlsempfindungen in falsche Richtung laufen. Sie lebt egozentrisch aus dem Instinkt, kann Gefühle und Einsichten nicht nachvollziehen, analysiert die Welt mit ständigem Warum und Zweifel, anstatt sie gefühlsmäßig zu begreifen, was in der Zwangsneurose als Kontrollritual seine gefühlsverirrte Ausprägung erfährt. Ständig kontrolliert sie, ob der Herd abgestellt, das Licht ausgeschaltet, der Wasserhahn zugedreht ist. Sie wird lebensunsicher, aber nicht in ihren Gefühlen, sondern in ihrem eigenen Instrument Körper, der ihren Befehlen nicht mehr gehorcht, sich verdoppelt, sich spaltet, schwebt, Lebendiges im Leibe trägt, mit Beinen aus Holz oder zerbrechlich wie Glas. „Ich bin mir selbst ein Hindernis". Nicht der Prüfer des Prüflings, sondern der Prüfungsraum ist ein Hindernis. Nicht die Menschen im Konzertsaal sind hinderlich, sondern die erste Geige. Schuld daran hat eine bösartige, übermenschliche Kraft, die als „Strafe Gottes" ihr ICH zerstört, worüber sie verzweifelt. – *Thuja* ist im Orient aber auch das Symbol der Keuschheit, die ein gewissenhaftes, ordentliches, freundliches Leben führt, ohne Zweifel, ohne Schuld, ohne viel Gefühle zu verschwenden. Doch noch eine Möglichkeit zum Möglichsein!

103. Trillium

Die *amerikanische Waldlilie* aus dem Arzneischatz der Indianer Nordamerikas ist eine bewährte Arznei für aktive hellrote oder dunkel klumpige Blutungen aus der Gebärmutter, gleichgültig durch welche Umstände verursacht. Bewährt besonders bei einer ohnehin schon zarten, blutarmen Frau. Dabei erschöpft sie rasch, ihr Körper wird kälter, der Puls schneller und schwacher, der Magen senkt sich. Die bedeutendste Empfindung ist das Gefühl, als seien die Knochen wie gebrochen, als brächen die Beckenknochen auseinander. Ein Bedürfnis nach fester Umschnürung wird sie veranlassen, ihre engsten Hosen aus dem Schrank zu wühlen oder die knallengen Jeans ihrer Tochter oder das Korsett ihrer Mutter. Die Periode, eine Blutung mit reinigendem Charakter, erscheint regelmäßig alle 21 Tage. Und das mit der gleichen zerfallenden Empfindung.

104. Ustilago

Ein auf dem Mais schmarotzender Pilz, der *Maisbrand*, hat in seinem Vergiftungsbild große Ähnlichkeit mit dem Mutterkorn *(Secale cornutum)*. Er verursacht hellrotes, anhaltendes, passives Heraussickern von Blut aus Scheide und Gebärmutter. Deren Ursprung sitzt meist am weichen, schwammig aufgelockerten Muttermund. Das kann sich eventuell durch zu lange Pilleneinnahme oder hormonelle Störungen ausbilden. Eigentlich wird nur ein anhaltendes Wehtun am unteren Ende der Gebärmutter verspürt. Gelegentlich sickert teils flüssiges, teils geronnenes helles Blut aus der

Scheide, das als Geschehen um die Periode eingeordnet wird. Aber ein brennender Herzschmerz und seltsam veränderte Empfindungen der Augen — sie zucken, drehen sich im Kreise, hüpfen von einem Gegenstand zum anderen und Gegenstände wirbeln davor — führen zu Angst und zum Hausarzt. Aber Vorsicht beim Frauenarzt! Bei der Untersuchung ergießt sich plötzlich ein Schwall von Blut mit kleinen schwarzen Gerinnseln. Kaum stillbar!

105. Veratrum album

Die Blüte der *weißen Nießwurz* wird von einem hohler Stengel getragen. Einem solchen schreiben die naturphilosophischen Ärzte einen heilenden Bezug zu den Hohlorganen des Menschen zu. Wir werden sie hier nicht zu widerlegen brauchen, denn zu diesen Organen gehört auch die Scheide. Dieselbe gehört einer schwachen Frau mit blau umschatteten Augen, mit kalter Haut und kaltem Schweiß. Kaum zu glauben, daß sie trotzdem keine Wärme oder warme Zudecke verträgt. Geschweige denn menschliche Wärme. So kennen wir sie, wenn sie in Ohnmacht fällt. Was muß in ihrem Leben geschehen sein, um sich der Menschen zu „entledigen"? Im Grunde ist sie ein schüchternes, unentschlossenes Wesen mit Minderwertigkeitsgefühlen. Daraus entwickeln sich ihre Ängste vor Leid, vor Unheil und vor der Zukunft. Schon früh ist sie sich ihrer Schwächen bewußt geworden und bekämpft sie ab jetzt mit rücksichtslosem Ehrgeiz, mit zurückgezogenem, schweigsamem Eifer, mit peinlichst bedachtem Opportunismus, indem sie heute katholisch ist, morgen japanisch wird, indem sie Menschen nach Belieben benutzt und fallen läßt. Je nach Zielsetzung. Zuhause wird sie sich „gehen lassen", ausnutzend, hart, tretend. Mann und Kinder sind ja die Schwächlinge. Im Geschäft aber wird sie äußerst arbeitsam, liebenswürdig, unterwürfig ihre Aufgaben erfüllen, um dem Chef zu gefallen. Endlich selbst Chef, wird sie zum arroganten, fluchenden, grausamen Diktator. Jetzt braucht sie keine „Diplomatie" mehr! Wenn man so bedenkt: Eigentlich ein perfektes Geschöpf unserer zeitgenössischen Gesellschaft in ihrem Streben nach Erfolg um jeden sachlichen und menschlichen Preis. Dennoch, die höheren Zielen des Menschseins, die uns glücklich machen, hat sie verpaßt; hat sich von ihnen entfernt wie von den Menschen. An dieser Wirklichkeit aber kann niemand einfach vorbeigehen, auch sie nicht: Am Menschen und an dem ewigen Kampf zwischen Gut und Böse. Ein hochmütiges Geschöpf kommt leicht zu Fall. Das künstliche Schutzgerüst, das sie zur Abdeckung ihrer Schwächen aufbaute, fällt zusammen. Wer ahnt schon, daß ihre eigentlichen Plagen sich jetzt darin begründen, daß ihre Gefühle verteufelt in den Mund und in die Scham gefahren sind. Oben ist sie obszön geschwätzig, beleidigend, fluchend; unten ebenso offenkundig enthemmt, blutend, stinkend. Wie wahnsinnig möchte sie alle Umstehenden umarmen und abküssen, wären nicht letztmögliche Schranken gegeben, die die völlige Verwirrung verhindern. Worin sie mit wildem Geschrei ihre Kleider zerrisse, sich wollüstig anbiederte. Bis sie mit bläulich gedunsenem Gesicht die Augen nach oben verrollte und endlich umfiele. Das Böse kämpft mit dem Guten, indem sie – voller moralischer Selbstvorwürfe – sich nach Hause sehnt in den Schoß der Mutter, in den Schoß der Schöpfung. Wenn sie es schafft, sich aufzuraffen, wird sie – auf der Suche nach ihrem Seelenheil – vielleicht noch eine Chance zum Leben haben. Oder sie wird solange stumpfsinnig und inbrünstig beten, bis ein Mensch sich ihr nähert! Was dann geschieht, ist eine folgerichtige Ironie: Sie schreit auf, keift ihn an, verspottet ihn, verspottet ihr Schicksal, ihren Gott, ihr Seelenheil und springt doch tatsächlich aus dem Fenster. Was für ein selbst entschiedener, grausamer Lebensweg!

106. Veratrum viride

Der *grüne Nieswurz* ist eine *Lilie*, die der weißen Nieswurz *(Veratrum album)* ähnlich ist. Vor allem wenn sich Kreislaufschwäche mit kalten, klebrigen Schweißen einstellen. Auch in der unheimlichen Heftigkeit stehen sich beide nichts nach. Das zeigt sich in jener kräftigen, roten Frau, die von ihr als Arznei Erleichterung erwartet. Sie wird von plötzlich pulsierenden Hitzen (oder von Fieber) geplagt, begleitet von einem vollen, raschen, harten Puls. Auf daß einem Angst werden könnte wie bei *Aconit*. Aber gerade diese Angst fehlt ihr. Das ist das Brandzeichen für ihre Wahl. Die Hitze kann mit kalten Schauern und Frost auf kalter Haut und kaltem Schweiß abwechseln. Alle Beschwerden werden von Übelkeit und Erbrechen begleitet und von einer gelb belegten Zunge, die in ihrer Mitte von einem kräftig roten Streifen durchzogen wird.

107. Viburnum

Der *Wasserschneeball* ist ein Strauch, dessen Rinde im Herbst zur Arznei verwendet wird. Der daraus gewonnene Urstoff riecht nach Baldrian, so daß eine Ähnlichkeit mit dem Bild der *Valeriana* anzunehmen ist. Als Blutungsarznei ist sie uns schon begegnet, als Krampfarznei begegnet sie uns jetzt. Eine marternde Qual im und um das Becken herum, abwärtsdrängend im kleinen Becken bis in die Vorderseite der Oberschenkel schon vor der Periode. Dabei ist der Darm krampfend verstopft und das Gemüt verdunkelt sich in Melancholie. Durch die Krämpfe wird die dunkle, schleimig-fetzige Regelblutung verzögert, verlängert, beziehungsweise setzt zwischendurch aus. Währenddessen bläht sich der Magen auf, fühlt sich leer und schwach an, krampft kolikartig, was in die Blase und in den Rücken ausstrahlt. Ständig geht massenhaft blasser Urin ab, Durchfall verstärkt das Elend und das Kreuzweh wird unerträglich. Auf beiden Seiten des Rückens, von der Spitze des Schulterblattes zum Beckenkamm erstreckt sich ein müdes Zerschlagenheitsgefühl. Die Hände summen als wollten sie platzen, die Augen sind schwer, der Kopf leer, benommen, schwindelig. Das alles macht sie so nervös, daß sie nicht still sitzen kann. Sie muß umhergehen mit letzter Kraft, obwohl sie nur liegen möchte. In erholsamer Stille und in frischer Luft.

108. Xanthoxylum

Aus dem Arzneischatz der nordamerikanischen Indianer stammt die Rinde des *Gelbholzbaumes*. Mit ihr heilt man wie in der Homöopathie bläschenartige Entzündungen an Scham und Scheide und linksseitige Periodenschmerzen, die bis in den Oberschenkel ausstrahlen und die Gebärmutter nach unten drängen. Eine hagere Frau mit sandfarbenem Haar, zartem Körperbau und nervösem Temperament steht hinter den quälenden Schmerzen.

109. Zincum

Das Metall *Zink* wird in der Industrie zum Verzinken von Gebrauchsgegenständen und in Batterien als negativer Pol verwendet. Zum einen als Schutz gegen Verrottung, zum andern als elektrische Ladung. Die blasse Frau, die es als Arznei herbeisehnt, ist elektrisch geladen, nervlich zerrüttet. Durch ihre verzinkte Bemantelung kann sie sich zwar gegen Angriff und Verfall schützen, doch der zerfallende Abfall und die nervige Aufladung drinnen können sich auch nicht auf natürlichem Weg nach außen entladen. Sie müssen sich einen Ausweg suchen, was nicht folgenlos bleibt. Schwäche und Erregung stehen sich in extremer Kampfstellung gegenüber. Aber es findet kein Kampf statt! Die Schwäche entlädt sich als hirnleere, benommene Erschöpfung, die Erregung, eingedenk der beträchtlich lüsternen, entlädt sich als Muskelzuckungen, nächtliches Auffahren, als ruhelose Radfahrerbeine und als Onanie in einer verlorenen Scham. Doch *Zink* verbindet sich auch (mit *Kupfer*) zu einem wertvolleren Glanz, zu Messing und Bronze. So hat auch diese Frau eine Chance, mit Hilfe von anderen Menschen ihren matt getrübten Lebensglanz aufzupolieren.

110. Zincum valerianicum

Das *Zinkvalerianat* ist in seiner Persönlichkeit dem metallischen *Zink* sehr ähnlich. Die Verbindung mit *Baldrian* beruhigt aber ungemein die Nerven. Das wissen noch unsere Mütter und Großmütter, die mit Baldrian-Pillen die aufreibenden Nachkriegsjahre und nervlichen Folgen beruhigten. So ähnlich ist auch heute noch die Anzeige der Arznei. Nur der Kriegsschauplatz ist die Familie, die durch ein chronisch krankes Kind, durch eine pflegebedürftige Oma aus der Familienmutter ein schweigendes, aber nerviges Wrack gemacht hat. Retten Sie sich und Familie mit dieser Arznei, die Sie für alle Fälle auf den Nachttisch stellen.

Dritter Teil

VERZEICHNIS DER BESCHWERDEN

(Repertorium)

Inhalt

Brustdrüse

Schwund 265
Entzündung 265
Juckreiz 265
Knoten 265
Schmerzen 266
Verletzung 266

Schamlippen

Juckreiz 267
Entzündung 267
Ekzem 268
Schrunden, Einrisse 268
Herpesbläschen 268
Schweiß, übermäßig 268

Scheide

Ausfluß 270
Pilz, Soor, Trichos 277
Bartholinitis 277
Bartholinsche Zyste 277
Tripper 277
Muttermund 279
Fistel 279
Vaginismus 280

Gebärmutter

Blutung 281
Myom 281
Myomblutung 282

Senkung 282
Verlagerung 283
Unterentwicklung 284
Ausschabung 284
Endometritis 284
Endometriose 284

Eierstock

Entzündung 285
Schmerzen 287
Zyste 288
Tumor 289
Unfruchtbarkeit 289
Unterentwicklung 290

Periode

erste Periode 291
ausbleibende Periode 291
Blutfluß 292
Depression 293
Kopfschmerz 295
Periodenschmerz 297
Zwischenblutung 299
Nasenbluten 300

Wechseljahre

Hitzewallungen 301
Zwischenblutung 302
Gebärmutterblutung 302
nervöse Störungen 302
ständig müde 303
sexuelle Übererregung 303
Osteoporose 303
Rheuma 303
nach den Wechseljahren 304

Sexuelles Verhalten

Libido 305
Onanie 307
zwanghaft 308
Vergewaltigung 309
Koitus 309

Herz

Beschwerden 310
Enge 314
Klopfen 315
Rasen 317
Rhythmusstörungen 317
Schwäche 318

Gefäße

Durchblutungsstörung 321
Krampfadern 322

Beine

Beingeschwür 324
Durchblutung 325
Hinken 325
Fersenschmerz 326

Blase

Entzündung 327
Blutharnen 327
Harnröhren-Entzündung 328
Harnträufeln 329
Reizblase 330

Darm

Afterfissur 331
Afterekzem 331

Afterjucken 331
Afterkrampf 332
Aftervorfall 332
Polypen 332
Durchfall 333
Hämorrhoiden 333
Soor, Pilz 334
Schrunden, Einrisse 334
Stuhlinkontinenz 334
Verstopfung 335

Brustdrüse

Brüste unterentwickelt
Sabal D1 – 3× tägl.
auch bei übermäßigen Busen bewährt
Jodum D12 – 2× tägl.
rascher Schwund, während andere Drüsen schmerzlos vergrößert sind
Lac defloratum D4 – 3× tägl.
Brüste hängen schlaff über dem Brustkorb
Conium D4 – 3× tägl.
Brüste nur noch Hautfalten!

Brustentzündung, akut
Aconitum D30 – 1× bei Bedarf
Anfangsfrost, Kühle lindert
Belladonna D30 – 1× bei Bedarf
nach Aconit; rote Streifen von der Brustwarze, Klopfen, Wärme lindert
Bryonia D4 – 3× tägl.
Frost, Stechen bei Bewegung, harte Schwellung, mäßige Wärme lindert
Lachesis D12 – 2× tägl.
meist links, höchst berührungsempfindlich, Kühle lindert
Hepar sulfuris D200 – 8-stündl., 3× insgesamt
wird weich, eitert, bedarf Wärme
Mercurius solubilis LM6 – 1× tägl. morgens
Beginn der Eiterung mit Klopfen oder kurzen Frostschauern; bedarf Kühle

Fistelbildung bei Brustentzündung
Silicea D6 – 3× tägl.
dünn, scharf eiternd; vom Drüsengang ausgehend

Juckreiz der Brust
Conium D30 – 1× bei Bedarf
der ganzen Brust
Nux vomica D30 – 1× bei Bedarf
der Brustwarze

Brustknoten, hart
Phytolacca D4 – 3× tägl.
zystisch; Schießen bei Berührung durch ganzen Körper; nachts, vor der Periode

Conium D30 — 3× wöchentl.
fibrös; messerscharfe Stiche, schlaffe Brüste; fröstelnde Frauen
Phellandrium D4 — 3× tägl.
eingezogene, schrundige Brustwarzen, heftige Stiche bis zum Rücken
beachte: *diese 3 Arzneien auch kurativ je 2 Monate, dann klinische Kontrolle*

nach Erweichung der Brustknoten zur Gewebsstärkung
Acidum hydrofluoricum D6 — 3× tägl.
hitzige, kräftige Frauen
Calcium fluoratum D6 — 3× tägl.
noch hitzige, derbe Frauen
Silicea D6 — 3× tägl.
schwache, zarte, frostige Frauen
beachte: *diese 3 Arzneien auch kurativ je 2 Monate, danach klinische Kontrolle*

Brustknoten nach Stoß
Conium D30 — 3× wöchentl.
harte Knoten, nicht entzündet, verschiebbar

Brustschmerzen 1 Woche vor der Periode
Phytolacca D4 — 3× tägl.
Brust gestaut, schneidende Nervenschmerzen durch den ganzen Körper
Lilium tigrinum D4 — 3× tägl.
scharfe Nervenschmerzen mit sexueller Erregung
Phellandrium D4 — 3× tägl.
Stiche durch die Brüste, zum Rücken ziehend

Nervenschmerz (Neuralgie) der Brustwarzen
Ranunculus bulbosus D200 — 1× bei Bedarf
auch Rippenneuralgie, wie gebrochen
Croton tiglium D4 — 3× tägl.
von der Brustwarze zu den Schultern
Cimicifuga D12 — 2× tägl.
unter der linken Brust; Eierstöcke?

Verletzung der Brustdrüse
Bellis D3 — 3× tägl.
der Brustwarzen
Conium D30 — 3× wöchentl.
Knoten nach Stoß

Schamlippen

Juckreiz
Sulfur D6 – 3× tägl.
intensive Rötung aller Körperöffnungen
Sepia D6 – 3× tägl.
trockene Scheide, Abneigung gegen Koitus; auch Schwangerschaftsjucken
Caladium D3 – 3× tägl.
leicht mannstoll erregbar, Bettwärme; Wechseljahre, Schwangerschaft
Acidum nitricum D6 – 3× tägl.
besonders nach dem Koitus
Ambra D3 – 3× tägl.
unerträglich, überempfindlich, wunder Ausfluß; will alleine sein
Conium D6 – 3× tägl.
heftig, wund, in der Wärme; an Diabetes denken!

Juckreiz vor der Periode
Acidum nitricum D6 – 3× tägl.
wunde, kalte Haut
Magnesium carbonicum D6 – 3× tägl.
allgemeine Verschlimmerung der vielfältigsten Beschwerden
Tarantula hispanica D12 – 2× tägl.
trockene, heiße Haut; auch nach der Periode

Entzündung, akut
Sulfur D6 – 3× tägl.
feucht, heiß, brennt
Thuja D6 – 3× tägl.
näßt, übelriechend
Graphites D6 – 3× tägl.
näßt, rissig

Entzündung, chronisch
Mercurius solubilis LM6 – 1× tägl. morgens
eitrig, übelriechend, brennt nachts
Sepia D6 – 3× tägl.
wund, stinkt; alles drängt nach unten

Ekzem

Croton D6 – 3× tägl.
Bläschen; auch Windelausschlag
Natrium sulfuricum D12 – 2× tägl.
feucht, gelb-krustig, rissig; auch um den After

Schrunden, Einrisse

Acidum nitricum D6 – 3× tägl.
tiefe eitrige juckende Risse, Geschwüre, Feigwarzen
Graphites D12 – 2× tägl.
teils eitrige Risse, Ekzem, Herpes
Thuja D12 – 2× tägl.
nässende stechende Risse; Feigwarzen, Herpes
Kreosotum D4 – 3× tägl.
nässende brennende Risse; an Diabetes denken!

Herpesbläschen

Thuja D12 – 2× tägl.
eitrig, nach altem Käse riechend; auch spitze Feigwarzen
Medorrhinum D200 – einmalig
zusätzlich; lithämische Anlage
Sepia D6 – 3× tägl.
übelriechender Schweiß, trockene Scheide
Xanthoxylum D6 – 3× tägl.
Schamlippen und Scheideneingang, Entzündung
Petroleum D12 – 2× tägl.
eher im Winter, destruktive Anlage
Dulcamara D6 – 3× tägl.
bei jeder Erkältung oder Unterkühlung von unten

übermäßiger Schweiß

Sulfur D12 – 2× tägl.
heiß, sauer, übelriechend
Thuja D12 – 2× tägl.
warm, stinkt nach Fischlake
Petroleum D12 – 2× tägl.
scharf, streng

Sepia D12 – 2× tägl.
sauer, übel, käsig
Crocus D12 – 2× tägl.
geil

Scheide

Ausfluß bei kleinen Mädchen
Calcium carbonicum D6 – 3 × tägl.
milchig, mild, dick oder gelb, juckend; vor der Pubertät; liebevoll
Calcium phosphoricum D6 – 3 × tägl.
milchig, mild, reichlich oder eiweißartig, juckend; vor der Pubertät; ruhelos
Pulsatilla D4 – 3 × tägl.
milchig, mild, rahmig oder wäßrig, scharf, wundmachend; blaß, blutarm
Sepia D6 – 3 × tägl.
gelb, grün, wundmachend, stinkt; sexuell erregt, dunkelhäutig, schwach
Mercurius bijodatus D6 – 3 × tägl.
gelb, eitrig, scharf, wundmachend, nachts; öliger Kopfschweiß nachts
Caulophyllum D4 – 3 × tägl.
sehr reichlich, sehr schwächend

Ausfluß in der Pubertät
Pulsatilla D6 – 3 × tägl.
mild; matt, frostig, traurig, das Mädchen weint, die Scheide weint
Graphites D6 – 3 × tägl.
gußweise, nach dem Aufstehen; spärliche blasse Periode; blaß, träge

Ausfluß durch Gemütserregung
Ignatia D200 – einmalig
Liebeskummer

Ausfluß durch sexuelle Erregung
Origanum D12 – 2 × tägl.
wäßrig; heiter mit Heiratswunsch
Pulsatilla D12 – 2 × tägl.
wäßrig; melancholisch, weint
Cantharis D12 – 2 × tägl.
blutig, heiß; hitzig
Veratrum album D12 – 2 × tägl.
blutig, stinkt; könnte alle küssen

Ausfluß mit sexueller Erregung
Calcium phosphoricum D12 – 2 × tägl.
wollüstig

Crocus D12 − 2× tägl.
dick, zäh, stinkt geil
Sepia D12 − 2× tägl.
mannstoll
Staphisagria D12 − 2× tägl.
sticht wollüstig
Platinum D12 − 2× tägl.
Genitale höchst berührungsempfindlich

Ausfluß mit abwärtsdrängendem Gefühl im Genitale
Belladonna D30 − 3-stündl.
akut; dünn, geruchlos bei entzündetem, angeschopptem Unterleib
Sepia D6 − 3× tägl.
organische Senkung
Lilium D6 − 3× tägl.
funktionell; als ob alles herausfiele, kreuzt die Beine
Cimicifuga D6 − 3× tägl.
Schweregefühl; nervös, neuralgisch, neurotisch

Ausfluß anstatt Periode
Pulsatilla D6 − 3× tägl.
schleimig, rahmig, mild; unregelmäßige Periode
Sepia D6 − 3× tägl.
grün, juckt, brennt, stinkt; schmerzhafte Periode

Ausfluß vor der Periode
Sepia D6 − 3× tägl.
wie Milch, wundmachend, stinkt; derb, träge, passiv, Drang im Genitale
Pulsatilla D6 − 3× tägl.
wie Milch, mild; müde, frostig, gereizt, niedergeschlagen
Calcium carbonicum D6 − 3× tägl.
wie Milch, anhaltend; saurer Magen, kaltfeuchte Füße; große Lymphdrüsen
Graphites D6 − 3× tägl.
wäßrig, gußweise, scharf, juckt; Unterbauch schmerzt, Rückenschwäche
Kreosotum D4 − 3× tägl.
dick, grün, brennt, juckt, stinkt; Scham und Oberschenkel geschwollen
Carbo vegetabilis D6 − 3× tägl.
scharf, brennt, übelriechend; erschöpfend

Ausfluß bei der Periode
Cocculus D12 – 2× tägl.
eitrig, wie Blutwasser
Jodum D12 – 2× tägl.
dünn, scharf, brennt; Entzündung rechter Eierstock

Ausfluß nach der Periode
Calcium carbonicum D6 – 3× tägl.
milchig, mild, dick oder gelb, juckend; vor der Pubertät; liebevoll
Calcium phosphoricum D6 – 3× tägl.
milchig, mild, reichlich oder eiweißartig, juckend; ruhelos
Acidum phosphoricum D6 – 3× tägl.
gelb, juckend; große Schwäche
Borax D3 – 3× tägl.
wie Kleister, klumpig, mild;
Thlaspi arvense D3 – 3× tägl.
dunkel, blutig, stinkt, nicht auswaschbar; auch vor der Periode

Ausfluß zwischen den Perioden
Borax D6 – 3× tägl.
wie klebriges Eiweiß, Scheide heiß; Periode zu früh oder zu spät
Calcium carbonicum D6 – 3× tägl.
wie gelbe Milch, Scheide juckt; Periode zu lang, zu stark, vor allem bei naßkaltem Wetter

Ausfluß bei Blutarmut
Ferrum D6 – 3× tägl.
wäßrig, scharf; hellhäutig, hellhaarig, schlank
Pulsatilla D6 – 3× tägl.
wäßrig, scharf, brennt; blauäugig, dicklich
Alumina D6 – 3× tägl.
durchsichtig, gelb, klebt, fließt die Oberschenkel hinab; dünn
Helonias D6 – 3× tägl.
dick, gelb, juckt; sehr schwach, entkräftet; Erkältung, Überanstrengung
Secale D4 – 3× tägl.
bräunlich, stinkt; starke Periode, Gebärmuttervorfall; ausgezehrt

Ausfluß mit Stuhlverstopfung
Aletris D4 – 3× tägl.
reichlich, wundmachend; kein Stuhldrang; ständig müde

Ausfluß tags
Alumina D6 − 3 × tägl.
wie Eiweiß, klebrig; matt, könnte nur liegen
Platinum D6 − 3 × tägl.
wie Eiweiß, wäßrig; höchst empfindliches Genitale

Ausfluß nachts
Causticum D6 − 3 × tägl.
wäßrig, juckt, brennt
Platinum D6 − 3 × tägl.
eitrig, grün-gelb, wund, stinkt übel; Scham geschwollen, hitzig

Ausfluß nach dem Aufstehen
Graphites D6 − 3 × tägl.
gußweise mit Rückenweh bei blassen jungen Mädchen mit gestörtem Hormonsystem; „alles kommt zu spät"

Ausfluß, ätzend
Acidum nitricum D6 − 3 × tägl.
dünn, grün, stinkt, brennt, hartnäckig; Feigwarzen; verlangt Wärme
Jodum D12 − 2 × tägl.
dick, scharf, brennt, frißt Löcher in die Wäsche; verlangt Kälte

Ausfluß, dick
Borax D3 − 3 × tägl.
viel, klar, eiweißartig, heiß, mild
Hydrastis D6 − 3 × tägl.
zäh, gelb, blutig, wundmachend
Kalium bichromicum D6 − 3 × tägl.
fadenziehend, wie Gummi, gelb, wundmachend; fette, hellhaarige Damen
Pulsatilla D6 − 3 × tägl.
schleimig, wie Rahm, mild
Sepia D6 − 3 × tägl.
gelb, grün, wundmachend, juckt, stinkt

Ausfluß, eitrig
Hepar sulfuris D200 − 8-stündl., 3 × insgesamt
grün, sahnig, mild
Hydrastis D4 − 3 × tägl.
dick, zäh, klebrig, wundmachend

Thuja D6 — 3× tägl.
dick, sämig, mild

Ausfluß, juckend
Sepia D6 — 3× tägl.
gelb, grün, wundmachend, stinkt
Lilium D6 — 3× tägl.
wie Eiweiß, klebrig
Kreosotum D4 — 3× tägl.
wäßrig, scharf, gelb, schmierig, blutig, stinkt nach Fäulnis
Helonias D6 — 3× tägl.
reichlich, gelb, dick

Ausfluß, mild
Hepar sulfuris D200 — 8-stündl., 3× insgesamt
grün, sahnig
Pulsatilla D6 — 3× tägl.
dick, zäh, klebrig; auch wundmachend
Thuja D6 — 3× tägl.
dick, sämig
Borax D3 — 3× tägl.
kleisterartig, wie Hühnereiweiß; so heiß, als ob warmes Wasser ausflösse

Ausfluß, reichlich
Sepia D6 — 3× tägl.
gelb, grün, wundmachend, stinkt
Alumina D6 — 3× tägl.
wie Eiweiß, klebrig
Calcium carbonicum D6 — 3× tägl.
wie Milch, anhaltend
Graphites D6 — 3× tägl.
wäßrig, gußweise, scharf, juckt; nach dem Aufstehen
Kreosotum D4 — 3× tägl.
wäßrig, scharf, juckt; vor der Periode
Borax D3 — 3× tägl.
wie Kleister, wie Stärke, heiß, mild; zwischen den Perioden

Ausfluß, reichlich, mit großer Schwäche
Alumina D6 — 3× tägl.
wie Eiweiß, klebrig; ausgezehrt, könnte nur liegen

Stannum D6 − 3× tägl.
gelb; Rückenschmerzen, läßt sich in den Sessel fallen
Helonias D12 − 2× tägl.
dick, gelb, juckt; entkräftet, Rückenweh, muß sich ablenken, bewegen
Arsenicum album D6 − 3× tägl.
dünn, gelb, scharf, brennt; alte Frauen, chronische Krankheiten

Ausfluß, schleimig

Kalium sulfuricum D4 − 3× tägl.
weißlich, mild
Hepar sulfuris D200 − 8-stündl., 3× insgesamt
eitrig, locker, mild; riecht nach altem Käse
Hydrastis D4 − 3× tägl.
zäh, gelb, klebrig, klumpig, wundmachend aber brennt nicht!
Thuja D6 − 3× tägl.
grün, mild, hartnäckig, stinkt nach Fischlake
Pulsatilla D6 − 3× tägl.
dick, wie Creme

Ausfluß, übelriechend

Kalium bichromicum D12 − 2× tägl.
gummiartig
Sulfur D6 − 3× tägl.
wie faule Eier
Hydrastis D4 − 3× tägl.
dick, zäh, eitrig
Acidum nitricum D6 − 3× tägl.
bräunlich, blutig
Hepar sulfuris D200 − 8-stündl., 3× insgesamt
wie vergammelter Käse
Mater perlarum D4 − 3× tägl.
verschlampt

Ausfluß, sonderliche Gerüche

Hepar sulfuris D200 − 8-stündl., 3× insgesamt
wie alter Käse
Medorrhinum D200 − 1× wöchentl.
wie Fischlake
Sanicula D30 − 1× tägl. morgens
wie alter Käse oder wie Fischlake

Crocus D12 – 2× tägl.
geil, libidinös

Ausfluß, verstopft
Lachesis D12 – 2× tägl.
alles wohler, wenn es endlich fließt; stinkend
Kalium bichromicum D12 – 2× tägl.
wie Gummi, trocken, krustig, ausgestanzte Geschwüre, blutig
Sulfur D6 – 3× tägl.
chronischer, stinkender, eitriger, wundmachender, stockender Fluß

Ausfluß, wäßrig
Alumina D6 – 3× tägl.
reichlich, eiweißhaltig, durchsichtig, scharf
Arsenicum album D6 – 2- bis 3-stündl.
viel, wundmachend, scharf, gelb, übelriechend
Natrium muriaticum D200 – 1× alle 14 Tage
scharf, schwächend
Lilium D6 – 3× tägl.
gelb, braun, wundmachend
Jodum D12 – 2× tägl.
scharf, wundmachend
Graphites D6 – 3× tägl.
weiß, schleimig, gußweise

Ausfluß, wundmachend
Kalium bichromicum D12 – 2× tägl.
zäh, gelb, fadenziehend
Mercurius corrosivus LM6 – 1× tägl. morgens
geschwürig, stinkt; bei kleinen Mädchen
Hydrastis D4 – 3× tägl.
dick, zäh, gelb, klebt, nicht brennend
Acidum nitricum D6 – 3× tägl.
dünn, gelb, scharf, stinkt, blutig
Silicea D12 – 2× tägl.
weiß, wäßrig, stinkt
Kreosotum D4 – 3× tägl.
juckt, brennt, stinkt verfault, bräunlich-blutig; kratzt sich blutig

Pilz, Soor, Mykose; akut
Staphisagria D6 — 3 × tägl.
juckt, kribbelt; sexuell erregt

Pilz, Soor, Mykose; chronisch
Borax D3 — 3 × tägl.
lange Zeit geben, evtl. auch als Tabletten in die Scheide einführen

Trichomonaden (Trichos)
Lilium D6 — 3 × tägl.
übelriechend, hinabdrängend
Staphisagria D6 — 3 × tägl.
juckt, kribbelt; sexuell erregt

Bartholinitis, akut
Hepar sulfuris D200 — 8-stündl., 3 × insgesamt
eitert dick, riecht nach altem Käse
Mercurius solubilis LM6 — 1 × tägl. morgens
eitert dünn, stinkt übel

Bartholinitis, wiederkehrend
Thuja D6 — 3 × tägl.
und zusätzlich:
Medorrhinum D200 — 1 × monatl.
lithämische Anlage

Bartholinsche Zyste
Rhododendron D4 — 3 × tägl.
weich
Silicea D6 — 3 × tägl.
hart

Tripper, akut, 1. Wahl
Aconitum D30 — 3-stündl.
Urin spärlich, heiß, brennt, Harnröhre trocken, Krabbeln
Gelsemium D6 — 3 × tägl.
Ausfluß gering, Harnleiter wund, brennt; Nebenhoden entzündet
Cannabis sativa D6 — 3 × tägl.
eitrig, brennt heftig beim Harnen, Penisende dunkelrot geschwollen
Mercurius solubilis LM6 — 1 × tägl. morgens
grün, nachts, Blase krampft; Vorhaut verengt, geschwollen, entzündet

Cantharis D6 — 3× tägl.
eitrig, blutig, brennt grabend, erregt mit Erektionen, Blase krampft
Balsamum copaivae D6 — 3× tägl.
eitrig, milchig, brennt, steter Harndrang, Veilchengeruch, Nesselsucht

Tripper, akut, 2. Wahl
Argentum nitricum D6 — 3× tägl.
dick, gelb, eitrig, geschwollen, nachts; sexuelle Träume mit Ergüssen
Capsicum D6 — 3× tägl.
dick, eitrig, brennt wie Pfeffer, feine Stiche am Ausgang; Fettsüchtige
Petroselinum D4 — 3× tägl.
Harnröhre juckt, Schmerz zieht zur Peniswurzel; Reizblase, erreicht das Klo nicht mehr
Cannabis indica D6 — 3× tägl.
wie Cannabis sativa mit schmerzhaften Erektionen und Dauererektion
Cubeba D6 — 3× tägl.
klebrig, harnt andauernd, Krampf danach, Veilchengeruch, Prostata mitentzündet

Tripper, chronisch
Sulfur D6 — 3× tägl.
verschlampt, gereizt, wund, brennt; Medorrhin D200 dazwischen setzen
Sepia D6 — 3× tägl.
hartnäckig, Ausfluß spärlich, milchig-grünlich, eher morgens
Pulsatilla D6 — 3× tägl.
bei phlegmatischen Menschen; Ausfluß mild, dick, gelb bis grün
Natrium muriaticum D200 — 3× wöchentl.
chronisch, Ausfluß glasig, Harn träufelt nach, schneidender Schmerz
Thuja D6 — 3× tägl.
chronisch, Ausfluß dünn, gelb bis grün
Acidum nitricum D6 — 3× tägl.
chronisch, Ausfluß dünn, wund, brennt; Splitterschmerz, Feigwarzen

Tripper, durch Medikamente unterdrückt
Pulsatilla D6 — 3× tägl.
Hoden-, Nebenhodenentzündung
Clematis D4 — 3× tägl.
Hodenentzündung, Samenstrangneuralgie
Gelsemium D6 — 3× tägl.
Hodenentzündung

Muttermund-Entzündung
Hydrastis D4 − 3 × tägl.
geschwürig, stinkend
Acidum nitricum D6 − 3 × tägl.
geschwürig, übelriechend
Kreosotum D4 − 3 × tägl.
krebsig entartet, riecht aashaft

Blutung bei Kontakt
Hydrastis D4 − 3 × tägl.
geschwürig, stinkend
Hamamelis D4 − 3 × tägl.
dunkel, Scheide wie gequetscht
Kreosotum D4 − 3 × tägl.
krebsig, übelriechend

Blutung bei Untersuchung
Hydrastis D4 − 3 × tägl.
geschwürig, stinkend
Acidum nitricum D6 − 3 × tägl.
geschwürig, übelriechend
Ustilago D6 − 3 × tägl.
hellrot, flüssig, klumpig

Fistel
Tuberculinum GT D200 − einmalig
Therapiebeginn; zusätzlich:
Berberis D3 − 3 × tägl.
zur Nierenspülung 4 Wochen lang, danach:
Calcium fluoratum D6 − 3 × tägl.
oder:
Acidum hydrofluoricum D6 − 3 × tägl.
im Sommer schlimmer; oder:
Silicea D6 − 3 × tägl.
im Winter schlimmer
beachte: *alle 3 Arzneien haben dünne, scharfe, ätzende Absonderungen*

Vaginismus (sexuelle Abneigung)
Schmerz und trockene Scheide
Platinum D200 – 1× monatl.
Krämpfe, Scheide zu eng, enges Becken; die Dame mit dem „dernier cri"
Natrium muriaticum D200 – 1× monatl.
Abneigung und Koitus schmerzhaft; die ewig Pubertierende
Sepia D200 – 1× monatl.
braucht keinen Mann; Edel-Emanze, Öko-Schlampe, abgewrackte Hausfrau
Ignatia D200 – 1× bei Bedarf
Krampf; sehr wechselhafte Erscheinungen; weiß nicht was sie will
Lycopodium D200 – 1× monatl.
Koitus schmerzhaft; dürres, derbes, würdiges Mannweib
Hydrophobinum D200 – 1× bei Bedarf
Krämpfe; nur bei fließendem Wasser sexuell erregt; tollwütiges Weib

Gebärmutter

Blutung, reichlich, hell, aktiv
Ipecacuanha D4 – alle 10 Min.
mit Übelkeit, saubere Zunge! Schleimhäute
Sabina D4 – alle 10 Min.
klumpig, wehenartig bis in die Oberschenkel, anhaltend, bei Bewegung
Phosphorus D30 – alle 10 Min.
ohne ersichtlichen Anlaß; Gefäße
Millefolium D4 – alle 10 Min.
ohne Angst; mechanische Verletzungen, Untersuchung
Ustilago D2 – alle 10 Min.
klumpig; linker Eierstock schmerzt

Blutung, hell oder dunkel
Erigeron D6 – alle 10 Min.
anfallsweise mit Pausen, stoßweise, gußweise; Blase und Darm gereizt
Trillium D6 – alle 10 Min.
klumpig; kalter Körper, schwacher Puls; Hüfte wie zerbrochen, muß sie schnüren, trägt knallenge Jeans

Blutung, dunkel, passiv
Hamamelis D4 – alle 10 Min.
befallene Teile wie zerschlagen; Nase, Lunge, Blase, Unterleib, Venen
Secale D4 – stündl.
flüssig, schmerzlos bei Bewegen; runzelige, kalte Frauen; Ameisenlaufen

Myom, kurativ
Calcium fluoratum D6 – 3 × tägl.
viele kleine, derbe Myome bei abgearbeiteten Frauen
Conium D6 – 3 × tägl.
viele harte, schmerzlose Myome, die leicht bluten
Phytolacca D6 – 3 × tägl.
viele kleine harte schmerzhafte Knoten

Myom, personenbezogen
Aurum D6 – 3 × tägl.
bei kräftigen, roten, melancholischen Frauen

Platinum D6 – 3× tägl.
bei blassen, schlanken, hoffärtigen Frauen mit empfindlichem Genitale
Lilium D6 – 3× tägl.
bei roten, feuchten, herzgestörten Frauen, Unterleib drängt nach unten

Myom, nach Operation
Lachesis D12 – 2× tägl.
unterdrückte Periode! Hitze, Schweiß, Frost, Verwirrung

Myomblutung
Phosphorus D200 – 1× bei Bedarf
jedesmal, wenn es wieder hellrot und kräftig blutet
Lachesis D200 – 1× bei Bedarf
eher dunkelrot bis schwarz; vor den Wechseljahren
Conium D6 – 3× tägl.
dunkel bei mehreren kleinen, derben Myomen
Platinum D6 – 3× tägl.
schmerzlos; teerartige, harte Klumpen

Senkung, akut
Belladonna D6 – 3× tägl.
blutgestauter, pulsierender Unterleib; Rücken wie zerbrochen, brennender Blasenkrampf

Senkung mit unwillkürlichem Harnverlust
Sepia D6 – 3× tägl.
Senkungsgefühl, alles gesenkt, auch Gemüt, Urin übelriechend
Lilium D6 – 3× tägl.
Krämpfe in Blase, Enddarm, Becken; sexuell übererregt

Senkung, als ob alles aus der Scheide herausfiele
Lilium D6 – 3× tägl.
mit Drang auf After und Blase; verschließt die Scheide mit den Händen
Sepia D6 – 3× tägl.
fühlt sie, schlimmer im Sitzen, sitzt mit überkreuzten Beinen
Zincum valerianicum D12 – 2× tägl.
durch mangelnde Ruhe (Alten-, Kinderpflege), nervös, überarbeitet, verwirrt; kreuzt die zappeligen Beine

Senkung bei chronischer Entzündung im Unterleib
Causticum D6 – 3× tägl.
trockene Frauen

Silicea D6 – 3 × tägl.
trockenere Frauen
Alumina D6 – 3 × tägl.
ausgetrocknetste Frauen
Sepia D6 – 3 × tägl.
wäßrige derbe Frauen

Senkung, sonstige
Platinum D6 – 3 × tägl.
ständiger Druck im Unterleib, im Rücken; überempfindliches Genitale
Senecio D4 – 3 × tägl.
Unterleib gereizt, Blasenhals krampft zwischen dem Harnen
Ferrum jodatum D4 – 3 × tägl.
als ob Unterleib beim Sitzen wieder hochgestoßen würde; Afterdruck
Kreosotum D4 – 3 × tägl.
Ziehen im Rücken, das zum Bewegen zwingt und erleichtert!

Verlagerung, akut
Belladonna D6 – 3 × tägl.
mit Blutandrang

Verlagerung mit Kreuzschmerz
Sepia D6 – 3 × tägl.
geknickt, gesenkt; alles hängt: Gewebe, Organe, Gemüt
Kalium carbonicum D6 – 3 × tägl.
Hirn schwach, Herz schwach, Kreuz schwach
Lilium D6 – 3 × tägl.
hitzig; Gefühl als falle alles aus der Scheide
Zincum D6 – 3 × tägl.
blaß, müde, rastlos; Gefühl als falle alles aus der Scheide
Helonias D12 – 2 × tägl.
angeschoppt, gesenkt; überarbeitet, bewegt sich, in Ruhe geschwätzig

Verlagerung, sonstige
Senecio D4 – 3 × tägl.
spärliche Periode, Reizblase; nervöse, schlaflose Frauen
Aletris D4 – 3 × tägl.
reichliche Periode, Verstopfung; ständig müde Frauen
Kreosotum D4 – 3 × tägl.
scharfe, stinkende Periode, von dunkelbraunem Ausfluß gefolgt; schwach

Fraxinus D4 — 3 × tägl.
bei gestautem Unterleib ohne weitere Symptome; letzte Rettung!

Unterentwicklung
Plumbum D6 — 3 × tägl.
Rückenmarkserkrankung?

Wundschmerz nach Ausschabung
Arnica D30 — 1 × tägl.
eher Blutung, vorbeugend und nachsorgend
Bellis D3 — stündl.
eher Wundschmerz, nachsorgend

Endometritis, akut
Belladonna D6 — 3 × tägl.
ziehendes Hinabdrängen; Unterleib heiß, geschwollen, empfindlich

Endometritis mit Kopfschmerzen
Aurum D6 — 3 × tägl.
rot, kräftig
Platinum D6 — 3 × tägl.
blaß, stolz

Endometriose
Borax D3 — 3 × tägl.
versuchsweise; auch als Tabletten vaginal einführen; dazu personenbezogene Behandlung

Eierstock

Entzündung:
äußerst berührungsempfindlich
Apis D6 – 3× tägl.
rechts
Lachesis D12 – 2× tägl.
links

aktiver Blutandrang (hyperämisch)
Aconitum D30 – einmalig
plötzlich, heftig mit Angst und Unruhe
Belladonna D30 – einmalig
eher rechts, klopfend, greifend bei Erschütterung; Bauchfell beteiligt
Glonoinum D12 – 2× tägl.
schweißig, hitzig, beklommen, unruhig; dunkelrotes Gesicht
Ferrum phosphoricum D12 – 3× tägl.
mit Herzklopfen, Blutandrang; bemerkt das Fieber nicht

passiver Blutandrang (hyperämisch)
Arnica D4 – 3× tägl.
drückend, Unterleib wie zerschlagen, bei Erschütterung; gedunsen
Sulfur D4 – 3× tägl.
aktive, verschlampte Frauen
Opium D12 – 2× tägl.
unruhige, schreckhafte Frauen mit dunkelrotem Gesicht

wäßrige Schwellung (ödematös)
Apis D4 – stündl.
rechts; sticht, brennt, schwillt; unruhig, durstlos; Eisbeutel lindert
Kalium arsenicosum D4 – 3-stündl.
beginnende Schwäche
Berberis D3 – 2- bis 3-stündl.
anhaltende Schwäche

fibrinöse Ausschwitzung
Bryonia D3 – 2-stündl.
stechende Schmerzen; mäßige Wärme und Ruhe lindern

Jodum D12 − 3 × tägl.
rechts; pressende keilartige Schmerzen wie ein Pflock zur Gebärmutter hin, schlimmer während der Periode, Kühle lindert; die Brüste schwinden

Leukozyten-Einwanderung (Eiter)
Hepar sulfuris D200 − 8-stündl., 3 × insgesamt
weiche Schwellung, Wärme lindert
Mercurius solubilis LM6 − 1 × tägl. morgens
Eierstock wird weich, Kälte lindert
Pyrogenium D30 − 1 × bei Bedarf
bei drohender Blutvergiftung

Blutvergiftung (Sepsis)
Lachesis D12 − 3 × tägl.
links, zieht meist nach rechts; berührungsempfindlich, Kälte lindert
Arsenicum album D6 − 6 × tägl.
eher rechts; brennende, spannende Schmerzen; heiße Auflage lindert
Pyrogenium D30 − 3-stündl.
drohende Abszeßbildung; Puls langsam bei hohem Fieber oder umgekehrt
China D4 − stündl.
zusätzlich zu Pyrogenium bei Schüttelfrost; blaß, bedrohlicher Verfall

schleichende Blutvergiftung (Subsepsis)
Natrium muriaticum D200 − 1 × monatl.
blaß, blutarm; dazu entweder:
China D4 − 3 × tägl.
zur Genesung; oder:
Chininum arsenicosum D4 − 3 × tägl.
zur Blutbildung
Pyrogenium D30 − einmalig
bei Schüttelfrost, wenn Puls niedrig bei hohem Fieber oder umgekehrt

Schock
Camphora D2 − alle 10 Min.
plötzlich blau, eiskalt, trocken, Zudecken
Carbo vegetabilis D30 − alle 10 Min.
verglimmt, übel, Blähbauch, blaue Lippen u. Nase, trocken, Zudecken
Tabacum D30 − alle 10 Min.
wie Nikotinvergiftung, elend, Herzdruck, als bliebe das Herz stehen

Veratrum album D30 — alle 10 Min.
kalter Schweiß, ruhig, Abdecken
Arsenicum album D30 — alle 10 Min.
kalter Schweiß, ruhelos, Zudecken

Auflösung, Ausheilung (Resorption)
Sulfur jodatum D4 — 3 × tägl.
erst wenn Blutsenkung (BSG) wieder normal

schleichend (subakut)
Hamamelis D4 — 3 × tägl.
besonders nach stumpfer Verletzung; quälende quetschende Schmerzen
Thuja D6 — 3 × tägl.
links; anhaltende murrende Schmerzen
Podophyllum D4 — 3 × tägl.
rechts, in den rechten Oberschenkel ziehend mit Taubheit

chronisch
Thuja D6 — 3 × tägl.
links; Scheide empfindlich; leicht reizbare Frau
Medorrhinum D200 — 1 × monatl.
zusätzlich zu Thuja; alter Tripper?
Sepia D6 — 3 × tägl.
dumpfe schwere Schmerzen, die nach unten drängen; Person beachten!
Platinum D6 — 3 × tägl.
empfindlich, brennend, hinabdrängend mit Taubheit in den Gliedern

chronisch-wiederkehrend, Zwischenbehandlung
Mercurius bijodatus D4 — 3 × tägl.
chronisch entzündliche Drüsengeschichten

Schmerzen:
bohrend
Zincum D6 — 3 × tägl.
links, besser bei Ausfluß und Druck; Zappelfüße!

wie gequetscht
Hamamelis D4 — 3 × tägl.
besonders nach stumpfer Verletzung

Eierstock – Schmerzen

Bellis D3 – 3× tägl.
durch Verwachsungen; überarbeiteter Unterleib
Argentum D6 – 3× tägl.
links; als ob er vergrößert sei

krampfend
Naja D12 – 2× tägl.
links, heftig

neuralgisch
Colocynthis D6 – 3× tägl.
nach Erregung, Erkältung; Ziehen, Pressen, Stechen; Wärme und Druck lindern

rheumatisch, scharf
Cimicifuga D4 – 3× tägl.
seitlich hochschießend; hinabdrängender Unterleib; Nackenkrampf
Caulophyllum D4 – 3× tägl.
wie bei Cimicifuga, aber keine Kopfschmerzen; innerliches Zittern

durch Verwachsungen an den Eierstöcken
Lilium D4 – 3× tägl.
eher links, ziehen zum vorderen, inneren Schenkel; krampft hysterisch
Sepia D4 – 3× tägl.
dumpf, schwer, Organgefühl (wie bei Helonias); „alles hängt"
Bellis D3 – 3× tägl.
für den überstrapazierten, abgeschafften Unterleib

während der Hochzeitsreise
Clematis D6 – 3× tägl.
"Honeymoon-Schmerz"

Dauerschmerz mit Ausfluß
Borax D3 – 3× tägl.
ist ein Versuch! auch als Tabletten vaginal einführen; Person beachten!

Zyste als Tastbefund (und im Ultraschall)
Apis D4 – 3× tägl.
stechender Schmerz, eher rechts
Cantharis D6 – 3× tägl.
brennender Schmerz

Medorrhinum D200 – 1× monatl.
lithämische Diathese; zusammen mit:
Thuja D6 – 3× tägl.
alte verschlampte Zysten; Folge von Tripper, „Schokoladenzysten"

Tumor, vergrößert, geschwollen
Bellis D4 – 3× tägl.
mit entzündlichen Verwachsungen, Schmerzen wie gequetscht
Apis D4 – 3× tägl.
mit entzündlichen oder nicht aufgelösten Schwellungen, „Bienenstiche"
Platinum D6 – 3× tägl.
hart; auffallend hochmütige Frauen; Genitale erregt
Palladium D6 – 3× tägl.
hart, eher rechts; auffallend freche Frauen
Aurum D6 – 3× tägl.
hart; auffallend schwermütige Frauen
Graphites D6 – 3× tägl.
hart, eher links; auffallend träge Frauen; späte, spärliche Periode

Unfruchtbarkeit, primär (noch nie schwanger gewesen)
Aristolochia D12 – 2× tägl.
die edle Pulsatilla; 6 Wochen lang, danach:
Pulsatilla D12 – 2× tägl.
rundlich, lieblich, bäuerlich; 6 Wochen lang, danach:
Lilium D12 – 2× tägl.
kräftig, feucht, träumt von Leidenschaft, aber kann nicht; 6 Wochen lang
Berberis D3 – 1× tägl. 10 Tropfen abends
zusätzlich zu einer der obigen Arzneien, wenn müde, matt; oder:
Borax D3 – 1× tägl. 10 Tropfen abends
zusätzlich bei reichlich mildem, klebrigem Hühnereiweiß-Ausfluß

Unfruchtbarkeit, sekundär (bereits schwanger gewesen)
Sepia D4 – 3× tägl.
Gebärmutter verlagert
Lilium D4 – 3× tägl.
Gebärmutter verlagert, Blutstau im Unterleib
Belladonna D4 – 3× tägl.
Unterleib entzündet, angeschoppt, angestaut

Bellis D3 — 3× tägl.
Gebärmutter verlagert, Schmerzen wie gequetscht

Unfruchtbarkeit, lokale Ursachen

Sepia D6 — 3× tägl.
Gebärmutter verlagert, trockene Scheide

Bellis D3 — 3× tägl.
Verwachsungen nach Entzündungen

Platinum D6 — 3× tägl.
Gebärmutter verlagert, Myom, verkrampfte Scheide

Plumbum D6 — 3× tägl.
Gebärmutter zu klein

Geschlechtsdrüsen unterentwickelt

Aurum D6 — 3× tägl.
eher männlich

Graphites D6 — 3× tägl.
eher weiblich

Periode

erste Blutung zu früh
Aconitum D30 – 1× in Wasser
durch plötzliche Ereignisse wie Veränderungen, Schreck, Angst, usw.

erste Blutung zu spät
Pulsatilla D6 – 3× tägl.
wie ein schwerer Stein im Unterleib lange vorher, Krämpfe mit Unruhe
Kalium carbonicum D6 – 3× tägl.
schwerer Durchbruch, lang, stark; Rückenschwäche, Schwellungen

erste Periode kommt spät; „alles zu spät"
Aristolochia D12 – 2× tägl.
Gebärmutter zu klein
Cimicifuga D12 – 2× tägl.
Hypophysenschaden; intersexuell, Magersucht oder Fettsucht
Graphites D12 – 2× tägl.
Hypophysenschaden; fett, faul, gefräßig, schmierig
Pulsatilla D12 – 2× tägl.
Genitalien unterentwickelt; fett, schüchtern, weint
Calcium carbonicum D12 – 2× tägl.
primäre Keimblattschädigung; fett, schüchtern, lächelt
Barium carbonicum D12 – 2× tägl.
sekundäre Keimblattschädigung; dick, dümmlich, dumm, debil

stinkender Achselschweiß bei erster Perioden-Blutung
Tellurium D6 – 3× tägl.
wie Knoblauch

Periode ausbleibend:
primär, noch keine Periode gehabt
Aristolochia D4 – 3× tägl.
4 Wochen lang; besonders bei zu kleiner Gebärmutter; danach:
Pulsatilla D4 – 3× tägl.
4 Wochen lang; statt dessen Asthma? danach:
Lilium D4 – 3× tägl.
4 Wochen lang; Kur bedarfsweise wiederholen

Periode – ausbleibend

sekundär, Periode bleibt aus
Aconitum D30 – 1× bei Bedarf
nach Schreck, Ärger, Angst, trockener Kälte
Pulsatilla D4 – 3× tägl.
nach Erkältung durch nasse Füße; dafür Asthma
Senecio D4 – 3× tägl.
ohne Grund; junge Mädchen; dafür Kitzelhusten, Nasenbluten
Sulfur D4 – 3× tägl.
nach Erkrankungen, besonders nach Grippe

Periode bleibt aus nach Absetzen der Pille
Lachesis D12 – 2× tägl.
Folge von unterdrückter natürlicher Periode
Apis D12 – 2× tägl.
Folge von unterdrückter natürlicher Libido
Phosphorus D12 – 2× tägl.
Folge von unterdrücktem natürlichem Hormonspiegel
Platinum D12 – 2× tägl.
Folge von unterdrückter natürlicher Potenz

Akne um den Mund
Sepia D6 – 3× tägl.
bei verschlampten jungen Mädchen, bei adretten Geschäftsfrauen
Cimicifuga D6 – 3× tägl.
bei jungen Mädchen mit rauher Haut und seelisch-geistiger Unruhe

Blutfluß schwächend
China D4 – 3× tägl.
nach reichlichem Blutfluß
Natrium muriaticum D200 – einmalig
durch Blutarmut und heftige Begleitbeschwerden
Magnesium carbonicum D12 – 2× tägl.
durch reichlichen pechschwarzen Blutverlust

Blutfluß zu stark
Kalium carbonicum D6 – 1× tägl. morgens
und
Calcium carbonicum D6 – 1× tägl. abends
bei Periodenbeginn zusätzlich:

Millefolium D4 – 3 × tägl.
hellrot, schmerzlos, ohne Angst zu erregen
Ipecacuanha D4 – 3 × tägl.
hellrot, reichlich mit Übelkeit
Hamamelis D4 – 3 × tägl.
dunkel, reichlich, mit Zerschlagenheitsschmerz im Unterleib; oder:
Hydrastis D4 – 3 × tägl.
dunkel, reichlich, schleimig, stinkend; oder:

Blutfluß schwarz wie Pech
Crocus D12 – 2 × tägl.
perlschnurartig
Magnesium carbonicum D12 – 2 × tägl.
nicht auswaschbar

Blutfluß mit Schleimhautfetzen
Magnesium phosphoricum D4 – alle 10 Min.
dunkel, schwach
Viburnum D2 – stündl.
hell, scharf, schwach
Ustilago D2 – stündl.
hell oder dunkel, klumpig, schwarze Strähnen, stark

Blutfluß setzt zwischendurch aus
Aconitum D30 – 1 × in Wasser
helle Blutung

Depression vor Periode
Platinum D200 – 1 × monatl.
überheblich, besitzstrebend; alle Menschen sind klein und unwürdig
Lycopodium D200 – 1 × monatl.
stolz, würdig, pedantisch; alle Menschen sind nichtig und gefühllos
Causticum D200 – 1 × monatl.
trocken, unsicher; abnorme sexuelle Gelüste
Stannum D200 – 1 × monatl.
erschöpft, unsicher; mit Angst
Aurum D200 – 1 × monatl.
rot, machtstrebend; tiefe Melancholie

Depression bei Periode
Pulsatilla D200 – 1× monatl.
möchte so gerne schwanger sein
Cimicifuga D200 – 1× monatl.
hysterisch, verkrampft und geschwätzig
Graphites D200 – 1× monatl.
kann nicht schwanger werden

Depression vor und bei Periode, reizbar
Sepia D200 – 1× monatl.
vorher Angst, schwanger zu sein; danach erhoffte sie, es zu sein
Natrium muriaticum D200 – 1× monatl.
gleichgültig gegenüber den Rhythmen ihrer Natur

Brustschwellung
Phytolacca D4 – 3× tägl.
bei Periode; bei Erschütterung, durch Kälte
Lac caninum D4 – 3× tägl.
vor und bei Periode; durch Erschütterung, muß die Brüste festhalten
Bryonia D4 – 3× tägl.
Stechen bei Gehen, bei Bewegung, Gegendruck lindert, bindet Brüste fest
Conium D4 – 3× tägl.
vor Periode; durch Gehen, Erschütterung, äußerst berührungsempfindlich, selbst gegen Kleiderdruck

Erbrechen
Phosphorus D12 – 2× tägl.
sauer
Kreosotum D4 – 3× tägl.
schleimig
Kalium carbonicum D6 – 3× tägl.
mit heftigen Kreuzschmerzen

Heiserkeit
Magnesium carbonicum D6 – 3× tägl.
Halsweh, stimmlos, Heißhunger
Graphites D6 – 3× tägl.
mit Husten, Schnupfen, Schweiß; Übelkeit morgens
Gelsemium D30 – 1× bei Bedarf
stimmlos ohne Schmerz

Kopfschmerz, allgemein
Pulsatilla D12 – 2× tägl.
bei unterdrückter Regel
Aristolochia D12 – 2× tägl.
bei unterdrückter Regel und vor Regel
Cimicifuga D12 – 2× tägl.
bei Regel, hysterisch
Sepia D12 – 2× tägl.
bei Regel, melancholisch
Lachesis D12 – 2× tägl.
vor Regel, alles besser wenn die Säfte fließen

Kopfschmerz vor Periode
Cimicifuga D3 – stündl.
Nackenkrampf, als ob das Hirn zu groß sei, nach außen drückend
Calcium carbonicum D12 – 2× tägl.
halbseitig mit Völle und Blutwallung zum Kopf
Pulsatilla D12 – 2× tägl.
als ob Stirn und Schläfe zersprängen, bindet Kopf fest ein, braucht frische Luft
Xanthoxylum D4 – 3× tägl.
über linkem Auge ein Tag vorher

Kopfschmerz vor und bei Periode
Gelsemium D6 – 2- bis 3-stündl.
Nackenkrampf, übel, erbricht, sehr apathisch, massig heller Urin
Asarum D6 – 2- bis 3-stündl.
Stirn und Hinterkopf klopfen beim Bücken; Kaltwaschen lindert
Ammonium carbonicum D6 – 2- bis 3-stündl.
nach dem Erwachen mit erhitztem Gesicht, oft Durchfall

Kopfschmerz bei Periode
Belladonna D30 – 1× in Wasser
rot; plötzlich klopfend, wellenartig bei Erschütterung, beim Bücken
Sanguinaria D6 – stündl.
rot; pulsiert vom Hinterkopf zum rechten Auge, Sonnenverlauf
Veratrum viride D30 – 1× in Wasser
rot; pulsiert vom Nacken aufwärts; heißes gedunsenes Gesicht
Cyclamen D6 – 3-stündl.
blaß; rasend mit Flimmern vor den Augen

Caulophyllum D4 — 3× tägl.
blaß; spannend im Hinterkopf; Magen-, Blasen-, und Darmkrämpfe
Graphites D12 — 2× tägl.
blaß; pressend nach dem Erwachen mit Hitzegefühl; erbricht

Kopfschmerz bei und nach Periode
Sepia D12 — 2× tägl.
berstend am Hinterkopf mit Blutwallung, Übelkeit und Erbrechen; heiße Umschläge lindern; Leeregefühl im Magen!

Kopfschmerz nach Periode
Crocus D12 — 2× tägl.
dumpf, heftiger Schlag gegen die Schläfe, Blutwallungen
Lachesis D12 — 2× tägl.
links, hämmernd, beim Erwachen; tiefrotes Gesicht
Lilium D12 — 2× tägl.
links, Stirn, Schläfe, Auge mit Blutandrang, ihr wird schwarz vor den Augen

Kopfschmerz vor, bei, nach Periode
Natrium muriaticum D200 — 1× monatl.
berstend ganzer Kopf mit Gesichtsröte, Übelkeit und Erbrechen

Krämpfe mit Durchfall
Bovista D6 — 3× tägl.
morgens, Gefühl eines Eisklumpens im Magen, aufgetrieben, Krümmkoliken

Krämpfe überall
Cuprum D6 — 2- bis 3-stündl.
Bauchdecke, Waden, Finger, Daumen krampft zur Handinnenfläche hin

Kreuzschmerzen
Sepia D6 — 3× tägl.
beim Gehen und Sitzen, braucht festen Halt, muß hart liegen und sitzen
Kalium carbonicum D6 — 3× tägl.
einschießend, stechend, Kreuz und Beine versagen, Wärme lindert
Tartarus stibiatus D4 — 3× tägl.
bei Erschütterung, beim Husten, Niesen, Lachen; Übelkeit, Erbrechen

Magenbeschwerden
Viburnum D2 — 3× tägl.
Magen wie leer, Schwächegefühl

Sepia D6 — 3 × tägl.
Magen wie leer, hängt herunter wie an einem Stein befestigt
Cocculus D4 — stündl.
Magen hebt und senkt sich wie auf hoher See; übel im Magen, als rieben Steine aneinander
Ignatia D30 — 1 × bei Bedarf
Magen wie hinabgedrängt, wehenartig

Schlafsucht
Nux moschata D12 — 2 × tägl.
gähnt krampfhaft

sexuelle Erregung
Crocus D12 — 2 × tägl.
albern; geiler Geruch
Stramonium D12 — 2 × tägl.
mannstoll
Veratrum album D12 — 2 × tägl.
möchte alle küssen

Schmerz vor Periode
Magnesium phosphoricum D4 — alle 10 Min.
krampfartig, ab 14 Uhr, Krümmen, Druck und Wärme lindern
Belladonna D30 — 1 × bei Bedarf
wehenartig, Schneiden durch das Becken, Hinabdrängen; muß aufsitzen
Caulophyllum D4 — 3 × tägl.
anhaltend krampfartig, Schießen durch ganzen Körper
Sepia D6 — 3 × tägl.
alle Beschwerden schlimmer, Magen hängt, Unterleib hängt, Gemüt hängt
Veratrum viride D30 — 1 × in Wasser
kolikartig mit brennendem Harnzwang
Xanthoxylum D4 — stündl.
quälend neuralgisch, brennend, Beine wie gelähmt, Kopfweh über li. Auge

Schmerz vor und bei Periode
Pulsatilla D12 — 2 × tägl.
kneifend, Krümmen lindert; Blutfluß verspätet, wechselhaft, eher dunkel
Cocculus D4 — stündl.
neuralgisch, schwächend; Blutfluß spärlich oder klumpig mit Übelkeit
Viburnum D2 — stündl.
krampfartig, plötzlich, hinabdrängend; Reizblase, Magenkolik, Rückenweh

Helonias D12 − 2× tägl.
heftig krampfartig, auch nachher; Kreuzweh bei Beginn des Blutflusses

Schmerz bei Periode
Chamomilla D30 − 1× bei Bedarf
neuralgisch vom Kreuz zur Innenseite der Schenkel, dunkler Fluß
Cimicifuga D4 − alle 10 Min.
neuralgisch, scharf hin und her schießend, wehenartig, schwacher Fluß
Colocynthis D4 − alle 10 Min.
neuralgisch, scharf vom Nabel zum linken Eierstock, Krümmen lindert
Coffea D6 − stündl.
neuralgisch; überempfindlich, verzweifelnd; Fluß früh, stark, klumpig
Gelsemium D6 − stündl.
krampfartig, hinabdrängend, wehenartig; entleert massig hellen Urin
Ignatia D30 − 1× bei Bedarf
hysterisch, wehenartig, Druck lindert; klumpiger Fluß; viel heller Urin

Mittelschmerz
Apis D4 − 3× tägl.
Stiche rechter Eierstock
Bryonia D4 − 3× tägl.
Stiche bei geringster Bewegung
Chamomilla D30 − 1× bei Bedarf
Krämpfe bis in die Oberschenkel
Hamamelis D4 − 3× tägl.
Unterleib wie gequetscht

Schmerzen bei jeder zweiten Periode
Gossypium herbaceum D4 − 3× tägl.
kurz vor Periode; Blutung spät, schwach

Schmerzen je schwächer die Blutung
Magnesium phosphoricum D4 − alle 10 Min.
krampfartig
Caulophyllum D4 − 3× tägl.
anhaltend wie Wehen
Lachesis D12 − 2× tägl.
alles schlimmer infolge Beckenstaus

Schmerzen je stärker die Blutung
Cimicifuga D4 − alle 10 Min.
neuralgisch

Schmerzen um das Becken herum bei Periode
Veratrum viride D30 − 1× in Wasser
zum Platzen
Platinum D6 − 3× tägl.
wie in einem Schraubstock
Sepia D6 − 3× tägl.
Hinabdrängen des Beckeninhaltes
Viburnum D2 − stündl.
Hinabdrängen des Beckeninhaltes, stärker als bei Sepia

Schmerzen bis in die Oberschenkel bei Periode
Chamomilla D30 − 1× bei Bedarf
nervöse, hitzige, schwitzige Frauen
Xanthoxylum D2 − stündl.
nervöse, blasse, magere Frauen

Schmerz besser durch Strecken
Belladonna D30 − 1× in Wasser
horizontales Schneiden im Becken, hinabdrängend im Liegen! bei Sepia umgekehrt
Dioscorea D4 − stündl.
vom Nabel fächerförmig ausstrahlend

Verlangen nach Alkohol vor der Periode
Pulsatilla D12 − 2× tägl.
nach Wein, Likör; trinkt alleine, ist ungern alleine

Zwischenblutungen
Bovista D6 − 2-stündl.
dunkel, bei geringster Anstrengung, nachts, morgens; Körper geschwollen
Hamamelis D4 − stündl.
dunkel, schwächend; Unterleib wie gequetscht
Carbo vegetabilis D30 − 1× in Wasser
dunkel, schwächend; brennendes Kreuz; reißt Fenster auf
Erigeron D6 − stündl.
dunkel, klumpig, gußartig, anfallsweise

Ferrum D6 — 3-stündl.
hellrot geronnen, gußweise; Gesichtshitze
Millefolium D4 — stündl.
hellrot, aktiv; ohne Ängstlichkeit

Nasenbluten anstelle der Periode

Pulsatilla D6 — stündl.
massiv, dunkel
Bryonia D6 — stündl.
passiv, dunkel, bessert Kopfweh

Wechseljahre

Hitzewallungen mit warmen Schweißen
Sulfur D12 − 2× tägl.
große erschöpfende Hitze, Brennen überall; breitschultrig, gebeugt
Glonoinum D30 − 1× bei Bedarf
starker dunkelroter Blutandrang, Klopfen, Ohrgeräusche
Lachesis D12 − 2× tägl.
schwächend, Herzenge, Halsenge; trägt offene Bluse, verlangt Kälte
Naja D12 − 2× tägl.
wie bei Lachesis, verlangt aber Wärme
Crocus D12 − 2× tägl.
alles wallt: Brust, Herz, Periode; glaubt schwanger zu sein
Jaborandi D12 − 2× tägl.
plötzlich, heftig; erregt, zittert; Herzjagen, Übelkeit

Hitzewallungen mit kalten Schweißen
Acidum sulfuricum D12 − 2× tägl.
erschöpfend; ruhelos mit zitternder Hast, schlaflos mit Hautjucken
Sepia D12 − 2× tägl.
brennend; Hände und Füße kalt; ablehnend, launenhaft, gleichgültig
Tabacum D30 − 1× bei Bedarf
erschöpfend; ängstlich, schwindelig, sterbenselend, Herzklopfen
Cytisus laburnum D12 − 2× tägl.
wie bei Tabacum, aber mit brennendem Gesicht

Hitzewallungen ohne Schweiße
Aconitum D30 − 1× bei Bedarf
plötzlich mit Unruhe, Todesangst, mit Taubheitsgefühl, Schwindel
Apis D30 − 1× bei Bedarf
hitzig, Hochdruck, Husten, Asthma; schwirrt wie eine Biene
Sanguinaria D12 − 2× tägl.
rot wie angemalt, aufgedunsen, gichtig, verträgt keine Zugluft
Phosphorus D12 − 2× tägl.
Wallungen aus den Händen aufsteigend!
Strontium carbonicum D12 − 2× tägl.
hochrot mit schwerem Kopfschmerz, hüllt den Kopf warm ein
Veratrum viride D12 − 2× tägl.
mit viel Frost und Schauder, kalte Haut, klebriger Schweiß

Hitzewallungen mit Kopfschmerzen
Acidum sulfuricum D12 — 2× tägl.
ganzer Kopf, beginnt allmählich, hört plötzlich auf; Gesicht gedunsen
Sanguinaria D12 — 2× tägl.
rechts, hämmernd; Gesicht wie ein rotes Gemälde
Lachesis D12 — 2× tägl.
links, hämmernd; kräftig, hitzig, schwitzig; blaß, frostig, trocken
Strontium carbonicum D12 — 2× tägl.
heftig, tief, Hinterhaupt, hüllt den Kopf ein; tiefrotes Gesicht

Hitzewallungen mit Depressionen
Lachesis D200 — 1× monatl.
rot, kräftig, hitzig; fühlt sich seit den Wechseljahren nicht mehr wohl
Aurum D200 — 1× monatl.
blaurot, untersetzt; Atemnot, Herzdruck, Hochdruck, Selbstmordgefahr!
Sepia D200 — 1× monatl.
gelb, dunkelhaarig, dunkle Augenringe; lehnt ihre Familie ab
Cimicifuga D200 — 1× monatl.
blaß und fett oder mager oder Mannweib; nervös, ruhelos, schlaflos

Zwischenblutung
Sanguinaria D6 — 3× tägl.
hell, klumpig, übelriechend
Bovista D6 — 3× tägl.
dunkel, fließt bei der geringsten Anstrengung, nachts und frühmorgens

Gebärmutterblutung
Erigeron D6 — alle 10 Min.
dunkel, klumpig, stoßweise, gußweise; Blase und Darm gereizt
Kreosotum D4 — stündl.
schwärzlich, faul stinkend, heiß; wundes brennendes Genitale; Krebs?
Arsenicum album D6 — stündl.
wie brennendes Fleischwasser; ausgezehrt; Krebs?

nervöse, neuropathische Störungen
Cimicifuga D12 — 2× tägl.
ruhelos, unglücklich, traurig, launisch, kummervoll; morgens
Caulophyllum D12 — 2× tägl.
ruhelos, gespannt mit Arbeitsdrang, regt sich leicht auf

ständig müde
Bellis D3 – 3× tägl.
mit Rückenweh, möchte nur liegen; ausgemergelte Gebärmutter
Aletris D3 – 3× tägl.
mit Stuhlverstopfung ohne Drang, ständig kranker Unterleib

geschlechtliche Übererregtheit
Apis D200 – 1× monatl.
Folge von unterdrücktem Geschlechtsleben; „hitzige Witwe"
Lilium D200 – 1× monatl.
wünscht sich einen Mann und hat Angst, sich ihm hinzugeben
Platinum D200 – 1× monatl.
wünscht sich einen Mann, aber weint leicht gerührt, wenn sie drandenkt
Veratrum album D200 – 1× monatl.
wünscht sich einen Mann, aber verträgt weder Wärme noch Zuneigung
Caladium D200 – 1× monatl.
wollüstig juckende Scham; aber ist kalt und orgasmusunfähig

Osteoporose mit Rückenweh und Knocheneinbrüchen
Tuberculinum GT D200 – einmalig
Therapiebeginn; zusätzlich:
Calcium fluoratum D12 – 2× tägl.
2 Monate lang; Knochenverdickungen; danach:
Strontium carbonicum D12 – 2× tägl.
2 Monate lang; Knochenfraß der langen Röhrenknochen; danach:
Thallium D6 – 3× tägl.
2 Monate lang; tiefgreifende Knochenprozesse; danach:
Radium bromatum D12 – 2× tägl.
2 Monate lang; Folge von viel Röntgen; blitzartige elektrische Schläge
Hypericum D30 – 1× bei Bedarf
bei Nervenschmerzen durch Knocheneinbrüche, vor allem der Wirbelkörper

Rheuma der Fingergelenke
Sepia D12 – 2× tägl.
chronisch, steif; Kreuz, Knie, besser durch Bewegung, frische Luft
Lachesis D12 – 2× tägl.
akut, schleichend, nachts, Erwachen, Spannungsgefühl, berührungsempfindlich
Caulophyllum D4 – 3× tägl.
chronisch, steif; Faustschluß nicht mehr möglich

nach den Wechseljahren:
Jucken am äußeren Genitale
Caladium D6 − 3× tägl.
wollüstig, besonders in der Bettwärme
Acidum sulfuricum D6 − 3× tägl.
heftig; beachte: Diabetes!
Sepia D6 − 3× tägl.
trocken; gegen Koitus abgeneigt
Alumina D6 − 3× tägl.
sehr trocken, reichlich Ausfluß
Conium D6 − 3× tägl.
wollüstig, ätzend; beachte: Diabetes, Drüsen!
Ambra D3 − 3× tägl.
unerträglich, überempfindlich; schlaflose Frau, zieht sich zurück

Kreislaufstörungen
Aconitum D30 − 1× bei Bedarf
plötzlich, hellrot; eckige, ängstliche, ruhelose Frau
Lachesis D12 − 2× tägl.
rot oder blaß; kräftige oder erschöpfte, geschwätzige Frau
Glonoinum D30 − 1× bei Bedarf
plötzlich, dunkelrot, Kopfdruck

Sexuelles Verhalten

allgemein
Sepia D200 – 1× monatl.
schwätzt darüber
Platinum D200 – 1× monatl.
zeigt was sie hat
Hyoscyamus D200 – 1× monatl.
handelt schamlos

übermäßiges Verlangen
Apis D200 – 1× bei Bedarf
nach langem Versagen; „feurige Witwe"
Lachesis D200 – 1× monatl.
zu allen Regelabweichungen bereit; zieht jüngere Männer vor
Platinum D200 – 1× monatl.
aber Abneigung gegen Verkehr
Tarantula hispanica D200 – 1× bei Bedarf
heißes wollüstiges Jucken; onaniert bei lateinamerikanischen Rhythmen
Veratrum album D200 – 1× bei Bedarf
küßt und umarmt alle, verträgt aber keine Wärme, keine Nähe

übermäßiges Verlangen in den Wechseljahren
Apis D200 – 1× bei Bedarf
Folge von unterdrücktem Geschlechtsleben, „hitzige Witwe"
Lilium D200 – 1× monatl.
wünscht sich einen Mann und hat Angst, sich ihm hinzugeben
Platinum D200 – 1× monatl.
wünscht sich einen Mann, aber weint gerührt, wenn sie daran denkt
Veratrum album D200 – 1× monatl.
wünscht sich einen Mann, aber verträgt weder Wärme noch Zuneigung
Caladium D200 – 1× monatl.
wollüstig juckende Scham; aber ist kalt und orgasmusunfähig

sinnlich, erotisch, schamlos; rot, hitzig
Belladonna D200 – 1× monatl.
heiße trockene Scheide, wie im Delirium; leidet darunter, verheimlicht es
Cantharis D200 – 1× monatl.
brennende trockene Scheide, höchst ausgelassen erregt

Lachesis D200 − 1× monatl.
in den Wechseljahren, im Suff; krankhaft eifersüchtig
Phosphorus D200 − 1× monatl.
alle Sinne überempfindlich, rasch erregt, verliert Kontrolle
Stramonium D200 − 1× monatl.
in der manischen Phase, unbändig geil, unbändig eifersüchtig
Crocus D200 − 1× monatl.
in den Wechseljahren oder nach Unterleibsoperation; Blutfülle und Krämpfe überall; braucht ihre Schamlosigkeit
Murex D200 − 1× monatl.
unersättlich, willenlos, ohne Orgasmus
Moschus D200 − 1× monatl.
schimpft wütend, Brustbeklemmung, Blähungen, Aufstoßen; hemmungslos erregt, wird blau im Gesicht, fällt in Ohnmacht

sinnlich, erotisch, schamlos; blaß

Nux vomica D200 − 1× monatl.
überempfindlicher, überreizter Stadtmensch, braucht Stimulantien, ausschweifend
Natrium muriaticum D200 − 1× monatl.
sexueller Ehrgeiz, Protest, stärkt das Selbstwertgefühl; falls nicht depressiv
Causticum D200 − 1× monatl.
brennendes Verlangen, besonders nach Alkohol
Hyoscyamus D200 − 1× monatl.
geil sich anbiedernd, delirant, eifersüchtig
Veratrum album D200 − 1× monatl.
gebärt sich albern verliebt, redet viel schamloses Zeug
Secale D200 − 1× monatl.
dramatisches Hitzegefühl der Haut durch Gefäßkrämpfe; Krämpfe im Bauch; ruhelos, seelisch erregt, entblößt sich, gebärt sich hemmungslos

Sinnlichkeit, Erotik fehlt gänzlich

Lycopodium D200 − 1× monatl.
eher hartes männliches Verhalten
Causticum D200 − 1× monatl.
eher weiches mitleidiges Verhalten

Verlangen vermindert

Pulsatilla D200 − 1× monatl.
zu viel Hausarbeit, zu viele Sorgen, zu viele Ängste um die Lieben

Sepia D200 – 1× monatl.
abgewrackte Hausfrau oder stolze Emanze, braucht das Zeug nicht mehr
Platinum D200 – 1× monatl.
zu stolz, um sich herabzulassen
Natrium muriaticum D200 – 1× monatl.
zu viel Kummer, zu ernst, um sich der Lust zu erfreuen
beachte: *bedenken Sie immer das schlummernde Vorhandensein des Gegenteils, des Teils des Ganzen, das gegenübersteht! hier: die Nymphomanie*

Verlangen vermindert bei trockener Scheide
Platinum D200 – 1× monatl.
Krämpfe, Scheide zu eng, enges Becken; die Dame mit dem „dernier cri"
Natrium muriaticum D200 – 1× monatl.
Koitus schmerzhaft; die ewig Pubertierende
Sepia D200 – 1× monatl.
braucht keinen Mann; Karriere-Frau, Öko-Tante, abgewrackte Hausmutter
Ignatia D200 – 1× bei Bedarf
Krampf; sehr wechselhafte Erscheinungen; weiß nicht was sie will
Lycopodium D200 – 1× monatl.
Koitus schmerzhaft; dürres, derbes, würdiges Mannweib
Hydrophobinum D200 – 1× bei Bedarf
Krämpfe; nur bei fließendem Wasser sexuell erregt; tollwütiges Weib

Onanie, lästig
Phytolacca D4 – 3× tägl.
4 Wochen lang; danach:
Conium D4 – 3× tägl.
4 Wochen lang; danach:
Phellandrium D4 – 3× tägl.
4 Wochen lang

Onanie, zwanghaft
Strychninum phosphoricum D200 – 1× bei Bedarf
nicht unterdrückbar, Rückenschwäche folgt

Onanie mit epileptischen Krämpfen
Bufo D12 – 2× tägl.
auch nach dem Verkehr

Onanie mit Kopfrollen
Tuberculinum GT D200 – 1× bei Bedarf
Therapiebeginn zur Terrainsäuberung; auch Kissenbohren, sehr gefährdet!
Cina D4 – 3× tägl.
bei Würmern
Staphisagria D12 – 2× tägl.
mit geilen Phantasien
Tarantula hispanica D12 – 2× tägl.
onaniert bei rhythmusstarker Musik
Millefolium D12 – 2× tägl.
ganzer Oberkörper beteiligt

Onanie, Spätfolgen
Staphisagria D200 – 1× monatl.
dunkelblaue Ringe unter eingesunkenen Augen; scheu, schwermütig
Nux vomica D200 – 1× monatl.
nächtliche Orgasmen; Kopfweh, Magenweh; reizbar
Zincum D200 – 1× monatl.
schwarze Augenringe in blassem Gesicht; schwach, unruhig, reizbar
Gelsemium D30 – 2× wöchentl.
müde, matt, schlaff

homosexuell; zwanghaft
Calcium carbonicum M – 1× alle 6 Wochen
unterentwickelt, unbeholfen, phantasievoll
Pulsatilla M – 1× alle 6 Wochen
unterentwickelt, gehemmt, ängstlich
Bufo M – 1× alle 6 Wochen
küßt und umarmt alle hemmungslos, biedert sich an
Phosphorus M – 1× alle 6 Wochen
voll erotischer, ästhetischer Phantasie
Platinum M – 1× alle 6 Wochen
lehnt Männer und Koitus ab; jungenhaftes Becken
Natrium muriaticum M – 1× alle 6 Wochen
es wird ihr eklig beim Gedanken an den Koitus

heterosexuell; zwanghaft
Causticum D200 – 1× monatl.
wünscht sich Analverkehr

Calcium carbonicum D200 − 1× monatl.
wünscht sich Oralverkehr
Lachesis D200 − 1× monatl.
ältere Damen verführen Jünglinge

Vergewaltigung

Opium D200 − 1× bei Bedarf
Schock, wie gelähmt
Ignatia D30 − 1× bei Bedarf
Schock, weint und lacht gleichzeitig
Anhalonium D30 − 1× bei Bedarf
Schock, zittert
Natrium muriaticum D200 − 1× bei Bedarf
apathische Trauer
Sepia D200 − 1× bei Bedarf
plant Rache an allen Männern

Schwäche nach dem Koitus

Calcium carbonicum − 1× bei Bedarf
geistig und körperlich; reizbar, niedergeschlagen; lange anhaltend
Selenium D12 − 2× tägl.
immer schwächer, verliert Selbstvertrauen; reizbare Genitalien, reizbares Gemüt
Lycopodium D12 − 2× tägl.
immer schwächer, reizbarer, gefühlloser, unvermögender
Natrium muriaticum D200 − 1× bei Bedarf
niedergeschlagen, teilnahmslos, unerfüllt; sinnt über verlorene Träume
Sepia D200 − 1× bei Bedarf
niedergeschlagen, gleichgültig; fühlt sich vergewaltigt, rachsüchtig
Kalium carbonicum D12 − 2× tägl.
schwaches Herz, schwacher Rücken, Übelkeit

Übelkeit und Schwindel nach dem Koitus

Acidum phosphoricum D6 − 3× tägl.
erschöpft, enttäuscht
Agnus castus D12 − 2× tägl.
nervenzerrüttet, hypochondrisch
Selenium D12 − 2× tägl.
jung, geil, exzessiv, erschöpft; kann nicht mehr

Herz

Herzbeschwerden:
Auslösung
beachte: *jeder Patient erhält für plötzliche Beschwerden:*
Aconitum D30 − 1× bei Bedarf
Angst, Aufregung, Ärger, Wind, Sturm, Gewitter, Wetterwechsel, Föhn, Zugluft; Anfall, Druck, Krampf, Rasen, Stolpern, Blutandrang, Übelkeit, Brechreiz

bei Föhn
Gelsemium D30 − 1× bei Bedarf
nervöses Frösteln; müde, matt, zittert; Schwindel, Übelkeit, Brechreiz; möchte Hand gehalten haben

bei Frauenleiden
Lilium D4 − 3× tägl.
„Myomherz", Gebärmuttergeschwulst
Naja D12 − 2× tägl.
Eierstockschmerzen

rheumatisch
Kalmia D4 − 3× tägl.
Herzstiche über die Schulter in den Rücken, in den Arm, Herzklappen
Lithium carbonicum D4 − 3× tägl.
Stiche, Zucken, Flattern, Enge, Harnflut bessert, Herzklappen
Ledum D4 − 3× tägl.
Druck und Beklemmung hinter dem Brustbein, von unten nach oben ziehend
Acidum benzoicum D4 − 3× tägl.
nachts Stolpern und Klopfen; Entzündung des Muskels, der Herzhäute
Colchicum D4 − 3× tägl.
wie mit einem breiten Band gequetscht; große Schwäche

bei Sonne und Hitze
Aconitum D30 − 1× bei Bedarf
heiß, trocken
Belladonna D30 − 1× bei Bedarf
heiß, dampfend
Glonoinum D30 − 1× bei Bedarf
heiß, klopfend

kann nicht links liegen
Phosphorus D12 − 2× tägl.
Herz rast
Natrium muriaticum D200 − 1× monatl.
Herz setzt unregelmäßig aus
Cactus D3 − 3× tägl.
Herz wie eingeschnürt

kann nur links liegen
Lilium D12 − 2× tägl.
beruhigt nervöses Klopfen

als bliebe das Herz stehen
Digitalis D3 − 3× tägl.
hält sich ruhig
Gelsemium D6 − 3× tägl.
muß sich bewegen
Argentum nitricum D12 − 2× tägl.
beim Stillsitzen
Acidum oxalicum D6 − 3× tägl.
setzt tatsächlich aus, wenn er daran denkt
Lobelia inflata D3 − 3× tägl.
tiefer Schmerz, Brust wie zusammengeschnürt

als fiele ein Tropfen vom Herze ab
Cannabis sativa D12 − 2× tägl.
Herzklopfen und Atemnot

als hinge das Herz an einem Faden
Kalium carbonicum D12 − 2× tägl.
Herzschwäche
Lilium D12 − 2× tägl.
„Myomherz"
Natrium muriaticum D200 − 1× monatl.
Herzrasen, Herzstolpern

als sei das Herz zu groß
Lachesis D12 − 2× tägl.
verträgt keinen Druck, keine Berührung am Körper wie im Leben

Sulfur D12 − 2× tägl.
Herzklopfen, Atemnot

Brennen im Herzen
Arsenicum album D30 − 1× bei Bedarf
wuchtiges Brennen

Kältegefühl im Herzen
Natrium muriaticum D200 − 1× bei Bedarf
bei geistiger und körperlicher Anstrengung
Graphites D12 − 2× tägl.
bei Linkslage, bei Bewegung; mit heftigem Klopfen
Kalium jodatum D4 − 3× tägl.
erstickend, nachts
Petroleum D12 − 2× tägl.
bei Erbrechen, bei Kreislaufstörungen

mit großer Angst, rot
Aconitum D30 − 1× bei Bedarf
eckig, kantig; plötzlicher Blutandrang, Klopfen, Übelkeit, Brechreiz
Arnica D30 − 1× bei Bedarf
pyknisch, gestaut; Herzenge auf der Straße
Aurum D30 − 1× bei Bedarf
untersetzt, gestaut, aufstrebender Ellbogenmensch; Herzenge in der Stille

mit großer Angst, blaß
Tabacum D30 − 1× bei Bedarf
plötzlich totenelend, Übelkeit, Brechreiz, höchst schmerzempfindlich
Arsenicum album D30 − 1× bei Bedarf
wuchtiges Brennen, noch größere Angst, Zittern, Gefühllosigkeit
Carbo vegetabilis D30 − 1× bei Bedarf
bereits hinter den Tod entrückt

mit großer Angst um Mitternacht
Aconitum D30 − 1× bei Bedarf
vor Mitternacht; möchte jemanden bei sich haben, Angst zu sterben
Arsenicum album D30 − 1× bei Bedarf
nach Mitternacht; Tod steht ihm bereits ins Gesicht geschrieben

mit kleiner Angst
Cactus D3 – alle 10 Min.
wie von einer Eisenhand gepackt, welche das Herz am Schlagen hindert

nervös
Iberis amara D12 – 2× tägl.
scharfe Stiche im Herzen bei jedem Herzschlag
Kalmia D2 – 3× tägl.
scharfe Stiche über die Schulter zum Rücken
Lilium D4 – 3× tägl.
wie elektrischer Strom im linken Arm

neuralgisch zur linken Hand ziehend
Kalmia D2 – alle 10 Min.
scharf schießend; unterdrücktes Rheuma
Spigelia D4 – alle 10 Min.
scharf ziehend; Enge, Entzündung, Klappenfehler
Cimicifuga D4 – alle 10 Min.
unterhalb der linken Brustwarze ausstrahlend; bei Muskelrheuma

mit Schnurren über dem Herzen
Spigelia D4 – 3× tägl.
beim Auflegen der Hand fühlbar
Glonoinum D12 – 2× tägl.
beim Abhören auffallend

mit scharfen Stichen
Kalium carbonicum D6 – 3× tägl.
wie mit einem Messer durchs Schulterblatt
Spigelia D3 – 3× tägl.
im Herzen; nachts mit Todesangst; sichtbares und hörbares Klopfen
Kalmia D2 – 3× tägl.
oberhalb des Herzens bis in den Rücken schießend, den Atem raubend
Convallaria D2 – 3× tägl.
hinter dem Brustbein
Iberis amara D12 – 2× tägl.
im Herzen bei jedem Herzschlag

mit Taubheit im linken Arm
Aconitum D30 – 1× bei Bedarf
Prickeln in den Fingern; entzündlich, funktionell

Kalmia D2 – 3× tägl.
mit scharfen Schmerzen; Herz erweitert nach Rheuma
Digitalis D3 – 3× tägl.
Herzschwäche, Entzündung, Wassersucht
Rhus tox D6 – 3× tägl.
lahmer Arm; rheumatisch, überanstrengt

mit Taubheit im rechten Arm
Phytolacca D4 – 3× tägl.
Prickeln

mit Taubheit der rechten Hand
Lilium tigrinum D12 – 2× tägl.
Blutandrang, Enge; Atemnot

von der Wirbelsäule ausgehend
Cactus D3 – 3× tägl.
Herzdruck, Herzkrampf, Krampf und Druck im Rücken
Kalmia D2 – 3× tägl.
Herzziehen zur Schulter hin, Ziehen im Rücken
Spigelia D4 – 3× tägl.
Herzstiche, Herzklopfen, Stiche und Klopfen im Rücken

Herzenge, drückende Angst
Arnica D30 – 1× in Wasser
rote Angst; wie ein Elefantenfuß
Vipera berus D12 – alle 10 Min.
blasse Angst; wie umschnürt
Cactus D3 – alle 10 Min.
kleine Angst; wie von einer Faust gepackt

Herzenge bei hohem Blutdruck
Arnica D30 – 1× bei Bedarf
junger Menschen mit Bluthochdruck nach Anstrengung
Aurum D30 – 1× bei Bedarf
alter Menschen mit Bluthochdruck, wenn er fliegen will

Herzenge, hysterisch, neuralgisch
Cimicifuga D30 – 1× in Wasser
als ob der linke Arm am Körper festgebunden sei; droht zu ersticken, bewußtlos

Herzenge, nervös bedingt
Lachesis D12 – 2× tägl.
rot
Vipera D12 – 2× tägl.
blaß

Herzklopfen, akut
Aconitum D30 – 1× in Wasser
rot; plötzlich
Natrium muriaticum D200 – 1× in Wasser
blaß; nächtlich von 1 bis 3 Uhr

Herzklopfen, später
Spigelia D3 – alle 10 Min.
sichtbar für jeden
Acidum sulfuricum D6 – alle 10 Min.
glaubt, jeder sähe es
Kalmia D2 – alle 10 Min.
mit Stichen im Rücken
Crataegus D2 – alle 10 Min.
bergan; seufzt

Herzklopfen, hörbar
Spigelia D6 – 3× tägl.
Entzündung, Nervenschmerzen; Schnurren über dem Herzen
Arsenicum album D30 – 1× bei Bedarf
bei erweitertem Herzmuskel der Bergsteiger, der Bergbauern

Herzklopfen in Ruhe
Magnesium chloratum D6 – 3× tägl.
wie Messerstiche; bewegt sich auf und ab, reibt sich die Herzgegend
Ferrum D12 – 2× tägl.
mit Angst; geht langsam umher

Herzklopfen bei geringster Bewegung
Staphisagria D12 – 2× tägl.
nach dem Aufwachen; Puls sonst langsam und schwach

Herzklopfen bei Blutarmut
China D4 – 3× tägl.
nach viel Säfteverlust; in der Genesungszeit
Natrium muriaticum D200 – 1× bei Bedarf
blaß, niedergeschlagen; nachts
Kalium carbonicum D12 – 2× tägl.
blaß, gedunsen; schwach von Kopf bis Fuß
Ferrum D12 – 2× tägl.
blühendes Aussehen; alle Adern pochen

Herzklopfen mit Blutwallungen
Amylium nitrosum D30 – 1× bei Bedarf
ungestüm; Atemnot
Glonoinum D30 – 1× bei Bedarf
heftig als ob die Brust berste; Klopfen überall, vor allem Nacken und Kopf
Belladonna D30 – 1× bei Bedarf
hallt im Kopf wider; vor allem Hals und Schläfen
Lilium D6 – 3× tägl.
als sei das Herz mit Blut überfüllt
Veratrum viride D30 – 1× bei Bedarf
heftig, laut; in allen Adern; keine Angst! Entzündungen, Herz erweitert

Herzklopfen mit Ohnmacht
Aconitum D30 – 1× bei Bedarf
sterbensängstlich; erregt danach
Nux moschata D30 – 1× bei Bedarf
hysterisch; schläft danach tief

Herzklopfen beim Niederlegen
Lycopus D12 – 1× tägl. abends
Schilddrüse beteiligt wie bei allen Halogenen und jodhaltigen Arzneien

Herzmuskelschwäche
Phosphorus D12 – 2× tägl.
eher des rechten Herzens; Rückstau des Venenflusses; Lider geschwollen

Arsenicum album D6 – 2× tägl.
eher des linken Herzens; Brennen; Erstickungsanfälle; ganzes Gesicht geschwollen
Vanadium D6 – 3× tägl.
auch Leber und Gefäße angegriffen; chronisches Rheuma, Diabetes, Tuberkulose
Cuprum arsenicosum D4 – 3× tägl.
nächtliche Gefäßkrämpfe; kalte blaue Glieder mit fleckiger Röte
Phytolacca D4 – 3× tägl.
Herzkrämpfe, vor allem beim Gehen; im Wechsel mit Krämpfen im rechten Arm

Herzrasen bei Schilddrüsenüberfunktion
Ferrum phosphoricum D4 – 3× tägl.
tagsüber
Belladonna D30 – 1× bei Bedarf
Mitternacht; Wallungen und Pulsieren bis zum Hals, dampfende Schweiße
Spongia D3 – 3× tägl.
nach Mitternacht; muß aufsitzen
Lycopus D12 – 1× tägl. abends
abends, beim Niederlegen; Engegefühl in der Brust
Hedera D4 – 3× tägl.
anfallsweise tags und nach 3 Uhr; Bangigkeit, Angst
Bromum D6 – 3× tägl.
attackenhaft; viel Schleimräuspern, Seefahrt bessert

Herzrhythmusstörungen
akut, anfallartig, Klopfen, Stolpern
Arnica D30 – 1× in Wasser
rot, kräftig
Natrium muriaticum D200 – 1× in Wasser
blaß, schwach

Herzrhythmusstörungen, akuter Anfall
Aconitum D30 – 1× in Wasser
langsamer oder schneller Puls oder beides; entzündliche Ursache
Cactus D3 – alle 10 Min.
langsamer Puls, Herz „wie von einem Eisenring umklammert"
Digitalis D3 – alle 10 Min.
langsamer Puls, „als höre das Herz zu schlagen auf", muß stillsitzen
Gelsemium D4 – alle 10 Min.
langsamer Puls, „als höre das Herz zu schlagen auf", muß sich bewegen

Kalmia D4 — alle 10 Min.
rasch oder langsam, schießend zur Schulter, Angst aus dem Magen
Spigelia D4 — alle 10 Min.
rascher Puls, schießend zum Rücken, schlimmer bei jeder Armbewegung

langsamer Herzschlag
Aconitum D200 — 1 × in Wasser
erst langsam dann schnell, Unruhe, große Angst, muß sich bewegen
Cactus D3 — alle 10 Min.
Herz wie von einem Eisenring umklammert
Digitalis D3 — alle 10 Min.
als höre das Herz zu schlagen auf, muß stillhalten
Gelsemium D4 — alle 10 Min.
als höre das Herz zu schlagen auf, muß sich bewegen
Barium carbonicum D6 — 3 × tägl.
verkalkt, Herzkrämpfe

Herzschwäche, beginnend, mit Schlafstörung
Digitalis D3 — 3 × tägl.
schreckhaftes Erwachen mit Angst, Schwindel beim Aufrichten und Stehen

Altersherz, Herzerweiterung
Strophantus D4 — 3 × tägl.
Schwäche, Atemnot, Wassersucht, spärlicher Urin
Convallaria D2 — 3 × tägl.
anhaltendes Herzklopfen, scharfe Stiche in der Brustmitte
Oleander D12 — 2 × tägl.
Schwäche, Stolpern, Angst, Zittern
Iberis amara D12 — 2 × tägl.
Klopfen, Stolpern, Unbehagen; fühlt sein Herz
Asparagus officinalis D4 — 3 × tägl.
Muskelschaden mit Wassersucht
Blatta orientalis D4 — 3 × tägl.
erweitertes, entgleistes Herz mit Wassersucht; bei Asthma, bei Regenwetter

Herzschwäche, Empfindungen
Rhus tox D12 — 2 × tägl.
Zittern im Herzen
Zincum D12 — 2 × tägl.
Stöße, Zuckungen im Herzen

kann nicht durchatmen, holt tief Luft
Ignatia D30 – 1× bei Bedarf
Sorgenseufzer; Zeichen beginnender Herzinsuffizienz
Spongia D3 – 3× tägl.
Schilddrüsenseufzer; atmet wie durch einen Schwamm
Crataegus D2 – 3× tägl.
Herzseufzer; Herzrhythmusstörungen

Herzschwäche der rechten Herzkammer
Laurocerasus D4 – 3× tägl.
als drehe sich das Herz im Leibe um; blaue Lippen, schnappt nach Luft
Phosphorus D12 – 2× tägl.
Herzverfettung, Rückstau des venösen Blutstromes

Herzschwäche mit Atemnot
Crataegus D2 – 3× tägl.
bergan; seufzt, gähnt, streckt sich
Carbo vegetabilis D30 – 1× bei Bedarf
wenn nichts mehr geht

Herzschwäche mit Erstickungsgefühlen
Apis D4 – 3× tägl.
so eng, als stünde der Tod nahe; keine Angst!
Digitalis D3 – 3× tägl.
nach dem Einschlafen; scheinbarer Stillstand, erschrickt; schnappt nach Luft
Grindelia robusta D12 – 2× tägl.
nach dem Einschlafen; erschrickt; Angst wieder einzuschlafen
Kalium jodatum D12 – 2× tägl.
nachts mit Kälte im Herzen
Lachesis D4 – 3× tägl.
nachts, beim Erwachen; als würde der Hals gewürgt
Spongia D4 – 3× tägl.
beim Niederlegen, vor Mitternacht; schnappt nach Luft

Herzschwäche mit Herzmuskelschwäche
Crataegus D2 – 3× tägl.
zusätzlich beim digitalisierten Patient; „Das tägliche Zahnbürsterl des Herzens" (Dorcsi)

Herzschwäche mit Wassersucht

Apis D4 − 3× tägl.
Beine glänzend gespannt; als ob der Tod nahe, angstlos; durstlos

Apocynum D2 − 3× tägl.
Schwächegefühl in Magengrube; viel Durst, aber Vieltrinken macht Beschwerden

Digitalis D3 − 3× tägl.
als bliebe das Herz stehen, muß stillhalten; langsamer Puls

Arsenicum album D6 − 3× tägl.
wächserne Augen und Füße; als ob der Tod nahe, angstreich; durstreich

Gefäße

Durchblutungsstörungen der Arterien, rot
Arnica D12 – 2× tägl.
verkalkte Gefäße, verkalkte Menschen, tags Schmerzen
Lachesis D12 – 2× tägl.
vergiftete Gefäße, giftige Menschen, beim Erwachen Schmerzen
Aurum D12 – 2× tägl.
brüchige Gefäße, gebrochene Menschen, nachts Schmerzen

Durchblutungsstörungen der Arterien, blaß
Secale D4 – 3× tägl.
abgehärmt; innen heiß, außen kalt, reibt, streckt Glieder, will Kälte
Cuprum D6 – 3× tägl.
beklagenswert; springt aus dem Bett wegen der Beinkrämpfe, umklammert seine Beine mit den Händen
Plumbum D6 – 3× tägl.
geschwunden; dehnt berührungsempfindliche Glieder, hält sie fest, will Wärme
Tabacum D6 – 3× tägl.
funktionell, Gefäßkrämpfe, Übelkeit, Schwindel
Arsenicum album D6 – 3× tägl.
ausgemergelt, Gefäße bröckelig, todelend; will nur noch Wärme

Durchblutungsstörungen der Arme, Froschhände
Acidum phosphoricum D12 – 2× tägl.
eiskalt, feucht, nervöse Erschöpfung
Calcium fluoratum D12 – 2× tägl.
dunkelrot, wie abgestorben in der Kälte, Gewebsschwäche
Silicea D12 – 2× tägl.
blaßrot, wie abgestorben in der Kälte, Gewebsschwäche
Pulsatilla D12 – 2× tägl.
dunkelrot, Venenstau
Jodum D12 – 2× tägl.
blaurot, wenn kalt und blaß, Schilddrüsen-Überfunktion
Lachesis D12 – 2× tägl.
blaurot in der Kälte, Schilddrüsen-Überfunktion, Gefäßstau

Krampfadern, allgemein
Calcium fluoratum D12 − 2× tägl.
steinharte Venen
Alumina D12 − 2× tägl.
geschlängelt unter trockener Haut

Krampfadern eher bei Frauen
Pulsatilla D12 − 2× tägl.
rund, lieblich, schwach; Leber schwach, Venen schwach
Sepia D12 − 2× tägl.
kräftig, wäßrig, derb; Leber derb, Venen derb
Carduus D3 − 3× tägl.
runde junge dynamische Frauen

Krampfadern mit Lymphstau
Calcium carbonicum D12 − 2× tägl.
eindrückbar
Kalium carbonicum D12 − 2× tägl.
teigig
Apis D12 − 2× tägl.
glänzend
Carbo vegetabilis D30 − 1× tägl. abends
massiv, bläulich

Krampfadern, entzündet
Hamamelis D4 − 3× tägl.
beginnend, wie gequetscht
Apis D4 − 3× tägl.
umschrieben hellrot, sticht
Lachesis D12 − 2× tägl.
flächenhaft, blaurot, wie gebissen; beachte: Mikroembolien, Thromboembolie!

Krampfadern; zur Gefäßwandstärkung
Acidum sulfuricum D4 − 3× tägl.
bei bläulich schimmernden Venen
Aesculus D4 − 3× tägl.
bei vollen hitzigen Venen
Calcium fluoratum D12 − 1× tägl. abends
bei allgemeiner Gewebsschwäche

Carduus D3 — 3× tägl.
bei Leberstau

Krampfadern, schmerzhaft
Apis D4 — 3× tägl.
stechen, glänzen, entzündet
Aesculus D4 — 3× tägl.
stechen, mit Hämorrhoiden
Hamamelis D4 — 3× tägl.
kurzzeitig, wie gequetscht
Pulsatilla D12 — 2× tägl.
langzeitig, schwer wie Blei
Lilium D12 — 2× tägl.
chronisch, berstend
Lachesis D12 — 2× tägl.
entzündet, septisch

Beine

Beingeschwür bei arteriellen Durchblutungsstörungen
Arnica D4 – 3× tägl.
Gefäßverkalkung; nach lokaler Verletzung
Abrotanum D4 – 3× tägl.
schwache, brüchige Äderchen
Secale D4 – 3× tägl.
Gefäßkrämpfe

Beingeschwür bei venösen Durchblutungsstörungen
Lachesis D12 – 2× tägl.
dunkelroter Rand, dunkles Blutsickern, eher links; drohende Embolie
Crotalus D12 – 2× tägl.
blutet stärker als Lachesis, eher rechts
Vipera D12 – 2× tägl.
blasse Schwester der Lachesis; Beine wie zum Platzen, legt sie hoch
Aesculus D4 – 3× tägl.
Beckenvenenstau, Splittergefühl, Kreuzschmerz, Hämorrhoiden
Carbo animalis D4 – 3× tägl.
dunkler Rand, Wunde schwarz wie Kohle, Schwellung durch Stauung

Beingeschwür, schmerzlos, durch Stauung
Carduus D4 – 3× tägl.
Pfortaderstau, 4 Wochen lang; oder:
Hamamelis D4 – 3× tägl.
Beinvenenstau, 4 Wochen lang, danach:
Pulsatilla D4 – 3× tägl.
4 Wochen lang; dazu:
Calcium fluoratum D12 – 1× tägl. abends

Beingeschwür, schmerzhaft
Acidum nitricum D6 – 3× tägl.
wie von Holzsplitter; dünner, scharf stinkender Eiter; sucht trockene Wärme
Hydrastis D4 – 3× tägl.
dünnes, scharfes eitriges Wundsekret; sucht feuchte Wärme
Kreosotum D4 – 3× tägl.
Wundrand und Wundbett empfindungslos, Eiter stinkt nach Knoblauch; sucht Wärme

Asa foetida D4 − 3× tägl.
bläulicher Rand, dünn-eitrige Wunde, stinkt aashaft, sehr empfindlich
Arsenicum album D6 − 3× tägl.
wachsartiger Rand, blasse Wunde, brennt; braucht feuchte Wärme
Kalium bichromicum D12 − 2× tägl.
Wunde wie ausgestanzt

Beingeschwür, narbig
Acidum hydrofluoricum D6 − 3× tägl.
hartnäckig hitzig, Venen erweitert; schlimmer sommers, Hitze, Schwüle
Calcium fluoratum D12 − 2× tägl.
bläulicher, juckender Rand, leicht blutende Wunde; Kühle lindert
Silicea D6 − 3× tägl.
schlechte Heilhaut, nässende, stinkende Wunde; verlangt Wärme

Durchblutungsstörungen
Füße kalt, feucht, blaurot
Acidum hydrofluoricum D6 − 3× tägl.
nachts heiß, Gewebsschwäche
Jodum D12 − 2× tägl.
heißes rotes Gesicht, Schilddrüsen-Überfunktion
Hedera D6 − 3× tägl.
eiskalt, Kropf bei Schilddrüsen-Überfunktion

Hinken bei Gefäßverschlußkrankheit
Secale D4 − 3× tägl.
blaß; innen heiß, außen kalt, reibt und streckt Glieder, will Kälte
Cuprum D6 − 3× tägl.
blaß; springt aus dem Bett wegen Krämpfe, drückt sie, tritt fest auf
Plumbum D6 − 3× tägl.
wie bei Cuprum; berührungsempfindliche, schwindende Muskeln, sucht Wärme
Arnica D12 − 2× tägl.
lymphatisch verkalkter, roter, kräftiger Mensch
Lachesis D12 − 2× tägl.
lithämisch vergifteter, roter, einst kräftiger Mensch
Aurum D12 − 2× tägl.
destruktiv gebrochener, roter, untersetzter Mensch

Fersenschmerz

Aranea diadema D12 – 2× tägl.
Herbstrheuma, zieht entlang der Wade nach oben
Ledum D3 – 3× tägl.
Rheuma, zieht von unten nach oben
Colchicum D4 – 3× tägl.
Herbstrheuma, Knochenschmerz
Secale D4 – 3× tägl.
trockenes Fersengeschwür
Kalium jodatum D4 – 3× tägl.
nässendes Fersengeschwür

Blase

Entzündung, akut
Aconitum D30 − 1× bei Bedarf
nur im erstes Stadium mit plötzlicher Harnverhaltung, Unruhe, Angst
Apis D6 − stündl.
tröpfchenweiser Drang, Urin blutig, Eiweiß; Ödeme; durstlos, erstickt
Cantharis D6 − stündl.
heftig drückender, krampfiger, steter Drang, intensives Brennen beim Harnen
Nux vomica D6 − 3-stündl.
Brennen, Ziehen, Pressen am Blasenhals, tröpfchenweise, häufig

Entzündung, akut mit Wassersucht
Apis D6 − stündl.
durstlos
Apocynum D2 − 2-stündl.
unstillbar durstig
Arsenicum album D6 − 3-stündl.
brennend durstig, trinkt nur winzige Schlucke

Entzündung, später
Causticum D6 − 3× tägl.
uratreicher Urin
Cannabis sativa D6 − 3× tägl.
pechschwarzer Urin
Mercurius corrosivus D4 − 3× tägl.
blutiger Urin, stärkste Blasenhalskrämpfe!
Arsenicum album D6 − 3× tägl.
dunkler eiweißhaltiger Urin; leichenblaß, wächsern, wassersüchtig

Blutharnen, hellrot
Arnica D30 − 1× bei Bedarf
Folge von Verletzungen, Nierensteine, Nierengrieß
Phosphorus D12 − stündl.
schmerzlos, Entzündung mit Brennen, Nierenschrumpfung
Cantharis D4 − stündl.
Entzündung, heftiges Brennen beim Harnen
Ipecacuanha D4 − alle 10 Min.
gußweise, mit Übelkeit, mit Angst

Millefolium D4 – alle 10 Min.
kräftig aus Niere, ständiger Harndrang, keine Angst

Blutharnen, dunkel

Apis D4 – stündl.
schwarz, Entzündung, Stiche
Hamamelis D4 – stündl.
dunkel, Blase wie gequetscht
Helleborus D4 – stündl.
schwarz, chronische Nierenentzündung, Schwellungen
Crotalus D12 – stündl.
dunkel, geronnen, schwarzer Satz, Nierensepsis
Cannabis sativa D4 – stündl.
pechschwarz, tröpfchenweise, übelriechend, chronische Nierenentzündung
Oleum terebinthinae D4 – stündl.
teerartig, tröpfchenweise, Nierenschrumpfung

Harnröhren-Entzündung, akut, 1. Wahl

Aconitum D30 – 3-stündl.
Harn spärlich, heiß, brennt, Harnröhre trocken, Krabbeln
Gelsemium D6 – 3 × tägl.
Ausfluß gering, Harnröhre wund, brennt; Nebenhoden entzündet
Cannabis sativa D6 – 3 × tägl.
eitrig, brennt heftig beim Harnen, Penisende dunkelrot geschwollen
Mercurius solubilis LM6 – 1 × tägl. morgens
grün, nachts, Blase krampft; Vorhaut verengt, geschwollen, entzündet
Cantharis D6 – 3 × tägl.
eitrig, blutig, brennt grabend, Blase krampft; erregt mit Erektionen
Balsamum copaivae D6 – 3 × tägl.
eitrig, milchig, brennt, steter Harndrang, Veilchengeruch, Nesselsucht

Harnröhren-Entzündung, akut, 2. Wahl

Argentum nitricum D6 – 3 × tägl.
dick, gelb, eitrig, geschwollen, nachts; sexuelle Träume mit Ergüssen
Capsicum D6 – 3 × tägl.
dick, eitrig, brennt wie Pfeffer, feine Stiche am Ausgang; Fettsüchtige
Petroselinum D4 – 3 × tägl.
Harnröhre juckt, Schmerz zieht zur Peniswurzel; erreicht das Klo nicht
Cannabis indica D6 – 3 × tägl.
wie bei Cannabis sativa mit schmerzhaften Erektionen oder Dauererektion

Cubeba D6 − 3× tägl.
klebrig, Veilchengeruch, harnt ständig; Krampf danach, Prostata mitentzündet

Harnröhren-Entzündung, chronisch, Ausfluß
Sulfur D6 − 3× tägl.
verschlampt, gereizt, wund, brennt; Medorrhin D200 dazwischen setzen
Sepia D6 − 3× tägl.
hartnäckig, spärlich, milchig bis grünlich, eher morgens
Pulsatilla D6 − 3× tägl.
mild, dick gelb bis grün
Natrium muriaticum D200 − 3× wöchentl.
glasig, Harn träufelt nach, schneidender Schmerz
Thuja D6 − 3× tägl.
dünn, gelb bis grün
Acidum nitricum D6 − 3× tägl.
dünn, wund, brennt, Splitterschmerz, Feigwarzen

Harnträufeln beim Husten, Niesen, Schneuzen
Causticum D6 − 3× tägl.
unbemerkt! Blasenlähmung, Erkältung
Nux vomica D6 − 3× tägl.
Kreuzschmerz, Blasenlähmung, Erkältung
Natrium muriaticum D200 − 1× bei Bedarf
auch beim Gehen, Schwäche
Kalium carbonicum D6 − 3× tägl.
Kreuzschwäche, Gewebsschwäche
Zincum D6 − 3× tägl.
funktionell, kann nur harnen, wenn nach rückwärts gebeugt!
Scilla D6 − 3× tägl.
Herzinsuffizienz, Stauungsbronchitis

Harnträufeln beim Tanzen
Borax D3 − 3× tägl.

Harnträufeln bei Gebärmutter-Senkung
Sepia D6 − 3× tägl.
Senkungsgefühl, alles gesenkt, auch Gemüt, Urin übelriechend
Lilium D6 − 3× tägl.
als ob alles unten herausfiele, muß die Beine krampfhaft kreuzen

Reizblase, häufiger Drang, Krampf, Schleimfetzen

Petroselinum D4 – 3× tägl.
plötzlich, heftig; milchig; kribbelt, sticht vorher, schneidet nachher

Nux vomica D6 – 3× tägl.
brennt am Blasenhals; tröpfchenweise, dunkel; roter Sand

Berberis D3 – 3× tägl.
zieht vom Rücken zur Blase, Hüftschmerz beim Harnen, Urin rot

Coccus cacti D4 – 3× tägl.
fädenziehender Schleim, Urin dunkel, viel Harnsäure

Pareira brava D4 – 3× tägl.
Krampf bis Oberschenkel, muß knien; viel klebrig, streng; roter Sand

Equisetum hiemale D4 – 3× tägl.
als ob Blase zu voll, wenig Krampf, Harnen lindert nicht, viel Schleim

Reizblase bei Aufregung, Angst

Argentum nitricum D30 – 1× bei Bedarf
schmerzhaft

Causticum D30 – 1× bei Bedarf
schmerzlos

Reizblase bei Frauen

Eupatorium purpureum D6 – 3× tägl.
heftiges Brennen beim Harnen

Gelsemium D30 – 1× bei Bedarf
hysterisch, mit Abgang von reichlich blassem Urin

Reizblase durch Unterkühlung

Aconitum D30 – 1× bei Bedarf
Zugluft

Belladonna D30 – 1× bei Bedarf
Entblößung

Dulcamara D30 – 1× bei Bedarf
Durchnässung

Rhus tox D30 – 1× bei Bedarf
Überanstrengung

Reizblase nach Gebärmutter-Operation

Sabal D1 – 3× tägl.
plötzlich heftiger Drang, erreicht kaum das Klosett

Darm

Afterfissur

Acidum nitricum D6 – 3× tägl.
wie Splitter an Haut-Schleimhaut-Grenzen; After und Lippen, Durchfall
Calcium fluoratum D6 – 3× tägl.
Schmerz wie zerrissen; harter Stuhl gleitet zurück
Alumina D12 – 2× tägl.
wie Nadelstiche; After und Fingerkuppen, kleinknollig verstopft
Silicea D12 – 2× tägl.
Schmerz wie geschnürt; krampfig verstopft, Stuhl gleitet zurück
Graphites D12 – 2× tägl.
Schrunden an allen Körperöffnungen; großknollige Stühle
Antimonium crudum D12 – 2× tägl.
Verdauungsmensch! von kalk-weiß belegter Zunge bis knolligem Durchfall

Afterekzem

Ratanhia D4 – 3× tägl.
nässend wie die Hämorrhoiden, wie Kletten im After
Nux vomica D12 – 2× tägl.
eher trocken wie der Stuhlgang als Folge ungeregelter Lebensweise
Acidum nitricum D12 – 2× tägl.
stärkster nässender Ausschlag; kratzt sich blutig
Collinsonia D6 – 3× tägl.
in der Schwangerschaft, meist mit ungewohnter Verstopfung
Paeonia-Salbe von der „DHU"
Hamamelis-Salbe, zum Beispiel „Hametum"

Afterjucken ohne Ausschlag

Tuberculinum GT D200 – einmalig
lymphatisches Terrain; dazu:
Berberis D3 – 3× tägl.
bei fressendem Jucken; aggressiv; harnsaure Diathese
Cina D200 – 1× monatl.
nachts kribbelt es im After; Wurmbefall mit Fadenwürmern (Oxyuren)
Spigelia D4 – 3× tägl.
nachts durch Würmer; weniger hampelig, weniger Nabelkrämpfe als bei Cina

Cuprum oxydatum nigrum D4 − 3 × tägl.
unbeeinflußbarer Wurmbefall

Afterkrampf bei Verstopfung
Silicea D12 − 2 × tägl.
Stuhl schlüpft zurück
Plumbum D12 − 2 × tägl.
wie mit einer Schnur zum Nabel hin hochgezogen
Lycopodium D12 − 2 × tägl.
ganzer Enddarm krampft

Aftervorfall bei Durchfall
Podophyllum D6 − 3 × tägl.
schon vor der Entleerung
Ignatia D6 − 3 × tägl.
scharfe Stiche den Darm aufwärts, anhaltender Afterkrampf
Carbo vegetabilis D4 − 3 × tägl.
reaktionslos, Schwäche, keine Spannkraft
Hamamelis D4 − 3 × tägl.
bei venösem Blutstau, Blutung, Schwäche
Mercurius corrosivus D4 − 3 × tägl.
nach der Entleerung der ganze Enddarm

Aftervorfall bei Verstopfung
Lycopodium D12 − 2 × tägl.
ganzer Enddarm fällt vor
Stannum D12 − 2 × tägl.
ganzer Darm hängt, kraftloser Enddarm

Darmpolypen (unbemerkt, Zufallsbefund)
Causticum D6 − 3 × tägl.
lymphatisch − destruktiv; vertrocknet
Thuja D6 − 3 × tägl.
lithämisch; wäßrig
Arsenicum album D6 − 3 × tägl.
destruktiv; Pedant

Darmpolypen, chronisch entzündet
Natrium sulfuricum D6 − 3 × tägl.
Verstopfungsdurchfall

Hydrastis D6 − 3× tägl.
ganzer Darm, schleimig-blutige Durchfälle, Abführmittel-Mißbrauch
Sanguinaria D6 − 3× tägl.
oberer Darm
Acidum nitricum D4 − 3× tägl.
unterer Darm
Mercurius corrosivus D4 − 3× tägl.
Enddarm

Durchfall vor und bei der Periode
Bovista D6 − 3× tägl.
morgens, Gefühl eines Eisklumpens im Magen, aufgetrieben, Krümmkoliken

Hämorrhoiden, allgemein
Nux vomica D6 − 3× tägl.
ungesunde, träge, sitzende Lebensweise; mürrische Beamte!
Aesculus D4 − 3× tägl.
wie Kletten im Hintern
Ratanhia D4 − 3× tägl.
wie Glasscherben im Hintern
Anacardium D4 − 3× tägl.
wie Holzstücke im Hintern
Silicea D6 − 3× tägl.
wie Splitter im Hintern
Aloe D6 − 3× tägl.
hängen wie Trauben aus dem After

Hämorrhoiden, entzündet
Aloe D6 − 4× tägl.
traubenartig vorgetrieben, brennen, stechen, besser auf Kälte
Hamamelis D4 − 4× tägl.
alles wie zerschlagen, dunkel blutend, äußerst empfindlich

Hämorrhoiden bluten
Acidum nitricum D6 − 3× tägl.
mit Schleim, Nässen, Stiche wie Splitter
Lycopodium D6 − 3× tägl.
schmerzhaft, unreif, hart, bläulich, große Mengen Blut
Hamamelis D4 − 2-stündl.
entzündet, Wundheitsgefühl, reichliche passive venöse Blutung

Millefolium D4 – 2-stündl.
reichliche aktive hellrote Schleimhautblutung

Hämorrhoiden eher bei Frauen
Pulsatilla D12 – 2 × tägl.
venöse Stauungen; weicher Charakter
Sepia D12 – 2 × tägl.
venöse Stauungen; harter Charakter

Soor, Pilz mit Durchfall von Unverdautem
Antimonium crudum D4 – 3 × tägl.
dicke, weiß belegte Zunge, wie angestrichen

Schrunden, Einrisse am After
Acidum nitricum D6 – 3 × tägl.
tiefe eitrige, juckende Risse, Geschwüre (Proktitis), Ekzem, Feigwarzen
Graphites D12 – 2 × tägl.
teils eitrige Risse, Ekzem
Thuja D12 – 2 × tägl.
nässend, stechend, stinkt nach Fischlake; Feigwarzen, Ekzem
Petroleum D12 – 2 × tägl.
eher trocken; Ekzem zum Hoden hinziehend; nur im Winter
Lycopodium D12 – 2 × tägl.
trocken; Ekzem, Afterkrampf

Stuhlinkontinenz (unfreiwilliger Stuhl)
Aloe D6 – 3 × tägl.
bei einer Blähung, beim Urinieren (= „falsche Freunde")
Acidum hydrochloricum D6 – 3 × tägl.
beim Urinieren versehentlich
Oleander D12 – 2 × tägl.
bei Darmkatarrh mit explosiven Blähungen
Arnica D30 – 1 × tägl.
unbemerkt, bei chronischen Krankheiten mit rotem Gesicht
Hyoscyamus D30 – 1 × tägl.
unbemerkt, bei chronischen Krankheiten mit blassem Gesicht
Veratrum album D30 – 1 × tägl.
unbemerkt, bei Kollaps, Schock, Durchfall

Verstopfung nach Operation
Opium D30 − 1× in Wasser
Darmverschlingung
Staphisagria D30 − 1× in Wasser
Darmlähmung

träge Verstopfung
Causticum D12 − 2× tägl.
Enddarm kraftlos
Platinum D12 − 2× tägl.
ganzer Verdauungstrakt träge, besonders auf Reisen
Plumbum D12 − 2× tägl.
aber Drang mit Koliken, After wie zugeschnürt

trockene Verstopfung
Natrium muriaticum D200 − 1× monatl.
Enddarm trocken, krümeliger Stuhl; Akne und Mitesser bei Jugendlichen
Silicea D12 − 2× tägl.
Schließmuskel krampft, Ziegenkot, schlüpft beim Pressen zurück
Alumina D12 − 2× tägl.
alles trocken, kein Drang, bröckeliger Schafskot
Selenium D12 − 2× tägl.
ausgetrocknet nach sexuellen Exzessen
Bryonia D12 − 2× tägl.
Verdauungsdrüsen und Enddarm untätig, großkalibrige Stühle
Platinum D12 − 2× tägl.
trockener Enddarm, verkrampft

verkrampfte Verstopfung
Nux vomica D12 − 2× tägl.
anhaltend; wie seine Laune, seine Reizbarkeit, seine Lebensweise
Anacardium D12 − 2× tägl.
ohne Kraft bei genügender Darmtätigkeit, wie ein Pflock im Enddarm; heftig
Plumbum D12 − 2× tägl.
Koliken, Afterkrampf, eingezogene Bauchdecke; zart, schwach
Lycopodium D12 − 2× tägl.
Enddarm verkrampft, fällt beim Pressen vor; altaussehend, hager
Silicea D12 − 2× tägl.
Schließmuskel verkrampft; minderwertig, schwach, geknickt

Platinum D12 – 2× tägl.
mit großer Schwäche im Bauch, Stiche im Enddarm; hoffärtig

Verstopfung mit vergeblichem Stuhldrang
Nux vomica D12 – 2× tägl.
unregelmäßige Darmtätigkeit; liest Zeitung dabei
Natrium muriaticum D200 – 1× monatl.
durch trockenen, untätigen Enddarm mit Wundheit und Stichen
Magnesium chloratum D12 – 2× tägl.
durch untätigen Enddarm; harte trockene Klumpen, verfallen krümelig
Lycopodium D12 – 2× tägl.
durch verkrampften Enddarm; „Korinthenkacker"
Platinum D12 – 2× tägl.
Stuhl haftet wie ein angeleimtes Gewicht im Enddarm

Verstopfung ohne Stuhldrang, mechanische Entfernung
Graphites D12 – 2× tägl.
tagelang; große schleimüberzogene Knollen, After wund, rissig
Bryonia D12 – 2× tägl.
trockene Schleimhäute; Stuhl großkalibrig, wie verbrannt
Opium D12 – 2× tägl.
Darm gelähmt; trockene, schwarze, harte Kügelchen; gefühllos
Plumbum D12 – 2× tägl.
aber krampfig im Darm; runde schwarze Bällchen
Alumina D12 – 2× tägl.
knollig, Schafskot; stückchenweise Entleerung
Selenium D12 – 2× tägl.
trocken, mit Schleim überzogen

Gefühl zurückbleibenden Stuhls bei Verstopfung
Nux vomica D12 – 2× tägl.
trotz anhaltendem Drang; Ergebnisse des Lebens unbefriedigend
Lycopodium D12 – 2× tägl.
verkrampfter Enddarm; verkrampftes Bemühen um Erfolg
Causticum D12 – 2× tägl.
kraftloser Enddarm, wunder After; geht besser im Stehen; kraftlos

Ziegenkotstuhl
Natrium muriaticum D200 – 1× monatl.
verzweifelt, kann nicht mehr geben

Lycopodium D200 – 1× monatl.
stolz, würdig, gibt prinzipiell nichts her
Magnesium carbonicum D200 – 1× monatl.
nickt nach oben, tritt nach unten

Stuhl bei Verstopfung geformt wie ein Bleistift
Phosphorus D12 – 2× tägl.
lang zusammenhängend, wird mit großer Kraft entleert
Plumbum D12 – 2× tägl.
lang, schwarz, knoddelig, wird mit vielen Krämpfen entleert

Stuhl schlüpft zurück bei Verstopfung
Silicea D12 – 2× tägl.
plötzlicher Afterverschluß; kann nichts hergeben
Staphisagria D12 – 2× tägl.
krampfiger, zerspringender Afterschmerz; hält an sich

fühlt sich nur wohl, wenn verstopft
Calcium carbonicum D12 – 2× tägl.
sehr unwohl und schwach nach Entleerung

Verstopfungsdurchfall
Natrium sulfuricum D12 – 2× tägl.
Knollen mit dünnen Massen
Antimonium crudum D12 – 2× tägl.
Brocken mit flüssigen Massen
Sulfur D12 – 2× tägl.
wechselhaft; Hitzegefühl und Unwohlsein im Enddarm
Ricinus communis D12 – 2× tägl.
Dünndarmdurchfall mit Enddarmbrocken

Arznei

alter Rufname: *neuer Handelsname:*

Acidum fluoricum	Acidum hydrofluoricum
Aletris	Aletris farinosa
Apis	Apis mellifica
Argentum	Argentum metallicum
Aristolochia	Aristolochia clematitis
Asarum	Asarum europaeum
Aurum	Aurum metallicum
Bellis	Bellis perennis
Caladium	Caladium seguinum
Calcium carbonicum	Calcium carbonicum Hahnemanni
Calcium fluoricum	Calcium fluoratum
Carduus	Carduus marianus
Causticum	Causticum Hahnemanni
Convallaria	Convallaria majalis
Copaiva	Balsamum copaiva
Croton	Croton tiglium
Cuprum	Cuprum metallicum
Cytisus	Cytisus laburnum
Dioscorea	Dioscorea villosa
Erigeron	Erigeron canadensis
Ferrum	Ferrum metallicum
Fraxinus	Fraxinus americana
Hedera	Hedera helix
Helonias	Helonias dioica
Lilium	Lilium tigrinum
Lycopus	Lycopus virginicus
Lyssinum	Hydrophobinum
Magnesium muriaticum	Magnesium chloratum
Melilotus	Melilotus officinalis
Mercurius bijodatus rubrum	Mercurius bijodatus

alter Rufname:	*neuer Handelsname:*
Mercurius corrosivus	Mercurius sublimatus corrosivus
Mercurius solubilis	Mercurius solubilis Hahnemanni
Naja	Naja tripudians
Natrium muriaticum	Natrium chloratum
Origanum	Origanum vulgare
Palladium	Palladium metallicum
Phellandrium	Phellandrium aquaticum
Platinum	Platinum metallicum
Plumbum	Plumbum metallicum
Rhus tox	Rhus toxicodendron
Sabal	Sabal serrulatum
Sanicula	Sanicula aqua
Secale	Secale cornutum
Senecio	Senecio aureus
Stannum	Stannum metallicum
Tarantula hispanica	Tarantula
Tartarus emeticus	Tartarus stibiatus
Tellurium	Tellurium metallicum
Terebinthina	Oleum terebinthinae
Thallium	Thallium metallicum
Thlaspi bursa pastoris	Thlaspi arvense
Trillium	Trillium pendulum
Tuberculinum	Tuberculinum GT
Ustilago	Ustilago maydis
Vanadium	Vanadium metallicum
Viburnum	Viburnum opulus
Vipera	Vipera berus
Xanthoxylum	Xanthoxylum fraxineum
Zincum	Zincum metallicum